Psyche des Menschen und Signatur der Heilpflanzen

Roger Kalbermatten
Hildegard Kalbermatten

Psyche des Menschen und Signatur der Heilpflanzen

at VERLAG

Wichtiger Hinweis

Die in diesem Buch enthaltenen Informationen wurden mit Sorgfalt und nach bestem Wissen und Gewissen zusammengestellt; sie sollen und können jedoch die individuelle Beratung durch eine Fachperson nicht ersetzen. Die vorliegenden Ausführungen dienen in erster Linie einer Erweiterung des Wissens im Umgang mit Heilpflanzen; sie setzen Grundkenntnisse in Medizin und Pflanzenheilkunde sowie ein hohes Maß an Eigenverantwortung voraus. Bei der Eigenbehandlung von Beschwerden und Erkrankungen sollte im Zweifelsfall ebenso wie bei fehlender Besserung oder bei lange andauernden oder schweren Erkrankungen unbedingt eine Fachperson konsultiert werden. Autor, Autorin und Verlag übernehmen keinerlei Haftung für Schäden oder Folgen irgendwelcher Art, die sich direkt oder indirekt aus der Anwendung der hier vorgestellten Informationen ergeben.

2. Auflage, 2022

AT Verlag AG, Aarau und München
Lektorat: Ralf Lay, Mönchengladbach
Illustrationen: Alfred Bast
Fotos: Roger Kalbermatten, sofern nicht anders vermerkt
Grafische Gestaltung und Satz: Giorgio Chiappa, Zürich
Druck und Bindearbeiten: Firmengruppe APPL,
aprinta druck, Wemding
Printed in Germany

ISBN 978-3-03902-063-8

www.at-verlag.ch

Der AT Verlag wird vom Bundesamt für Kultur
für die Jahre 2021–2024 unterstützt.

Inhalt

Das Wesentliche ist einfach

Das Wissen, das die Menschheit im Laufe ihrer Geschichte angesammelt hat und nun über das Internet praktisch grenzenlos teilt, ist immens. Mit der Bewältigung der wachsenden Menge an Informationen, die wir für unsere alltäglichen und beruflichen Aufgaben benötigen, stoßen wir an natürliche Grenzen. Deshalb bleibt uns immer weniger Energie, um den Dingen auf den Grund zu gehen, sodass wir zwar viel wissen, aber wenig verstehen. Unter dem überwältigenden Eindruck der Informationsflut sind wir weit davon entfernt, die Welt und das Leben als Ganzes zu überschauen und zu verstehen. Ja, die meisten glauben nicht einmal daran, dass dies möglich sei. Doch es ist möglich und dringend nötig, auch wenn es wie ein langer, mühsamer Weg erscheint.

Vielleicht haben Sie sich aus beruflichen Gründen oder aus Berufung während vielen Jahren in ein bestimmtes Spezialgebiet vertieft, das Sie nun meisterhaft beherrschen. Erscheint Ihnen dieses Gebiet als verwirrend und unüberschaubar? Eher nicht!

Und nun stellen Sie sich einmal vor, die Welt, das Leben, Sie selbst, alles wäre nur dieses eine Gebiet, das Sie so gut verstehen. Es gäbe also nichts anderes als nur dieses eine. Diese Vorstellung wäre absurd, wenn man sie auf das Äußere der Dinge bezöge, doch wenn man sie auf ihren Kern bezieht, entspricht sie der Realität.

Es gibt ein geistiges Band, das alles mit allem verbindet. Wer dieses Band entdeckt, erkennt, dass das Leben, das Universum und alles, was sich darin befindet, nach den gleichen Prinzipien und Gesetzmäßigkeiten gebaut ist. Wer dies erkennt, wird in allem das Verbindende und Gemeinsame suchen und finden – und dadurch erscheinen die vielen Dinge nicht mehr kompliziert, sondern einfach und überschaubar.

Gewiss sind alle Objekte, wenn sie bloß mikroskopisch betrachtet und untersucht werden, sehr differenziert und komplex. Doch dies ist vor allem ein Resultat der isolierten Betrachtungsweise. Sie ist wie eine Sucht, die dazu antreibt, immer tiefer ins Detail einzutauchen, vielleicht in der Erwartung, einmal das Ganze, die »Weltformel« zu finden, die alle Fragen beantwortet. Diese »Weltformel«

existiert, doch man findet sie nicht, indem man die Erscheinungen nur im Detail untersucht, sondern indem man vor allem die geistigen Prinzipien erforscht, die den Erscheinungen zugrunde liegen. Doch wie macht man das?

Dieses Buch ist ein Fragment, ein tastender Versuch zu einer Vision des Ganzen, ein roter Faden vielleicht, um im Labyrinth der verwirrenden Vielheit zum Ganzen, zum Wesentlichen, zum Einfachen zu gelangen.

Wir beziehen uns bei unserer »Reise« durch die verschiedenen Naturreiche neben den wissenschaftlichen Konzepten und der Naturbetrachtung immer wieder auf hermetisch-alchemistische Konzepte, wie sie in einigen im Literaturverzeichnis genannten Büchern zum Ausdruck kommen (zum Beispiel Paracelsus oder Rudolf Steiner). Wir verstehen diese Konzepte jedoch nicht als etwas, was es zu erlernen gilt. Für uns sind es Wegweiser auf der eigenen Forschungsreise. Was Sie hier lesen, ist nicht einfach eine Wiedergabe oder Zusammenfassung solcher Konzepte, sondern das Resultat eigener Forschung, weshalb auch andere Begriffe, neue, nachvollziehbare Worte und Analogien verwendet wurden.

Nach unserem Wissensstand wurden die hier dargestellten Zusammenhänge bisher noch nicht aus dieser neuen, erweiterten Perspektive wiedergegeben, obwohl ihr Kern, ihr Inhalt der gleiche ist, wie er von vielen Philosophen, Hermetikern, Alchemisten und Wissenschaftlern mit einem offenen, von Dogmen ungetrübtem Denken beschrieben wurde.

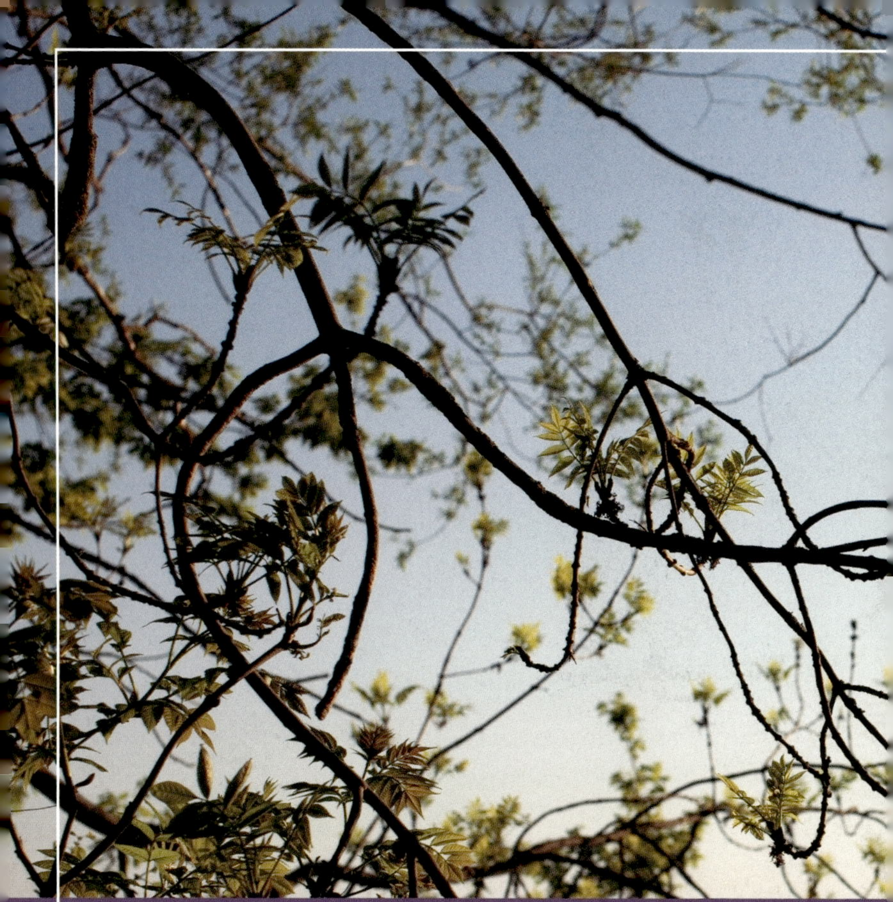

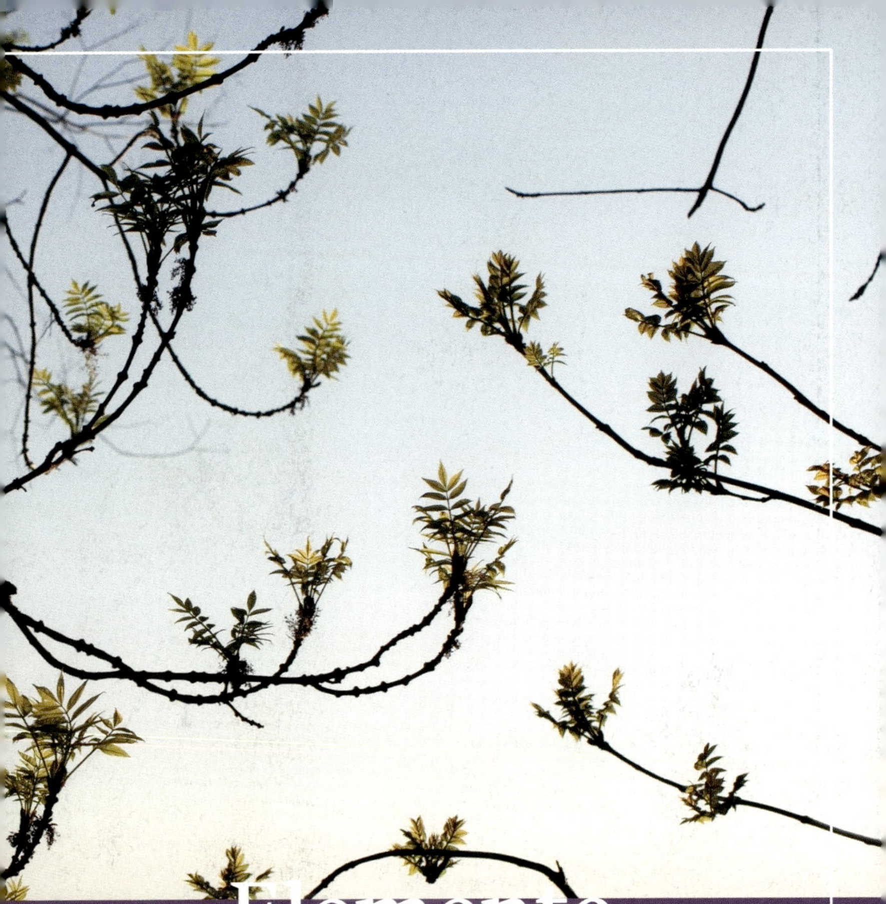

Elemente der Psyche und des Bewusstseins

Alles beginnt mit einem Widerspruch

Form und Inhalt, das Äußere und das Innere

Wir leben mit einem fundamentalen Widerspruch. Wer für Selbstkritik offen ist, macht immer wieder die Erfahrung, dass seine Neigung, Menschen und Situationen aufgrund von Verhaltensweisen und äußeren Erscheinungen zu beurteilen und so auf deren Absicht zu schließen, fast immer in die Irre führt. Seine Rückschlüsse erweisen sich meistens als Illusionen, Täuschungen, Projektionen. Deshalb sind viele Psychologen und Philosophen der Auffassung, dass das Urteil eines Menschen über einen anderen mehr über ihn selbst als über den Beurteilten aussagt. Wir konstruieren unsere innere Welt durch unsere Wahrnehmung und unser Bewusstsein. Wir projizieren unbewusste Inhalte auf Menschen und Situationen und benutzen diese dadurch unbewusst oder bewusst als Leinwand für die Spiegelung unserer eigenen inneren Bilder.

Darum sind viele so fasziniert von Büchern, Filmen und anderen Werken, die das Böse in den Mittelpunkt stellen. Sie haben ein gemeinsames Grundmuster, zu dem wir in Resonanz stehen. Kriminalromane oder -filme beispielsweise entsprechen meist folgendem Schema: Eine Leiche wird gefunden, und die Polizei sucht nach dem Mörder. Es gibt eine Anzahl Verdächtiger, die ein schlüssiges Motiv hätten, doch keiner davon ist der Gesuchte, sondern es ist der am wenigsten Verdächtige. In diesen Geschichten wird immer wieder klar gemacht: Die Wahrheit ist nicht so, wie es uns scheint. Das fasziniert uns, weil es mit unseren Erfahrungen in der Realität übereinstimmt und wir uns selbst darin erkennen.

Und doch kommen wir nicht los davon, sondern wir haben Mühe damit, vom Urteil aufgrund von äußeren Merkmalen wie Verhalten, Auftreten, Aussehen, Geschlecht, sozialem Status, Hautfarbe und so weiter Abstand zu nehmen. Da ein Urteil über *Menschen,* das sich auf äußere Merkmale stützt, grundsätzlich auf wackligen Beinen steht, reiht sich im Laufe des Lebens Enttäuschung an Enttäuschung.

Es gab immer wieder Versuche, den Charakter eines Menschen aufgrund von »wissenschaftlich« definierbaren physiognomischen Merkmalen zu beurteilen. Doch die Ergebnisse erwiesen sich letztlich als trügerisch, ja sogar als gefährlich, da sie missbräuchlich angewandt werden können. In jüngster Zeit gab es wissenschaftliche Untersuchungen, die eindeutig nachweisen, dass die Beurteilung des friedlichen oder verbrecherischen Charakters von Menschen aufgrund ihrer Gesichter nicht möglich ist (Shaw 2018).

Auch die Neurobiologie suchte nach Merkmalen in den Gehirnen von Verbrechern, die einen Hinweis auf ihre Veranlagung geben könnten – mit keinem befriedigenden Resultat. Man kann zwar das vollständige Fehlen der Fähigkeit zur Empathie mit der ungenügenden Ausbildung gewisser Hirnstrukturen in Zusammenhang bringen, doch dieser Mangel an sich sagt noch nichts darüber aus, ob ein betreffender Mensch dadurch auch zum Verbrecher wird oder nicht.

Es ist allerdings möglich, die Spuren der Arbeit, die ein Mensch ein Leben lang ausgeführt hat, in seinen Zügen und in seinem Körper zu erkennen. Ob ein Mensch vor allem harte Arbeit im Freien oder geistige Arbeit am Schreibtisch leistete, ist durchaus erkennbar. Doch um was es uns hier geht, ist die Frage nach der moralischen Qualität eines Menschen, nach seinen Absichten, seinen Motiven. Denn das ist es doch vor allem, was uns interessiert: Können wir einem Menschen vertrauen? Meint er das auch, was er sagt, oder will er uns täuschen?

Die Erfahrung, sich hier geirrt zu haben, führt dennoch bei den meisten nicht dazu, skeptisch gegenüber dem eigenen Urteil über andere Menschen und Situationen zu werden. Aber sie trägt zur Skepsis, ja oft sogar zur totalen Ablehnung der Vorstellung bei, dass die Erscheinungen der Natur, die Formen der Minerale, Pflanzen und Tiere einen Aufschluss über das Innere, über ihr Wesen, ihren Kern geben könnten. Und doch ist gerade dies der Fall, und zwar im beinah absoluten Sinne. Die Zeichen der Natur, zum Beispiel die Formen der Pflanzen, sind direkte Hinweise auf ihre Wirkungsweise und ihren innersten Kern.

Der Zusammenhang zwischen der Form einer Pflanze und ihrer Wirkung wird als »Signaturenlehre« bezeichnet (vom lateinischen *signatura rerum* über *signare* für »bezeichnen, kennzeichnen«). Nach unserer Auffassung gibt es zwei Arten von Signaturenlehre: eine triviale und eine hermetische. Der Augentrost (Euphrasia officinalis) etwa ist eins der Gewächse, die in der Literatur immer wieder als Beispiel für die – unserer Überzeugung nach triviale – *Signaturenlehre* angeführt wird. Mit »trivial« qualifizieren wir die Vorstellung, dass eine Pflanze die Wirkung auf ein Organ durch eine offensichtliche Ähnlichkeit mit diesem Organ anzeigt. Gemäß dieser Auffassung würde das Leberblümchen wegen seiner leberförmigen Blätter auf die Leber, die Melisse wegen ihrer herzförmigen Blätter auf das Herz, die nierenförmige Bohne auf die Niere und eben der Augentrost wegen seiner augenförmigen Blüten auf die Augen wirken. Von einer derart simplen Interpretation der Signaturenlehre distanzieren wir uns, obwohl wir nicht ausschließen, dass es Fälle gibt, in denen eine solche Ähnlichkeit der Formen von Pflanze und Organ besteht.

Wir verstehen die Signaturenlehre im hermetischen und paracelsischen Sinne; das heißt, wir suchen nicht Ähnlichkeiten zwischen Organ- und Pflanzenformen, sondern wir versuchen zu verstehen, wie sich die gleichen Lebensprinzipien in Pflanzen und in Menschen in spezifischen Formen ausdrücken. Um diese Art von Signaturenlehre zu betreiben, ist die Kenntnis der Grundprinzipien des Lebens notwendig, weshalb wir im ersten Teil dieses Buches ausführlich darauf eingehen.

Die Doppelnatur des Menschen

Es besteht also ein krasser Widerspruch zwischen der Akzeptanz der Vorstellung einerseits, man könne Menschen und menschliche Verhältnisse aufgrund ihrer äußeren Merkmale beurteilen (was nicht der Fall ist), und der Ablehnung der Vorstellung andererseits, die Signatur einer Heilpflanze sage etwas über ihre Wirkung aus (was hinwiederum eindeutig zutrifft). Die Schwierigkeit beim Menschen liegt somit im unklaren Verhältnis zwischen dem Innen und dem Außen, zwischen Inhalt und Form beziehungsweise zwischen Information und Form.

In den folgenden Kapiteln wollen wir systematisch erklären, wie Information zur Form wird. Doch bevor wir eine Antwort auf die Frage geben, warum in allen anderen Naturreichen eine Übereinstimmung zwischen innen und außen besteht, aber nicht beim Menschen, ist es notwendig, die Begriffe »In*form*ation« und »Form« näher zu definieren. Information wird dabei nicht reduziert auf eine Mitteilung oder ein bestimmtes Wissen. Information wird als ein geistiges Prinzip verstanden, das, zusammen mit Energie, etwas Konkretes bewirken und sich in einer Form ausdrücken kann.

Ebenso reduziert sich »Form« nicht auf verkörperte Erscheinungen. Alles, was wir wahrnehmen, was sich äußert, manifestiert, erscheint, hat eine Form im weitesten Sinne. Eine Situation, eine bestimmte Verhaltensweise besitzt eine Form beziehungsweise ein Muster. Unser Charakter hat eine Form, unsichtbar für die Augen, doch wahrnehmbar durch die Verhaltensweisen und Umgangsformen. Im Laufe des Lebens wird diese psychische Form mehr und mehr gebildet und gefestigt. Deshalb spricht man von Ausbildung, von Bildung, was nichts anderes als Formwerdung, Formbildung heißt. Im Englischen und Französischen ist der Zusammenhang noch deutlicher erkennbar, weil man dort *formation* sagt.

Da – wie wir später noch aufzeigen werden – ein kausaler Zusammenhang zwischen Information und Form besteht, ist es also prinzipiell möglich, von der Form auf die Information zu schließen. Deshalb kann man von der Form oder, mit anderen Worten, der *Signatur* einer Heilpflanze auf ihr Wesen, ihren inneren Kern, ihre Information schließen. Das ist möglich bei Pflanzen und auch beim Mineralreich und bei Tieren, nicht jedoch beim Menschen.

Warum nicht? Weil der Mensch in folgender Hinsicht »zweifach« ist. Es gibt zwei geistige Prinzipien, gewissermaßen zwei »Informationen«, die seiner Existenz zugrunde liegen. Johann Wolfgang von Goethe meint diese Doppelnatur des Menschen, wenn er den Doktor Faustus ausrufen lässt: »Zwei Seelen wohnen, ach! in meiner Brust, / Die eine will sich von der andern trennen; / Die eine hält in derber Liebeslust / Sich an die Welt mit klammernden Organen; / Die andre hebt gewaltsam sich vom Dust [Staub] / Zu den Gefilden hoher Ahnen« (1112–1117).

Wir stehen also vor einem Dilemma! Zwei Informationen, zwei Prinzipien wollen sich formgebend ausdrücken, sie können nicht anders. Wenn wir mit bestimmten Verhaltensweisen, also Mustern oder Formen, von Mitmenschen konfrontiert werden, stellt sich die Frage, mit welchem Prinzip wir es zu tun haben. Wir können die Frage aber nicht ohne Weiteres beantworten, denn die beiden Prinzipien sind in der Seele (Psyche) und in ihrer Ausdrucksform *vermischt.* Diese Vermischung der beiden Informationen in uns ist es, die Faust als zwei Seelen wahrnimmt und die uns zu schaffen macht.

Der Mensch ist sowohl ein natürliches als auch ein geistiges Wesen. Als natürliches Wesen wird er, wie das Tier, durch die Selbst- und Arterhaltung sowie durch das Streben nach Kooperation gesteuert. In seinem geistigen Aspekt ist der Mensch ein individualisiertes, denkendes und schöpferisches Wesen. Die zwei Seelen oder zwei Kerne im Menschen haben ihre unerlässliche Funktion, doch beide besitzen ihren eigenen Wirkungskreis. Beide Kerne wollen sich auswirken, wollen sich Geltung verschaffen. Solange jeder von ihnen in dem ihm eigenen Wirkungskreis verbleibt, ist alles gut. Doch sobald der eine in den Wirkungskreis des anderen übergreift, entsteht eine Spannung, eine Dissonanz, ein Konflikt.

Das Problem besteht nun darin, dass das geistige Prinzip beim aktuellen Entwicklungszustand des Menschen noch keine geeignete Form gefunden hat, durch die es sich ausdrücken kann. Deshalb sendet es seine Impulse in die natürliche Seele, wodurch die Vermischung entsteht.

Der Basiskonflikt zwischen den beiden Seelen bildet – so meinen wir – die letztliche Ursache aller wesentlichen Konflikte.

Information, Energie und Materie

Materie und Energie

Das ganze Universum ist aus Information, Energie und Materie gebaut. Da diese drei die Grundlage aller Erfahrungen bilden, möchten wir sie näher beschreiben und unterscheiden, jedoch nur insoweit, wie sie im Alltag zugänglich sind. Wir verzichten auf wissenschaftliche Aspekte, die über unseren Erfahrungshorizont hinausgehen.

Die *Materie* erfahren wir körperlich und unmittelbar in ihren drei Aggregatzuständen fest, flüssig und gasförmig, die ineinander umgewandelt werden können. Wenn wir Wasser abkühlen, entsteht Eis, und wenn wir Wärme zuführen, entsteht Dampf. Das wichtigste Merkmal der Materie ist ihre Masse, die wir im Alltag als Gewicht und Trägheit erfahren.

Die *Energie* ist das Agens, das Treibende des Universums, die Grundlage der Bewegung, des Lebens und jeder Veränderung. Energie tritt in verschiedenen Formen auf: Wir kennen elektrische Energie, Wärmeenergie, Schallenergie, Lichtenergie, chemische Energie, Lebensenergie, Bewegungsenergie, Gravitationsenergie, Atomenergie. Diese Aufzählung ist nicht vollständig und, was das Atom betrifft, nicht differenziert, doch es wäre nicht zielführend, hier ins Detail zu gehen. Wichtig ist, dass Veränderungen, Bewegungen und Lebensprozesse immer mit der Umwandlung von einer Energieform in eine andere verbunden sind.

Energieumwandlungen sind allgegenwärtig und wesentlich, sowohl auf der Ebene der Materie als auch der des Lebens. Hierzu einige Beispiele: Im Haushalt wird elektrische Energie in Wärmeenergie (Kochherd), Lichtenergie (Lampe), Bewegungsenergie (Küchenmaschine) oder Schallenergie (Musikanlage) umgewandelt. Im Heizofen findet eine Umwandlung von chemischer Energie (Holz, Öl) in Wärmeenergie statt. Im Automotor wird chemische Energie (Benzin, Diesel) in Bewegungsenergie umgewandelt. Mit der Nahrung nehmen wir chemische Energie und Lebensenergie auf, die von der Pflanze durch die Umwandlung von Lichtenergie zur Verfügung gestellt wurde. Durch unseren Stoffwechsel und die Atmung wandeln wir die zugeführte chemische Energie in Wärmeenergie, Bewegungsenergie, psychische Energie und so weiter um.

Alle Energie folgt einem wichtigen Gesetz, dem sogenannten *ersten Hauptsatz der Thermodynamik.* Er lautet sinngemäß: *Energie kann nicht gebildet oder vernichtet werden. Sie kann nur von einer Form in eine andere umgewandelt werden. Somit ist die Gesamtmenge der Energie im Universum konstant.*

Wichtig ist auch, dass Energie und Materie ineinander umwandelbar sind, wie unter anderem aus der berühmten Formel $E = mc^2$ von Albert Einstein hervorgeht, wobei E die Energie, m die Masse und c die Lichtgeschwindigkeit bedeuten. Energie und Materie sind also nicht grundsätzlich verschieden, sondern sie sind unterschiedliche Ausdrucksformen ein und derselben Sache.

Energie und Materie können vereinfachend in einem Atemzug genannt werden. Das dritte Grundprinzip des Universums, die *Information,* ist jedoch etwas ganz anderes.

Information ist weder materiell noch energetisch

Bekanntlich muss unter dem Begriff »Information« mehr als nur eine Mitteilung oder ein Wissen verstanden werden. Information ist Ordnung, Struktur, Begriff, Wort, Sinn, Bedeutung. In jedem geordneten System ist Information enthalten. Der Begriff »Kosmos« heißt im Griechischen »Ordnung«, also »Information«. An allen geordnet ablaufenden Prozessen ist Information beteiligt. Information ist ein Wirkprinzip, denn sie bewirkt etwas, setzt etwas in Bewegung, sofern sie auf die richtige Weise mit Energie und Materie verbunden ist.

Daher stellt sich die Frage, in welchem Verhältnis Information zu Energie und Materie steht. Wir möchten uns der Antwort mit folgendem Beispiel nähern: Unser lebenspendendes Tagesgestirn, das aus unserer Sicht am Morgen auf- und am Abend untergeht, ist ein System, in dem geordnete Prozesse ablaufen. Also ist dieser Himmelskörper nicht nur eine physische und energetische Realität, sondern auch eine Information. Die gleiche Information kann mit dem deutschen Begriff »Sonne« angedeutet werden. Die Sumerer meißelten den Begriff in ihrer Sprache in Keilschrift auf Steintafeln ein, die Ägypter malten ihn in Hieroglyphen auf Papyrus, die Mönche des Mittelalters schrieben ihn mit Tinte auf Pergament, die Buchdrucker drucken ihn mit Druckerschwärze auf Papier, und heute tippen wir diesen Begriff in die Computertastatur, damit er, codiert in einer Abfolge von Einsen und Nullen, in elektronischer Form gespeichert wird. Wir übermitteln den gleichen Begriff mit Radiowellen, direkt oder über Satelliten – und so weiter, und so fort. Der Fülle an Trägern, seien sie materiell oder energetisch, sind keine Grenzen gesetzt. Man könnte den Begriff auf jedes beliebige Speichermedium des Universums prägen und kann ihn in jeder Sprache der Menschheit ausdrücken. Es bleibt immer die gleiche Information, nämlich unser lebenspendendes Gestirn.

Damit sagt uns die *Logik* auf unbestechliche Weise, dass Information an sich weder energetisch noch materiell sein kann, obwohl sie, zumindest was den gewöhnlichen Erfahrungsbereich betrifft, durch einen energetischen oder materiellen Träger übertragen wird. Information ist also rein geistig im Sinne von immateriell und ohne Energie. Doch wenn wir Information empfangen, geschieht das immer mittels eines bestimmten Trägers und in einer bestimmten Form oder Struktur. Die Information an sich darf jedoch nicht mit dem Träger verwechselt werden.

Aber leider tun das viele Menschen. Auch jene Herrscher antiker Reiche taten dies, als sie, der Überlieferung nach, die Überbringer einer schlechten Nachricht köpfen ließen und somit die Boten mit der Botschaft »verwechselten« …

Die Tatsache, dass Information, obwohl durch Materie oder Energie übertragen, an sich frei davon ist, heißt auch, dass es keine Information geben kann, die nur dann wirkt, wenn sie an einen spezifischen Träger gebunden ist. Die Information des Geldwerts wird nicht nur dann vermittelt, wenn sie auf Gold geprägt ist, wie das ursprünglich der Fall war, sondern sie wirkt auch – das heißt, man kann auch dann etwas damit kaufen –, wenn sie auf Papier gedruckt wird. Das einzige Kriterium für die wirksame Übertragung einer Information ist, dass sie vom Empfänger verstanden werden kann.

Dies hat auch Konsequenzen für die Plausibilität der Wirksamkeit homöopathischer Arzneimittel, die von vielen Wissenschaftlern aufgrund der großen Verdünnung oder völligen Abwesenheit von Wirkstoffen angezweifelt wird. Es wird aber nicht logisch zu Ende gedacht, wenn behauptet wird, eine Information könne nur dann übertragen werden und wirken, wenn sie an ein bestimmtes Wirkstoffmolekül gebunden ist.

Wir wollen das noch etwas näher betrachten. Ein Wirkstoffmolekül einer Heilpflanze trägt zweifellos eine Information. Diese Information kommt in der Struktur und Polarität des Moleküls zum Ausdruck, das heißt in der Art der Zusammenfügung gewisser Atome. Jedes Molekül hat eine spezifische Form und Polarität, durch die die Wirkung, also die Information bedingt wird. In unserem Stoffwechselsystem gibt es Rezeptoren, die diese Formen und Polaritäten und damit die darin verborgene Information lesen können und so zu einer bestimmten, heilsamen Reaktion veranlasst werden. Dieser Prozess ist vergleichbar mit einem Schlüssel, auf den eine bestimmte Information geprägt ist und der infolgedessen ein Schloss öffnet. Heute weiß jeder, dass die Information, die ein Autoschloss öffnet, auch mit dem Funksignal eines elektronischen Schlüssels übertragen werden kann, sofern das Schloss einen darauf abgestimmten Empfänger hat. Deshalb ist es unlogisch, a priori auszuschließen, dass die Information eines Arzneimittelmoleküls nicht auch dann wirken kann, wenn sie auf einen anderen Träger geprägt ist. Es besteht deshalb Grund zur Annahme, dass die Information einer Heilpflanze, die unter anderem in ihren Wirkstoffmolekülen zum Ausdruck kommt, auch auf ein anderes Trägermedium, wie zum Beispiel auf ein Wasser-Alkohol-Gemisch oder auf Zuckerkügelchen, übertragen werden kann, um ein homöopathisches Arzneimittel zu bilden, und dass diese Information in einer Form vorliegt, die vom Organismus verstanden wird und in eine Heilreaktion umgesetzt werden kann. Wer diese Möglichkeit grundsätzlich ausschließt, ist in einem mechanistischen Paradigma beziehungsweise Dogma befangen, das die Erkenntnisse der modernen Physik ignoriert. Die oft sehr emotional und polemisch gefärbte Ablehnung der Homöopathie bestätigt auch, dass ihre Argumente mehr auf Glauben als auf Wissenschaft basieren.

Der zweite Hauptsatz der Thermodynamik und die Selbstorganisation

Der erste Hauptsatz der Thermodynamik beschreibt die Konstanz der Energie im Universum. Der zweite Hauptsatz, den wir nun in einer Annäherung besprechen wollen, macht eine Aussage über irreversible Prozesse. Das sind Veränderungen, die nicht umkehrbar sind, die also nicht wieder zu ihrem Ausgangspunkt zurückkehren können. Die Verbrennung von Holz ist ein solches Beispiel: Die entstehende Asche kann nicht wieder zu Holz zurückverwandelt werden. Die Energie bleibt bei der Verbrennung zwar erhalten, da die chemische Energie des Holzes größtenteils in Wärmeenergie umgewandelt wird, doch die Information (die sich auf das Holz bezieht) geht verloren.

Um die irreversiblen Prozesse wissenschaftlich zu beschreiben, wurde der Begriff »Entropie« eingeführt. Entropie kann – etwas ungenau, jedoch allgemeinverständlich ausgedrückt – als das Maß für die Unordnung bezeichnet werden. Bei irreversiblen Prozessen nimmt die Entropie zu, und die Energie wird in Wärme umgewandelt. Wenn Entropie (Unordnung) zunimmt, heißt das, dass die Information abnimmt. Information oder Ordnung wird manchmal auch mit dem Begriff »Negentropie« (negative Entropie) oder »Isotropie« bezeichnet.

Der zweite Hauptsatz der Thermodynamik besagt, dass die Entropie in einem geschlossenen System so lange zunimmt, bis sie ein Maximum erreicht. Ein geschlossenes System kann keine Information, Energie und Materie mit der Umgebung austauschen. Im Zustand maximaler Entropie, beziehungsweise bei Abwesenheit von Information, gibt es keine Unterschiede und damit keine Dynamik mehr, sodass keine Prozesse mehr ablaufen können.

Beispiel: Man nehme zwei gleich große Wassergefäße, die sich berühren. Das eine Gefäß sei mit kochendem Wasser (100 °C) gefüllt, das andere mit Eiswasser (0 °C). Was passiert, wenn wir die Gefäße in ein vollkommen isoliertes, geschlossenes System stellen? Da sie sich berühren, findet ein Wärmeaustausch statt. Wärme fließt vom warmen Gefäß ins kalte, bis die Wassertemperatur in beiden 50 °C beträgt. Dann kommt jegliche Dynamik zum Stillstand, da keine Unterschiede mehr bestehen. Unterschiede bedeuten immer eine Information, eine Ordnung.

Aus dem zweiten Hauptsatz folgt demnach, dass die Ordnung und damit die Dynamik in einem System nur aufrechterhalten werden kann, wenn es von außerhalb des Systems einen Zufluss von Negentropie, also Information, gebunden an Energie, gibt. Die Energie ist dabei der Träger der Information. Damit aber die Gesamtenergie im System nicht zu groß wird, muss sie, nach vollbrachter Arbeit, in Form von Wärme wieder vom System an die Umwelt abgegeben werden. (Genau diese Abgabe von Wärme funktioniert aus den bekannten Gründen [CO_2 und so weiter] bei unserem Planeten nicht mehr optimal, weshalb sich das Gesamtklima erwärmt.)

Im Zusammenhang mit dem zweiten Hauptsatz der Thermodynamik postuliert die Wissenschaft, dass in sehr ferner Zukunft das ganze Universum den sogenannten »Wärmetod« erleidet. Das heißt, sämtliche Ordnung, der ganze Kosmos, samt allen Sonnen und Planeten, wird nach dieser Annahme vernichtet und in ein sehr heißes, homogenes Gas umgewandelt. Das ist die logische Konsequenz aus dem zweiten Hauptsatz. Da aber der Kosmos als geordnetes System und das Leben auf unserem Planeten nun einmal entstanden sind, sucht man nach Erklärungen dafür, wie es zu einer solch hohen Ordnung hatte kommen können.

Wie konnte sie trotz der Gültigkeit des zweiten Hauptsatzes entstehen? Wir möchten auf diese Frage zuerst aus der Perspektive der Wissenschaft und danach aus der Perspektive spiritueller Traditionen eingehen.

Man kennt viele Systeme, deren Teile sich unter geeigneten Bedingungen spontan ordnen, ohne dass erkennbar Information von außen zugeführt wird. Dazu gehört die Bildung von Kristallen oder anderen Strukturen. Die Wissenschaft bezeichnet diesen Vorgang als »Selbstorganisation«. Sie sieht darin ein immanentes Prinzip, das geordnete Strukturen aus sich selbst zu erschaffen vermag.

Man kann diese spontanen Ordnungen mit mathematischen Operationen und Funktionen wie etwa mit der fraktalen Geometrie beschreiben. Es gibt zum Beispiel eine relativ einfache mathematische Funktion, die zu einer Figur führt, welche einem Farnblatt völlig ähnlich sieht.

Man kann davon ausgehen, dass letztlich alle Formen durch mathematische Funktionen beziehungsweise durch die Kombination von mehreren Funktionen definiert werden können. Das heißt, der Formbildung liegen mathematische Gesetze zugrunde. Bedeutet das, dass die Materie sich selbst gemäß mathematischen Gesetzen organisieren kann? Das scheint der Fall zu sein, wenn man die Mathematik als eine Eigenschaft der Materie betrachtet. Doch was ist Mathematik in Wirklichkeit?

Die Mathematik beschreibt und definiert die Operationen mit Zahlen. Was sind Zahlen? Wir können die Quantität der Dinge mit Zahlen bezeichnen. Alles, was wir uns nur vorstellen können, ist zählbar: die Finger an unserer Hand, die Sandkörner am Strand, die Sterne am Himmel, die Äpfel am Baum oder die Beeren am Strauch. Wir können mit den Zahlen rechnen, sie addieren, dividieren, multiplizieren und so weiter. Zehn Äpfel plus zehn Äpfel ergeben zwanzig Äpfel, genau gleich viel wie zehn Birnen plus zehn

Birnen. Den Zahlen ist es völlig egal, ob man sie auf Äpfel oder Birnen anwendet, obwohl man die beiden bekanntlich nicht vermischen sollte. Aus diesen einfachen Erklärungen wird ersichtlich, dass Zahlen und Mathematik nicht an die Objekte gebunden sind, auf die sie angewandt werden. Es gelten für sie deshalb die gleichen Überlegungen wie für die Information. Zahlen und Mathematik sind losgelöst von Materie und Energie, sie sind immateriell; das heißt, sie sind reine Information.

Zahlen können nicht nur quantitative Größen sein, sondern auch eine Qualität definieren, zum Beispiel indem sie die Strukturen und Eigenschaften der Atome bestimmen. Die verschiedenen Atomarten unterscheiden sich durch die unterschiedliche Anzahl ihrer Bestandteile wie Protonen, Neutronen und Elektronen. Durch die Anzahl dieser Teile ist ein Atom mit seinen Eigenschaften eindeutig definiert. Doch die Anzahl ist nicht etwas, was zur Materie an sich gehört. Zahlen und Mathematik sind rein geistig.

Nach diesem kurzen Exkurs über die Mathematik befragen wir nun die spirituellen Traditionen und suchen nach Antworten darauf, wie die hohe Ordnung des Kosmos und des Lebens entstanden sein könnte.

Höhere Ebenen oder: Der schichtförmige Aufbau des Universums

Die Materie besteht bekanntlich aus Atomen und manifestiert sich in ihren drei sinnlich erfahrbaren Aggregatzuständen fest, flüssig und gasförmig. Die Energie kommt in verschiedenen materiellen Zuständen wie zum Beispiel Wärme, chemischer Energie, Bewegungsenergie oder Elektrizität zum Ausdruck oder durch elektromagnetische Wellen, von denen wir nur ein kleines Frequenzspektrum sinnesorganisch wahrnehmen. Doch diese von der klassischen Physik und Chemie beschriebenen Formen der Materie und Energie reichen nicht aus, um die Realität umfassend zu beschreiben. Die

Quantenphysik kennt neben den Elementarteilchen, aus denen die Atome zusammengesetzt sind, noch subtilere Zustände oder Felder, die weder Masse (Materie) noch Energie haben, aus denen jedoch die Elementarteilchen entstehen und in die sie wieder verschwinden.

Durch ein Bewusstsein, das durch die seelische Transformation auf einem spirituellen Weg entstehen kann, oder durch Bewusstseinszustände, die entweder spontan eintreten oder durch die Wirkung von psychoaktiven Substanzen hervorgerufen werden, sind subjektive Erfahrungen jenseits der normalen sinnlichen Wahrnehmung möglich. Spirituelle Konzepte und Traditionen wie jene, die von Paracelsus, Rudolf Steiner und vielen anderen beschrieben werden, sprechen von sieben Ebenen oder Schichten, aus denen unser Lebensfeld zusammengesetzt ist. Über der sinnlich erfahrbaren grobstofflichen Materie gibt es gemäß diesen Traditionen folgende drei feinstoffliche Zustände:

- die Ebene der Lebenskräfte, auch »ätherische Ebene« genannt, die die Lebensprozesse reguliert,
- die Ebene der Psyche, das heißt der emotionalen Anziehung und Abstoßung sowie der Gefühle, und
- die Ebene der Gedanken.

Über diesen vier Ebenen, an denen wir erstens durch unseren Körper, zweitens durch unser Leben, drittens durch unsere Psyche und viertens durch unsere Gedanken bewusst Anteil haben, beschreiben die spirituellen Traditionen noch drei höhere Zustände, die gemäß der indischen Terminologie »Manas«, »Buddhi« und »Atman« genannt werden.

Wir vermuten, dass die Ebene, die von der Quantenphysik als das »Quantenfeld« bezeichnet wird, mindestens teilweise jener entspricht, die bei den spirituellen Traditionen als die »ätherische« bezeichnet wird, welche die Lebensprozesse organisiert. Die von den Biowissenschaften postulierte »Selbstorganisation« könnte deshalb, so folgern wir, dem Einfluss dieser Ebene auf die Materie zugeschrieben werden.

Die Darstellung in diesem Holzstich eines unbekannten Künstlers kann als Symbol für den schichtförmigen Aufbau des Universums interpretiert werden. Das »Himmelszelt« könnte das physische Universum darstellen, die Schichten auf der linken Seite die subtileren Ebenen oder höheren Dimensionen (aus: Flammarion 1888).

Doch mit diesen sieben Ebenen ist der Aufbau des Kosmos gemäß den genannten Traditionen noch nicht ausreichend beschrieben, sondern es gibt außer unserem Lebensfeld, so heißt es, noch weitere sechs Lebensfelder, die auch siebenfach zusammengesetzt sind. Insgesamt gäbe es also sieben mal sieben und damit 49 Schichten des Kosmos. Wir möchten auf dieses Konzept nicht näher eingehen und sind der Meinung, dass es eine von verschiedenen möglichen Perspektiven ist. Es gibt andere Theorien einer multidimensionalen Welt, die sich nicht von spirituellen Traditionen ableiten, sondern von mathematisch-physikalischen Berechnungen, wie zum Beispiel jene von Burkhardt Heim, der von insgesamt zwölf Dimensionen spricht (Heim o. J.). Es ist für unser Anliegen nicht maßgebend, welche Theorien und Konzepte die Realität besser beschreiben. Vermutlich geben sie jeweils einzelne Facetten einer komplexen multidimensionalen Realität wieder, die weit über unsere bekannte Materie hinausgeht und unsere begrenzte Vorstellung von Raum und Zeit transzendiert. Es geht uns darum festzustellen, dass das Universum aus vielen Schichten unterschiedlicher materieller Dichte und unterschiedlicher Energie besteht. Das ist von außerordentlicher Wichtigkeit für das Verständnis der weiteren Kapitel.

Entscheidend ist für uns bei all diesen Theorien und Konzepten auch, dass ihnen jenseits aller Schichten oder Dimensionen ein Prinzip innewohnt – sei es eine Information oder eine Mathematik –, das außerhalb von jeglicher Form von Energie und Materie ist, mögen sie auch noch so subtil sein. Dieses völlig unstoffliche Prinzip außerhalb oder über den höchsten Schichten oder Dimensionen sehen wir als den Urgrund des Kosmos und des Lebens. Ein möglicher Name hierfür ist der *Logos.*

Nachdem wir die beiden Ansätze zur Beantwortung der Frage nach dem Entstehen von Ordnung und Leben – Leben ist hoch geordnet – mehr übersichtsartig dargestellt haben, wollen wir nochmals auf den wissenschaftlichen Ansatz zurückkommen.

Wenn Selbstorganisation wirklich ein immanentes Prinzip wäre, hätte man es mit zwei sich gegenseitig ausschließenden phy-

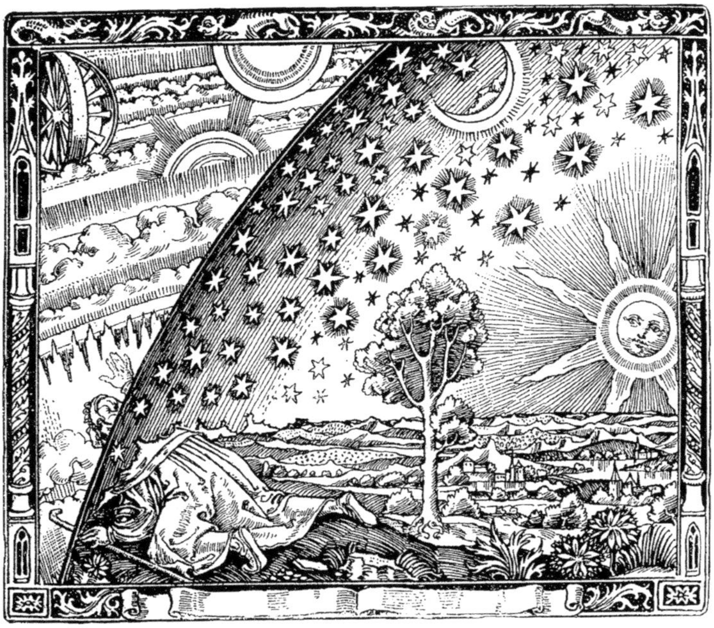

sikalischen Gesetzen zu tun. Denn der zweite Hauptsatz der Thermodynamik besagt, dass in einem System die Ordnung abnimmt, wenn keine ordnende Kraft von außen einwirkt. Und das ist genau genommen das Gegenteil von Selbstorganisation.

Der wissenschaftliche Ansatz betrachtet die Selbstorganisation als mathematische Prozesse, die die Materie ordnen. Nun ist aber Mathematik rein geistiger Art. Die Mathematik ist also nicht an die Materie gebunden. Deshalb bleibt die Frage offen: Wodurch wird bestimmt, welche mathematischen Formeln bei der Bildung eines Farnblattes zum Zuge kommen und welche bei einem Seerosenblatt? Beide sind mathematisch definiert, das ist gewiss, doch es gibt viele Formeln, und wodurch wird bestimmt, dass die richtige Formel beim richtigen Blatt verwendet wird? Liegt das in der Materie der Pflanze? Doch Mathematik hat nichts mit Materie zu tun. Es scheint naheliegend, dass wir es hier mit einer großen Unbekannten zu tun haben.

Die gleiche Unbekannte finden wir, wenn wir den zweiten Hauptsatz zu Ende denken. Gemäß diesem thermodynamischen Gesetz muss zwingend eine Information von außerhalb eines Systems zugeführt werden, damit dieses sich ordnen kann. Bezüglich unseres Planeten und seines Lebens kann man diese Information in der Sonne sehen. Doch woher erhält die Sonne die Information?

Chladnische Klangfiguren: Der Sand ordnet sich je nach Frequenz in verschiedenen Mustern.

Und dann kann man immer weiter bis zu den Grenzen des Universums gehen – zumindest in Gedanken. Und was kommt dann? Logisch zu Ende gedacht, ist der zweite Hauptsatz deshalb der große Stein des Anstoßes für das materialistisch-mechanistische Paradigma, weil er in letzter Konsequenz eine höchste Information impliziert, die nicht stofflich und nicht energetisch ist.

Wir möchten zum Schluss dieser Erörterung noch zwei Beispiele anführen, die eine Verbindung zwischen dem wissenschaftlichen und dem spirituellen Konzept herstellen könnten.

Nehmen wir einmal an, wir befänden uns an einem Sandstrand und hätten den Blick ausschließlich auf den Sand und nicht auf die Meeresbrandung gerichtet. Das Wasser zeichnet im Rhythmus seiner Brandung wellenförmige Linien in den Sand. Indem wir die Wellenbewegung des Wassers ausblenden und unsere Aufmerksamkeit allein auf den Sand richten, sagen wir: Der Sand ordnet sich von selbst, man kann von Selbstorganisation sprechen. Und gewiss lässt sich eine mathematische Formel finden, welche die Formen im Sand erklären kann.

Muster können auch durch Schallschwingungen erzeugt werden. Sogenannte chladnische Klangfiguren entstehen, wenn man eine gleichmäßig mit Sand oder Blütenpollen bestreute Platte aus Blech mit einem Lautsprecher oder einem Geigenbogen in Schwingung versetzt (benannt nach E. F. F. Chladni, der im 18. Jahrhundert eine Schrift über die Theorie des Klangs veröffentlichte). Je nach Frequenz bilden sich unterschiedliche Figuren.

Durch diese zwei Beispiele wird deutlich, dass das formende Prinzip – auch wenn es mathematisch erklärbar ist – aus einer Ebene stammt, die subtiler als jene ist, die man gerade betrachtet. Das Wasser ist subtiler als der Sand, der durch die Wellen gestaltet wird. Die Schallwellen sind subtiler als der Blütenpollen auf den chladnischen Platten.

Damit ist der Bogen zum Konzept des schichtförmigen Aufbaus des Universums hergestellt, und die beiden Konzepte erwei-

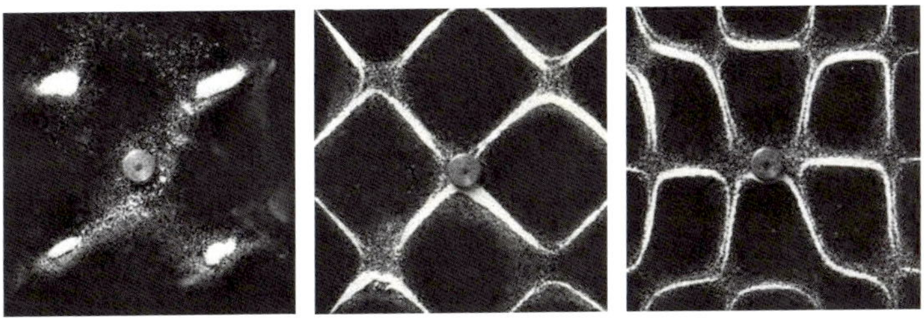

sen sich letztlich als kompatibel. Das zu erkennen, erfordert jedoch ein freies Denken, das sich nicht von starren Paradigmen vereinnahmen lässt.

Wir können das Konzept des schichtförmigen Aufbaus des Universums auch mit verschiedenen Kategorien von Information erklären, wie nachfolgend gezeigt wird.

Verschiedene Kategorien von Information

Der zweite Hauptsatz der Thermodynamik besagt also, dass in einem geschlossenen System, in dem Prozesse oder Bewegungen stattfinden, die Entropie, also die Unordnung, zunimmt. Geschlossene Systeme sind ein theoretisches Konzept der Physik und kommen in der Natur nicht vor. Die Information in ihnen nimmt ab, während die Energie erhalten bleibt, weil sie durch die inneren Prozesse in Wärme umgewandelt wird.

Ein Auto auf einem Pass hat eine hohe potenzielle Energie. Der Potenzialunterschied zwischen Pass und Tal bedeutet gleichzeitig auch eine Information. Die potenzielle Energie kann in Bewegungsenergie umgewandelt werden, indem der Fahrer ohne auch nur einen einzigen Tropfen Treibstoff den Pass hinunterfährt. Wenn das Auto im Tal angekommen ist und sich im Stillstand befindet, ist die Information, die durch den Potenzialunterschied gegeben war, ebenso wie auch die potenzielle und kinetische Energie verschwunden. Die Information ist scheinbar in nichts aufgelöst, während die Energie durch das Abbremsen in den Kurven, den Abrieb der Reifen, die innere Reibung der Mechanik und den Luftwiderstand vollständig in Wärmeenergie umgewandelt wurde. Wäre der Fahrer der Meinung, auf die Umwandlung in Wärmeenergie verzichten zu können, indem er nicht abbremst, dann würde sich die Bewegungsenergie bei der nächsten Kurve zuerst in Deformationsenergie und schließlich auch in Wärmeenergie umwandeln. So kommen alle Prozesse und Bewegungen innerhalb eines

Systems nach einer gewissen Zeit zum Erliegen, wenn nicht von außen Information, gekoppelt an Energie, zugeführt wird. Deshalb ist es sinnvoll, die Information, die in einem System enthalten ist, von derjenigen zu unterscheiden, die von außen zugeführt wird.

Dass eine solche Unterscheidung sinnvoll ist, ergibt sich auch aus der näheren Betrachtung der genetischen Information und der Frage nach der Morphogenese (Formbildung).

Man geht im Allgemeinen davon aus, dass die gesamte relevante Information eines lebenden Organismus in der DNA liegt. Ist das wirklich so? Der genetische Code befindet sich auf den Chromosomen, die in den Zellkernen liegen und zu einem großen Teil aus DNA (*d*esoxyribo*n*ucleic *a*cid, Desoxyribonukleinsäure) bestehen.

Der Unterschied zwischen einem Menschen und einer Maus ist groß. Form und Bewusstsein der beiden sind völlig verschieden. Ist es angesichts dessen nicht erstaunlich, ja schockierend, dass 99 Prozent der Gene beider Lebewesen identisch sind? Warum schockierend? Schockierend müsste es für all jene Wissenschaftler sein, die davon ausgehen, dass sämtliche Informationen, die ein Lebewesen benötigt, sich in den Genen befinden. Da kann doch etwas nicht stimmen, denn dieses eine Prozent Unterschied in den Genen kann wohl kaum den Unterschied zwischen Mensch und Maus ausmachen.

Aber was codieren denn die Gene, wenn nicht Form und Bewusstsein? Die Antwort ist eindeutig: Die Gene (DNA) codieren den Stoffwechsel (Metabolismus). Der Begriff »Stoffwechsel« umfasst unzählige (wahrscheinlich Tausende) biochemische Reaktionen (Stoffumwandlungen) in den Zellen der lebenden Organismen. In jedem Sekundenbruchteil finden in jeder Körperzelle zahllose Stoffumwandlungen statt. Dank dieser Prozesse leben wir und alle anderen Lebewesen. Die Stoffumwandlungen beginnen bei der aufgenommenen Nahrung und enden bei den ausgeschiedenen Produkten. Es geht dabei immer um Information, Energie und Materie.

Im Stoffwechsel werden die Substanzen gebildet, aus denen unser Körper aufgebaut wird. Er stellt die notwendigen Energien für die Lebensfunktionen und die Bewegung zur Verfügung. Dazu werden einerseits Informationen benötigt, um das Ganze am Laufen zu halten, andererseits werden Informationen freigesetzt, die eine Anpassung des Organismus an veränderte Umweltbedingungen ermöglichen. Jede einzelne Stoffwechselreaktion wird durch ein spezifisches Enzym (das ist ein Biokatalysator) ermöglicht. Und jedes Enzym wird durch ein einzelnes Gen codiert. Das heißt, für die Herstellung eines einzelnen Enzyms ist ein genau dafür vorgesehenes Gen erforderlich. *Gene ermöglichen also die Bildung von Enzymen, Enzyme ermöglichen den Stoffwechsel, und der Stoffwechsel ermöglicht das Leben.*

Und das ganz und gar Erstaunliche ist: So unterschiedlich die Myriaden Lebewesen auf unserem Planeten auch sind – ihr Stoffwechsel ist in den Grundprinzipien sehr ähnlich. Einzig zwischen den grünen Pflanzen einerseits und den Tieren und Menschen andererseits besteht ein Unterschied insofern, als sich ihre Stoffwechselprozesse spiegelbildlich zueinander verhalten. In dieser Ähnlichkeit und Verbundenheit aller Lebewesen in ihrem Stoffwechsel, in ihrer »Lebenschemie«, zeigt sich, dass das *Leben* eine große Einheit zwischen allen Organismen bildet. Die Unterschiede bestehen also nicht im *Leben*, sondern in der Form und im Bewusstsein.

Kommen wir zurück auf die Gegenüberstellung von Mensch und Maus. Zwischen ihnen besteht eine sehr große Ähnlichkeit im Stoffwechsel, weshalb Mäuse als Versuchstiere für die Untersuchung der Wirkung von Chemikalien eingesetzt werden. Aufgrund der enormen Ähnlichkeit des Stoffwechsels ist es nicht erstaunlich, dass die Gene von Mensch und Maus zu 99 Prozent identisch sind.

Aber was bestimmt dann die Form eines Lebewesens? Oder wie entsteht diese schöne Zeichnung auf einer Pfauenfeder? Es ist sicher, dass die verschiedenen Farben, die für dieses Gemälde der Natur gebraucht werden, durch biochemische Reaktionen hergestellt werden, die durch Enzyme ermöglicht und durch Gene codiert werden. Doch woher kommt die *Information*, an welcher Stelle des Federästchens der Farbstoff »Orange« oder »Blau« und so weiter erscheinen soll? Es ist unwahrscheinlich, dass sie in den Genen gespeichert ist,

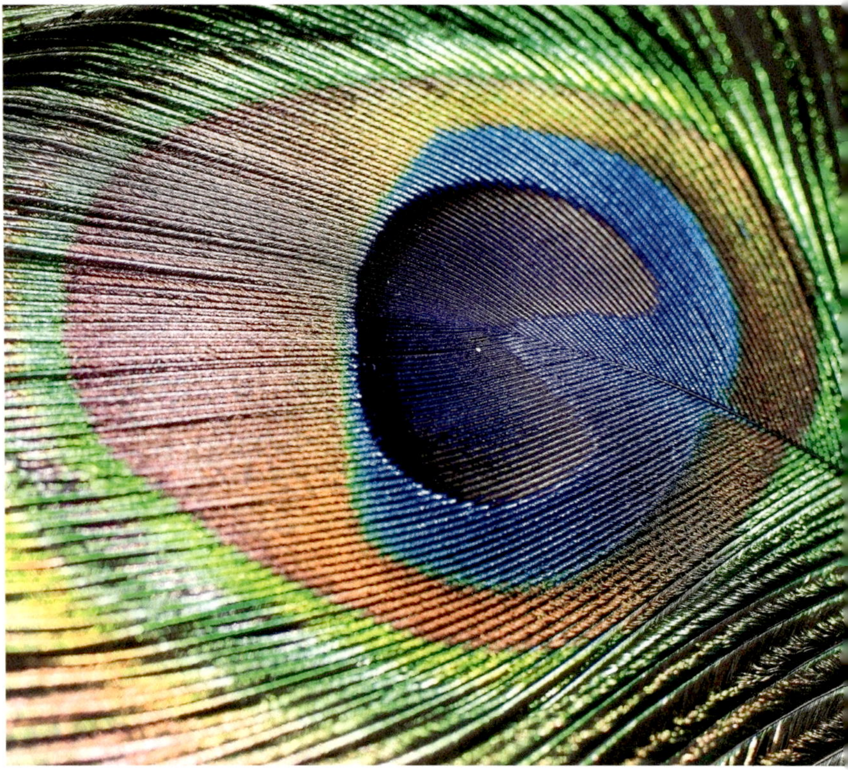

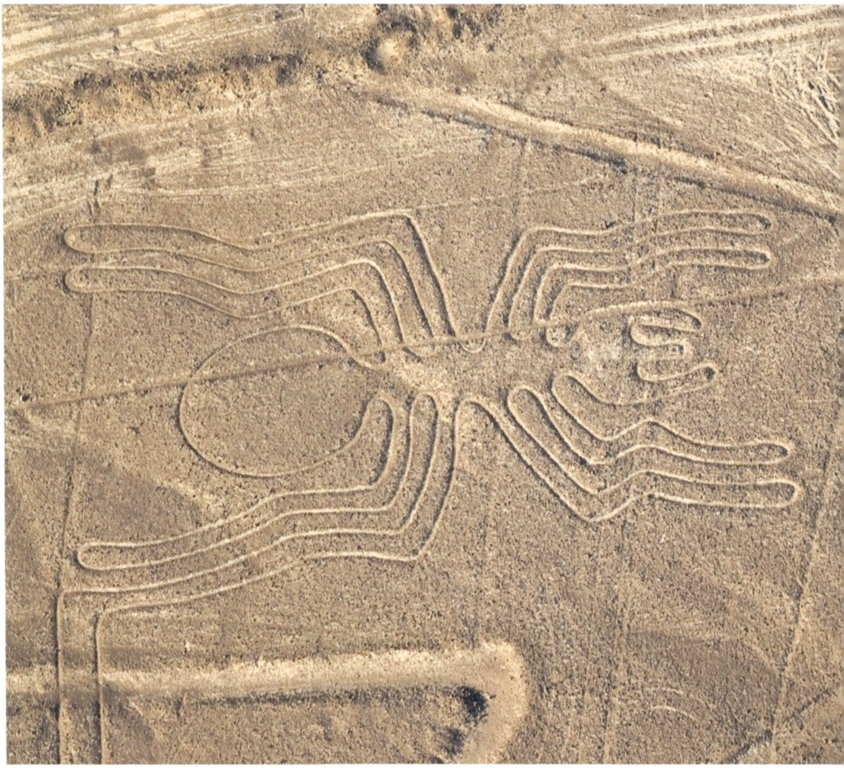

Wie entsteht dieses Bild auf der Pfauenfeder?

Die Nazca-Linien in Peru.

da das Gesamtbild durch Farben entsteht, die sich an präzisen Stellen auf den Federästchen befinden, die, vom Bild her betrachtet, zwar benachbart sind, physisch gesehen jedoch weit voneinander entfernt liegen und nur über den Federkiel miteinander verbunden sind. Würde dieses Bild nur durch die Gene definiert, müssten sie die Information enthalten, bei welchem Federästchen in welchem präzisen Abstand vom Kiel welche Farbe produziert werden müsste. Das ist schlicht unmöglich, denn solche starren Angaben wären nicht kompatibel mit der überall in der Natur vorkommenden Variabilität der Formen innerhalb bestimmter Grenzen.

Dieses Beispiel zeigt, dass die Form (hier das Pfauenauge) nicht allein von der Information des genetischen Codes gebildet werden kann. Zwar wird die Bildung aller Substanzen, die für die Form eines Lebewesens und seine Färbung notwendig sind, durch Gene gesteuert, aber nicht deren Zusammenfügung zu einem Ganzen. Diese letztere Funktion wird gesteuert durch eine Information, die die Expression der Gene steuert und die deshalb außerhalb von diesen liegen muss.

Ein weiteres Beispiel sind die Nazca-Linien. Diese Linien in der Wüste bei Nazca und Palpa in Peru erstrecken sich über fünfhundert Quadratkilometer mit bis zu zwanzig Kilometer langen schnurgeraden Linien und können nur aus großer Höhe betrachtet in ihrem Zusammenhang erkannt werden. Man muss nicht an Astronauten ferner Himmelskörper glauben, um zu verstehen, dass solche Figuren, die von der Erde aus überhaupt nicht im Zusammenhang erkannt werden, nicht durch Menschen gemacht werden konnten, deren Perspektive allein auf die Erdoberfläche begrenzt ist.

Durch die Beispiele wird deutlich, dass wir Information differenziert betrachten müssen. Es gibt einerseits jene Information, die in einem System enthalten ist wie die DNA, und andererseits jene Information, die von außen auf das System einwirkt.

Die *immanente Information* ist in einem System integriert. Sie verursacht und steuert seine Funktionen von innen. Es handelt sich dabei um kausale Prozesse, die meistens zyklisch ablaufen. Dazu gehören Regelkreise wie die Regulation der Körpertemperatur. Ferner gehören die biochemischen Prozesse des Stoffwechsels hierzu, die die Grundlage des Lebens sind. Auch die innere Steuerung eines Motors oder eines Computers wird durch Information gesteuert, die »drinnen« ist.

Die immanente Information ist also das Funktionsprinzip im Innern eines Systems, sei es eines lebenden Organismus, eines ökologischen, eines sozialen oder eines technischen Systems.

Die immanente Information kann an einem praktischen Beispiel veranschaulicht werden. Um ein Haus zu bauen, braucht es verschiedene Handwerker: Baggerführer, Maurer, Installateure, Elektriker, Schreiner, Dachdecker, Maler und so weiter. Jeder von ihnen hat eine Berufslehre absolviert, in der er die Materialkenntnisse und Techniken seines Handwerks erlernte. So weiß er ganz genau, wie er seine Materialien zu verarbeiten hat.

Die Kenntnis der Handwerker kann man als »immanente Information« bezeichnen. In ihnen ist das ganze Wissen vorhanden, um jeden Teil des Hauses zu bauen. Doch was geschieht, wenn wir diese Handwerker auf eine grüne Wiese stellen und ihnen sagen, sie sollen ein Haus bauen?

Nichts!

Die *transzendente Information* wirkt von »außen« (oder von »oben«) auf ein System ein. Ihre Aufgabe besteht vor allem darin, die Verbindung der einzelnen Elemente des Systems zu einer Form zu ermöglichen, das heißt zu einem Ganzen, das Sinn macht. Die transzendente Information ist das Prinzip, das *in* die *Form* kommt. Im Begriff »In*form*ation« ist das »In-die-Form-Kommen« schon enthalten. Übertragen auf unser obiges Beispiel, verkörpert der Architekt die transzendente Information. Er hat den Gesamtplan des Hauses und kann den Einsatz der verschiedenen Handwerker so koordinieren, dass durch ihr Zusammenwirken der Plan verwirklicht wird und kein Chaos entsteht.

Woher kommt die transzendente Information? Zur Beantwortung dieser Frage erinnern wir an unsere Ausführungen über den schichtförmigen Aufbau des Kosmos. Die transzendente Information stammt aus der über der stofflichen Ebene liegenden Schicht. Diese könnte man auch als die »Ebene der Bildekräfte«, der »Form-« oder auch der »Lebenskräfte« bezeichnen. Gewisse Traditionen sprechen vom Äther und von Ätherkräften (zum Beispiel im alten Griechenland und auch in der Anthroposophie). In der Philosophie der Traditionellen Chinesischen Medizin (TCM) spricht man vom »Chi«, in der indischen Tradition von »Prana«, Sigmund Freud sprach von »Libido«, Wilhelm Reich von »Orgon«, Rupert Sheldrake von »morphischen Feldern«. Die Quantenphysik gebraucht den Begriff »Quantenfeld«. Dabei dürfen wir nicht vergessen, dass dieses Feld nur gerade die nächste, feinere Schicht eines unglaublich komplexen »Gebäudes« mit vielen Stockwerken ist, das wir »Universum« nennen und dem in seinen Prinzipien ein einfacher und sich auf allen Etagen wiederholender Konstruktionsplan zugrunde liegt.

Von der Information zur Form

Wir haben bisher ausführlich über Information und Form berichtet und speziell zwei Arten von Information deutlich voneinander unterschieden, die immanente und die transzendente. Wir haben gesehen, dass die immanente Information insbesondere kausale, zyklische Prozesse ermöglicht und die transzendente vor allem die Form bestimmt. Doch blieb bisher die Frage offen, welche Prozesse zur Entstehung der Form führen. Diese Frage können wir leicht beantworten, wenn wir die uns umgebende Natur nicht nur als das betrachten, was sie in diesem Augenblick gerade ist, sondern wenn wir sie vor unserem geistigen Auge in ihrem Werden und Vergehen, in ihren Zyklen vorüberziehen lassen. Dann erkennen wir, dass die Formen durch Bewegungen entstehen.

Die Landschaftsformen bilden sich hauptsächlich durch zwei Bewegungen: erstens die Bewegungen der Erde. Zu ihnen gehören die Aufschichtungen der Erdplatten durch tektonische Verschiebungen, die vulkanische Aktivität und anderes. Und zweitens durch die Bewegungen und Zustandsänderungen des Wassers, die die Erosion verursachen. So entstehen Täler durch Gletscher und Flüsse und spaltet sich Gestein durch die »Sprengkraft« bei der Eisbildung. Es gibt also eine Erd- und eine Wasserbewegung (Wasserkreislauf), die sich ergänzen.

Wodurch werden diese beiden Bewegungen geleitet, durch die schließlich die Landschaftsformen entstehen? Die Erdbewegungen werden durch die Dynamik und Spannungsverhältnisse des Erdinnern bestimmt und die Wasserbewegung vor allem durch den Wind.

Aber es gibt noch weitere Formbildungen: Tierpfade im Wald sind klar erkennbare Muster, also Formen, die durch die Bewegung der Tiere über längere Zeit entstanden sind. Ein Bildhauer meißelt aus dem Gestein nach und nach die Form heraus, die er in seinem Bewusstsein hat. Die lebenslangen Hautbewegungen im Gesicht eines Menschen, seine Mimik, sein Lachen, der erfahrene Ärger und Schmerz hinterlassen Spuren, Falten, die ihr ganz spezifisches, nicht immer erwünschtes Muster haben und dem Betrachter eine vage Aussage über die vorherrschenden Gemütszustände erlauben.

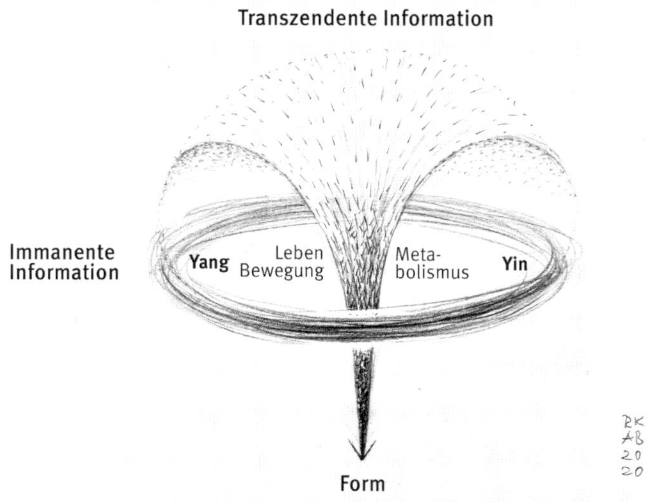

Die immanente Information steuert die Bewegung des Stoffwechsels, die transzendente bildet die Form.

Leben ist Bewegung, Leben ist Stoffwechsel; ohne Bewegung und Stoffwechsel gibt es kein Leben. Letzterer besteht, wie schon gesagt, aus den zyklischen Bewegungen der Umwandlung von Stoffen. Es sind Kreisläufe, in denen immer wieder die gleichen Substanzen neu gebildet und sogleich wieder durch Umwandlung aufgelöst werden, unaufhörlich, in jeder Sekunde. Obwohl der Stoffwechsel nicht im gleichen Sinne als Bewegung wahrgenommen werden kann wie ein fließender Fluss, ist er doch die Urbewegung des Lebens schlechthin. Die Stoffbildungen und -auflösungen werden durch die Enzyme katalysiert, doch die transzendente Information leitet diese Prozesse insofern, als dass gewisse Stoffe an bestimmten Stellen des Organismus eingelagert werden und sich auf diese Weise nach und nach durch Wachstum die Körperform bildet.

So ist also der Stoffwechsel die mikroskopische Bewegung, verstanden als Umwandlung der Moleküle, die von der immanenten Information, bestehend einerseits aus den Genen und andererseits aus den inneren Regelkreisen und physiologischen Algorithmen, gesteuert wird. Doch die transzendente Information, bestehend aus den höheren Ebenen oder Schichten sowie den Algorithmen der Wahrnehmung und des Bewusstseins, leitet die vom Stoffwechsel bereitgestellten Stoffe an die richtigen Orte, um die sichtbare Form des Organismus zu modellieren.

Zu der formbildenden transzendenten Information gehören auch die Epigenetik, das heißt die Steuerung der Gene durch Umweltbedingungen, und die Autopoiesis, der Prozess der Selbsterschaffung (vom den griechischen Wörtern *autós* für »selbst« und *poieĩn* für »schaffen, bauen«).

Es ist allerdings nicht nur so, dass Formen durch Bewegungen entstehen, sondern Formen zeigen auch Bewegungen beziehungsweise Bewegungsmöglichkeiten an. Das ist besonders deutlich an den Formen im Tierreich erkennbar. Die Flossen eines Fisches sind ein wesentlicher Teil seiner Form, der eine Funktion anzeigt, nämlich das Schwimmen. So entsteht also nicht nur Form aus Bewegung, sondern Form weist auch darauf hin, zu welchen Bewegungen ein Organismus fähig ist. Hat ein Tier vier Beine, so ist sein Bewegungshorizont auf die Erdoberfläche fokussiert. Beim zweibeinigen Tier werden die Hände von der Fortbewegung befreit und stehen beim Menschen für die praktisch grenzenlose Kreativität – auch eine »Bewegung« – zur Verfügung. Die aerodynamische Form und Leichtigkeit der Flügel erlaubt es den Vögeln, sich in den Luftraum zu erheben und die Erde von oben zu betrachten.

Bewegung und Form stehen also in einem unmittelbaren Zusammenhang. Wenn wir deshalb mehr über die Bedeutungen und den Sinn der Formen wissen wollen, müssen wir uns in die Ursachen der Bewegung vertiefen.

Polarität und Bewegung

Yin und Yang

Die chinesischen Begriffe »Yin« und »Yang« stehen für polar entgegengesetzte und doch aufeinander bezogene duale Kräfte, die sich ergänzen und ohne einander nicht sein können. Ein weit verbreitetes Symbol dieses kosmischen Prinzips ist das Tajitu (☯), in dem das weiße Yang (hell, hart, männlich, positiv und so weiter) und das schwarze Yin (dunkel, weich, weiblich, negativ, passiv und so fort) in einer Monade dargestellt werden. Dabei sind mit den Eigenschaften keinerlei moralische oder sonstige Wertungen verbunden.

Das Spannungsfeld zwischen den beiden Polen einer Polaritätsachse ist die Ursache aller Bewegungen. Die beiden Pole sind niemals für sich allein existenzfähig. Sie bilden zusammen immer eine Einheit, sei es eine harmonische Einheit von komplementären, sich ergänzenden Polen oder eine spannungsgeladene Einheit von Gegensätzen. Aus dieser Tatsache ergibt sich, dass Polarität ohne die Einheit nicht denkbar ist, denn der Ursprung der Polarität ist die Einheit. Polarität entsteht aus der Aufspaltung der Einheit, die als solche nicht wirkfähig wäre. Ohne Polarität könnte sie nichts hervorbringen.

Allerdings ist das Bewusstsein dieser Tatsache nicht sehr verbreitet. *Meistens sind jene, die einen bestimmten Pol verkörpern, sich des Ursprungs dieses Pols und der Einheit mit dem Gegenpol nicht bewusst und beanspruchen deshalb für das, was sie verkörpern, die alleinige Existenzberechtigung.* Das führt zu den persönlichen und sozialen Deformationen. Deshalb kann man von einem Ganzen oder von Ganzheitlichkeit erst dann sprechen, wenn es gelingt, Gegensätze und unterschiedliche Standpunkte zu vereinen, was etwas völlig anderes als ein Kompromiss ist.

Polarität ist eine Eigenschaft, die potenziell der Substanz, der Materie, innewohnt, und zwar sowohl der grobstofflichen, physischen Materie als auch den höheren, subtileren Aspekten der Substanz. Das heißt, in jeder der Schichten, aus denen der sichtbare und die unsichtbaren Anteile des Universums aufgebaut sind, existiert die Polarität als Grundeigenschaft. Ohne Polarität gäbe es kein Leben und keine Bewegung. Jedes Atom hat gemäß dem klassischen Atommodell einen positiv geladenen Atomkern und eine negativ geladene Elektronenhülle. Aufgrund der gleichen Anzahl positiver wie negativer Ladungseinheiten ist ein Atom an sich elektrisch neutral, also nicht polarisiert. Erst wenn es durch äußere Einwirkung zum Beispiel ein Elektron seiner Hülle verliert oder wenn es durch die Verbindung mit anderen Atomen aus seiner neutralen Symmetrie herausgebrochen wird, entsteht Polarität, indem an der einen Stelle des entstandenen Moleküls die Elektronen ein bisschen dichter gedrängt »sitzen« als an einer anderen. Doch die für die Polarität erforderlichen Grundprinzipien, das Elektron und das Proton, sind in jedem Atom vorhanden.

Es gibt wie bei Yin und Yang auf allen Ebenen viele Polaritätspaare, zum Beispiel die folgenden:

- positive Ladung – negative Ladung
- Südpol – Nordpol
- Säure – Base
- Parasympathikus – Sympathikus
- Anabolismus – Katabolismus
- Ausdehnung – Zusammenziehung
- weiblich – männlich
- Wasser – Feuer
- Rechtsdrehung – Linksdrehung
- empfänglich – impulsgebend
- Kreis – Strahl

Obwohl die Polarität durch zwei Pole definiert ist, bleibt es nie bei der Zahl zwei. Sobald die beiden Pole interagieren, entsteht etwas Drittes und Viertes. Auf diese Weise entstehen die vier klassischen Elemente (nicht zu verwechseln mit den etwa hundert chemischen Elementen). So wie die Polarität die Grundlage der Bewegung und des Lebens ist, sind die vier klassischen Elemente die Grundbausteine aller körperlichen Formen.

Am Beispiel der Polarität von Feuer und Wasser, die gleichzeitig die beiden Basiselemente sind, kann man sehr gut die Entstehung der zwei anderen Elemente Luft und Erde erkennen, wie wir noch zeigen werden.

Aufgrund dieses engen Zusammenhangs zwischen den Polaritäten und den vier Elementen sind die beiden nicht strikt voneinander zu trennen, sondern gehen fließend ineinander über. So kann man sagen, dass alle nur denkbaren Eigenschaften und Wirkkräfte auf diesem Planeten und im Universum durch Polaritäten und Formen, aufgebaut aus den Elementen, bestimmt werden.

Die Polarität ist ebenso eine *Bedingung für die Speicherung und Übertragung von Information,* denn Information bedeutet Unterschied, Differenzierung, und Unterschied bedeutet Polarität.

Auch ist die Polarität eine *Bedingung für die Speicherung und Wirkung von Energie,* denn Energie wird durch Spannung aufgebaut, und Spannung, verstanden als Energiepotenzial, bedeutet Polarität.

Der Verstand muss, um die Dinge verstehen zu können, trennen zwischen Information, Polarität, Energie, Materie – mit ihren vier (oder hundert) Elementen – und Form. Doch in der Realität fließen diese Dinge und Begriffe ineinander über und sind nicht scharf voneinander zu unterscheiden. Das mag verwirrend sein, doch es ist besser, sich mit einer fließenden Realität vertraut zu machen, als sie in ein starres Schema pressen zu wollen. Denn es gibt nichts im Universum, was sich nicht bewegt, und wo Bewegung ist, findet auch eine ständige Veränderung der Verhältnisse statt.

Das Kreuz der Elemente

Der Zusammenhang zwischen der Polarität und den vier Elementen lässt sich mit einem einfachen Experiment aufzeigen.

Wie gesagt, entsprechen die beiden Basiselemente Feuer und Wasser gleichzeitig den beiden Polaritäten Yang (aktiv) und Yin (passiv). Wir lassen Feuer und Wasser interagieren, indem wir einen

Oben: Das Kreuz der Elemente: der Wasserprozess, der Aufbau von Formen.

Unten: Das Kreuz der Elemente: der Feuerprozess, der Abbau von Formen.

Topf mit Wasser auf das Feuer stellen. Das Wasser wird erwärmt. Bei einer bestimmten Temperatur beginnt sich Dampf auf der Wasseroberfläche zu bilden. Dampf ist gasförmiges Wasser. Wassergas und Gas im Allgemeinen entsprechen dem Element Luft. Luft steigt also über dem Wasser in die Höhe. Wenn das Wasser im Kessel genügend lange erhitzt wird und sich das Wasservolumen verringert, beginnt sich der zuvor gelöste Kalk als Niederschlag am Kesselboden abzusetzen. Der Kalk ist ein fester Körper, also entspricht er dem Element Erde. So haben wir auf einfache Weise aus den beiden primären Elementen Feuer und Wasser die beiden sekundären Elemente Luft und Erde gebildet. Zugleich haben wir mit diesem Experiment auch die Grundbewegung des Wasserkreislaufs vollzogen, der so bestimmend für das Klima und das Leben auf diesem Planeten ist.

Die große Bedeutung dieses einfachen Wasser-Kochprozesses kann man nicht genügend betonen. Doch wir dürfen uns nicht an einer formalen Anordnung wie der des Wasserkochens festklammern, sondern es gilt, das Prinzip zu verstehen, das hier zur Wirksamkeit kommt. Denn diese Interaktion der vier Elemente ist das Grundprinzip der Schöpfung, des Stoffwechsels, der Zeugung und der Geburten, ja das Grundprinzip von fast allem. Es erfordert allerdings eine ernsthafte Vertiefung in diesen Naturvorgang, um seine enorme Tragweite zu verstehen. Durch ihn begreifen wir bereits viel vom Wesentlichen des Lebens.

Das dargestellte Kreuz der Elemente ist das Funktionsprinzip des *Aufbaus von Lebensformen.* Die Form manifestiert sich im Element Erde, denn eine Form ist immer mehr oder weniger stabil, und die Erde ist das feste, das stabile Element.

Dieses Kreuz der Elemente kann man auch als den »Wasserprozess« bezeichnen, da sowohl die Luft als auch die Erde durch die Einwirkung des Feuers aus dem Wasser entstehen. Doch es bleibt nicht beim Aufbauprozess. Alle Formen vergehen auch wieder, denn nur so gibt es eine permanente Erneuerung und dadurch eine Fortsetzung des Lebens an sich. Es gibt keine Formen, seien es

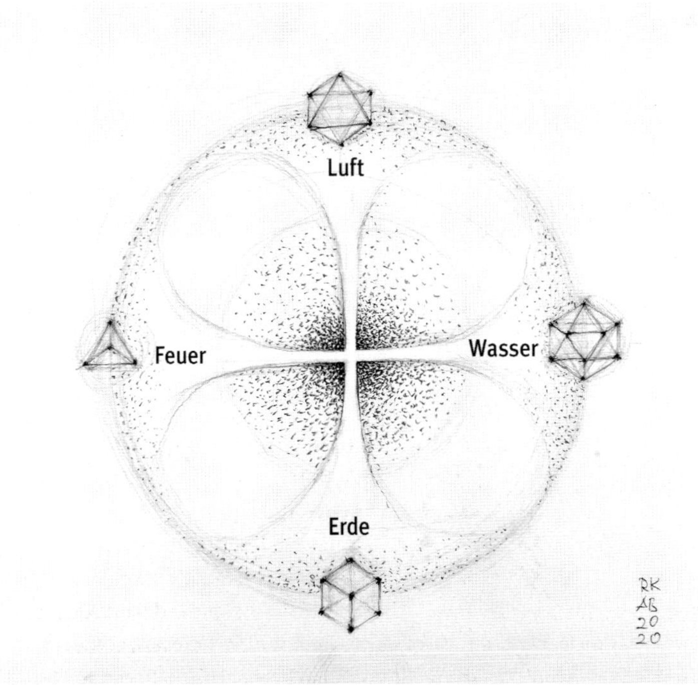
Luft
Feuer
Wasser
Erde
RK
AB
20
20

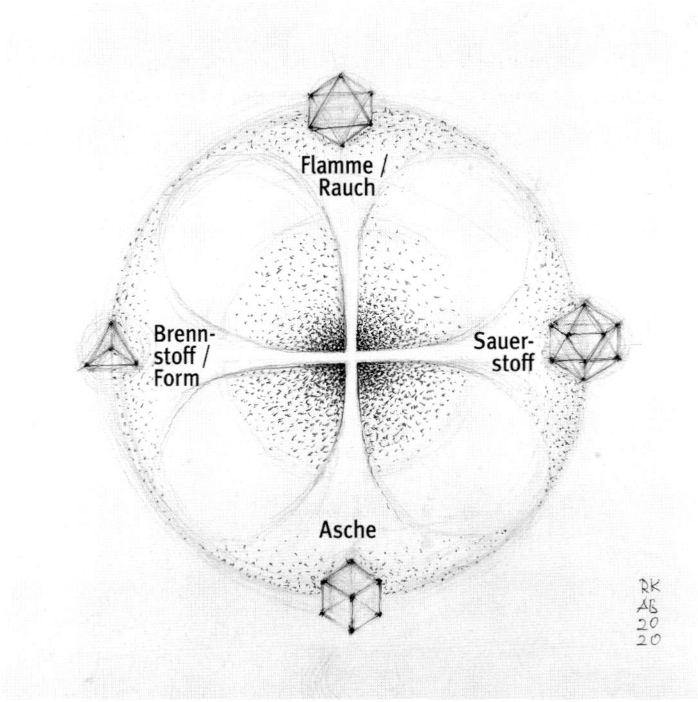
Flamme /
Rauch
Brenn-
stoff /
Form
Sauer-
stoff
Asche
RK
AB
20
20

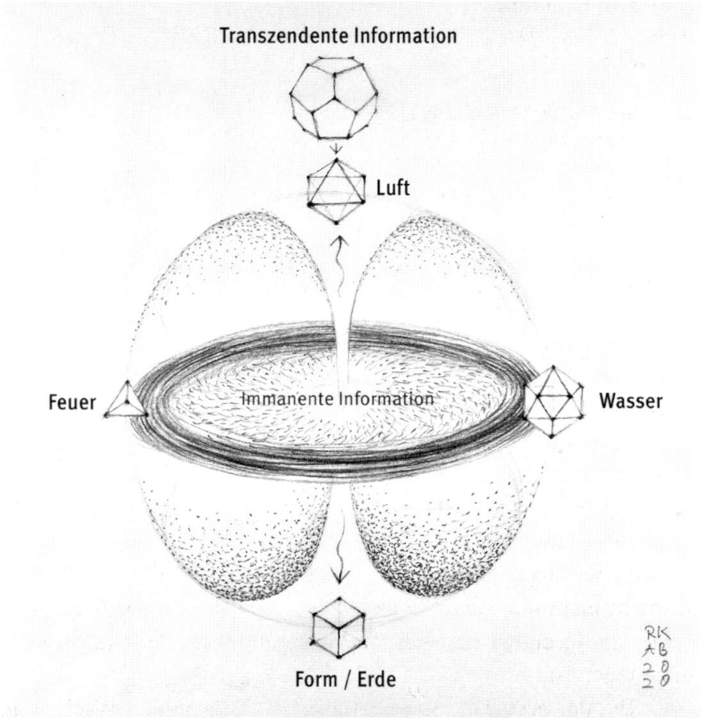
Transzendente Information
Luft
Feuer
Immanente Information
Wasser
Form / Erde
RK
AB
20
20

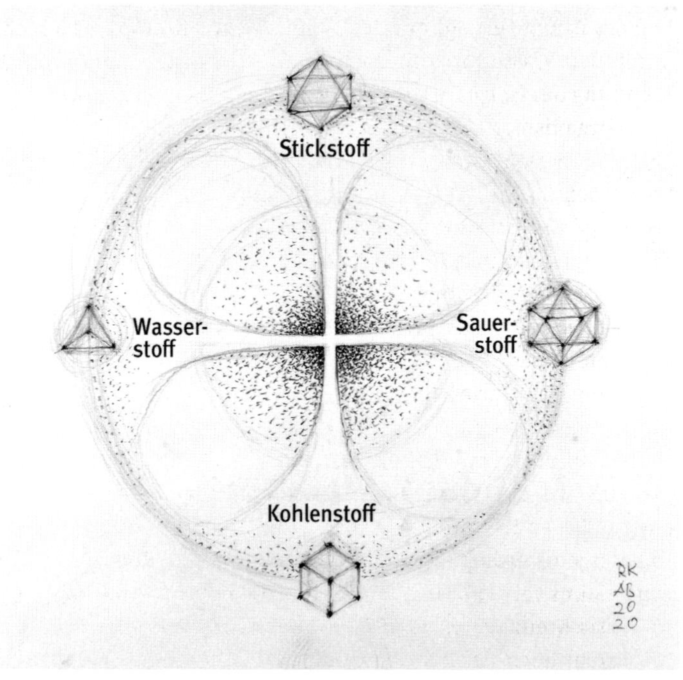
Stickstoff
Wasser-
stoff
Sauer-
stoff
Kohlenstoff
RK
AB
20
20

Oben: Die vertikale Verbindung: Die transzendente Information wirkt auf das Element Luft.

Unten: Das Kreuz der Elemente aus den vier wichtigsten chemischen Elementen der Physiologie.

lebende Organismen oder geologische Strukturen, die sich nicht verändern und die zu gegebener Zeit nicht auch wieder vergehen. Denn das Vergehen der Formen ist die Grundvoraussetzung für Entwicklung, für Evolution. Gäbe es Formen, die nicht mehr vergingen, wäre die Evolution blockiert. Das Vergehen, der Tod ist also eines der wichtigsten Instrumente der Evolution. Unsterblichkeit wäre tödlich für die Evolution.

Der *Abbau von Formen* vollzieht sich auch auf der Basis eines Kreuzes der Elemente. Doch das Feuer beziehungsweise der Yang-Pol ist nicht mehr ein von außen zugeführtes Feuer, sondern es ist eine Form, die in einem früheren Prozess – in einem Aufbauprozess – entstanden ist.

Um das besser zu verstehen, soll das Beispiel des Wachstums und Verbrennens eines Baums dienen. Das Wachstum, das Entstehen des Baums, erfolgt durch das aufbauende Kreuz der Elemente, durch den Wasserprozess, doch der Abbau erfolgt durch die Verbrennung des Holzes, entweder durch ein offenes Feuer oder durch Mikroorganismen. So bildet also das Holz, der Brennstoff, den Yang-Pol, beziehungsweise das Feuer-Element, und der Sauerstoff bildet den Yin-Pol respektive das Wasser-Element. Mit anderen Worten: Was im Aufbauprozess das Element Erde war, das die Form trägt, wird im Abbauprozess zum Element Feuer.

Es bleibt allerdings nicht beim Kreislauf der vier Elemente. Das Element Luft, das durch die Interaktion von Feuer und Wasser entsteht, ist das *Element der Verbindung* zwischen den verschiedenen Schichten des Universums, denn die Luft ist empfänglich für die Information aus einer höheren Schicht und leitet sie formprägend weiter auf das Element Erde. Die Luft ist also das herausragende Element, das die transzendente Information von »oben«, also aus einer höheren Schicht empfängt und dadurch die Formbildung des Erd-Elements ermöglicht. Auf diese Weise sind alle Schichten des Universums vertikal miteinander verbunden.

Das Kreuz der Elemente ist die Urbewegung des Lebens und beschreibt auch den Stoffwechsel, basierend zur Hauptsache auf

Oben: Das Kreuz der Elemente bei der Bildung eines Magnetfelds.

Unten: Das Kreuz der Elemente bei der Bildung von Landschaftsformen.

den vier chemischen Elementen Wasserstoff, Sauerstoff, Stickstoff und Kohlenstoff. Ein weiteres Beispiel für das Kreuz der Elemente ist der Zusammenhang zwischen Elektrizität und Magnetismus.

Das fünfte Element

Wir haben gesagt, dass die Luft das verbindende Element zu einer höhergelegenen Schicht ist, die wir in unserer Definition auch als die »transzendente Information« bezeichnen. Doch sie kann auch das »fünfte Element« genannt werden. Das fünfte Element gehört zu einer höheren Ebene als die Vier; es bringt die Vier in eine kreisende Bewegung und bestimmt die Form, die sich im Erd-Element ausbildet.

Wir wollen das wieder an unserem beispielhaften Experiment betrachten, doch nun erlösen wir es aus seiner Begrenzung auf den Wassertopf und verlegen es auf das Meer. Die Erwärmung findet hier statt, wenn die Strahlen der Sonne ihre Kraft entfalten: Dann steigt Wasserdampf auf, das Element Luft. Indem es sich in kältere Gefilde erhebt, kondensiert der Dampf zu kleinen Wassertröpfchen, die sich zu Wolken zusammenfügen.

Und nun kommt der Wind. Er gehört auch zum Element Luft, ist aber nicht durch Wasserverdampfung entstanden, sondern durch einen Prozess in einer höheren Dimension, nämlich durch die Polarität zwischen Hoch- und Tiefdruckgebieten. Diese Polarität entsteht zu einem großen Teil durch die Interaktion der Sonne mit den Meeresströmungen, der Erdrotation und den gegebenen geologischen Strukturen. Der Wind treibt die Wolken über das Land. Durch Abkühlung regnen sie aus, und in den Flüssen fließt das Wasser zurück ins Meer. Dabei wirkt es formend auf die Erde ein. Der Wind überträgt also die transzendentale Information, die die Erde über den Wasserkreislauf gestaltet. So haben wir anhand des Wasserkreislaufs der Erde das Funktionsprinzip des Lebens und des Entstehens aller Lebensformen dargestellt. Wir werden im wei-

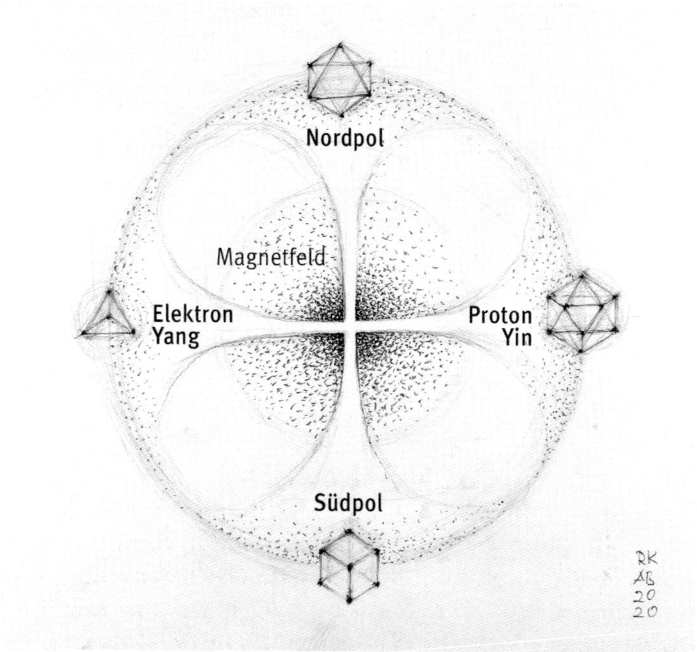
Nordpol
Magnetfeld
Elektron
Yang
Proton
Yin
Südpol
RK AB 20 20

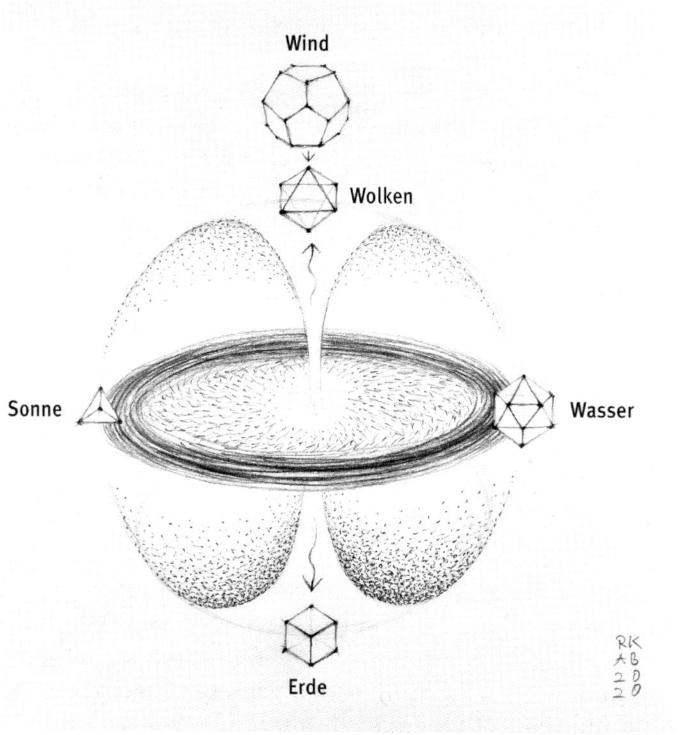
Wind
Wolken
Sonne
Wasser
Erde
RK AB 20 20

Oben: Das Kreuz der Elemente bei der Bildung einer Pflanze.

Unten: Das Kreuz der Elemente bei der Bildung eines Tiers.

teren Verlauf immer wieder darauf zurückkommen, denn das Prinzip, das diesem Kreislauf zugrunde liegt, ist omnipräsent.

Nun können wir das vervollständigte Kreuz der Elemente für die Gestaltung der Erde zeichnen. Der Wind ist die transzendente Information, die darüber »entscheidet«, wohin die Wolken getrieben werden.

Die Quintessenz

Wenn man vom fünften Element spricht, muss man auch die Quintessenz erwähnen, denn in diesem aus dem Lateinischen abgeleiteten Begriff steckt ja die Fünf (*quinque* beziehungsweise *quintus*). Aber es ist nicht die Fünf als Element, sondern vielmehr als Essenz aus den vier Elementen. Man könnte auch sagen: die Information aus den vier Elementen. Die Quintessenz entsteht, wenn die Form, die aus den vier Elementen geworden ist, wieder aufgelöst wird.

Die Quintessenz ist das aus dem Abbau der Form entstandene Prinzip, das die Erfahrungen und das Bewusstsein enthält, die mit der Form gemacht wurden. Die Quintessenz ist die Grundlage für einen nächsten Zyklus, für einen nächsten Aufbau einer neuen Form. Die Quintessenz kann in Verbindung mit der transzendenten Information beziehungsweise mit der höheren Schicht oder dem fünften Element treten.

Wir können nun das vollständige Kreuz der Elemente für die Entstehung von Lebensorganismen zeichnen, das sowohl die immanente Information, die DNA, als auch die transzendente Information enthält. Letztere wird in den untenstehenden Schemata als »Archetyp« bezeichnet. Damit ist die Information gemeint, welche die Form eines Organismus bestimmt und die *nicht* in den Genen liegt, die aber sehr wohl die Gene steuert.

Wir haben bisher das Kreuz der Elemente als statische Figur beschrieben. Doch das war nur eine Vereinfachung, um uns überhaupt ein Bild davon machen zu können. In Wirklichkeit gibt es in

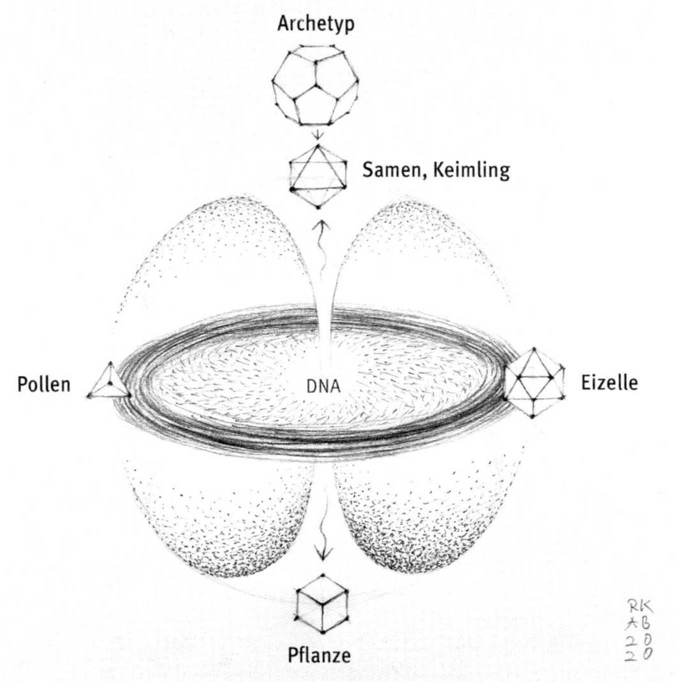
Archetyp
Samen, Keimling
Pollen
DNA
Eizelle
Pflanze
RK
AB
20
20

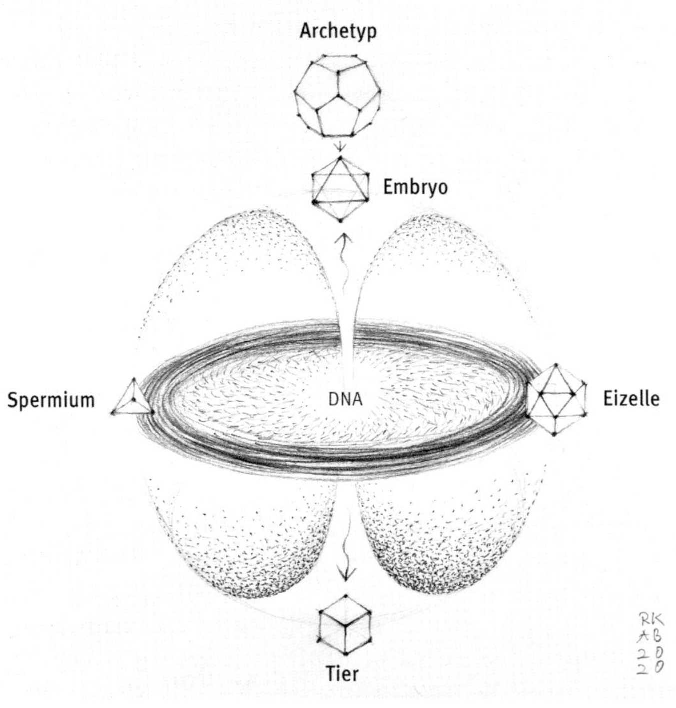
Archetyp
Embryo
Spermium
DNA
Eizelle
Tier
RK
AB
20
20

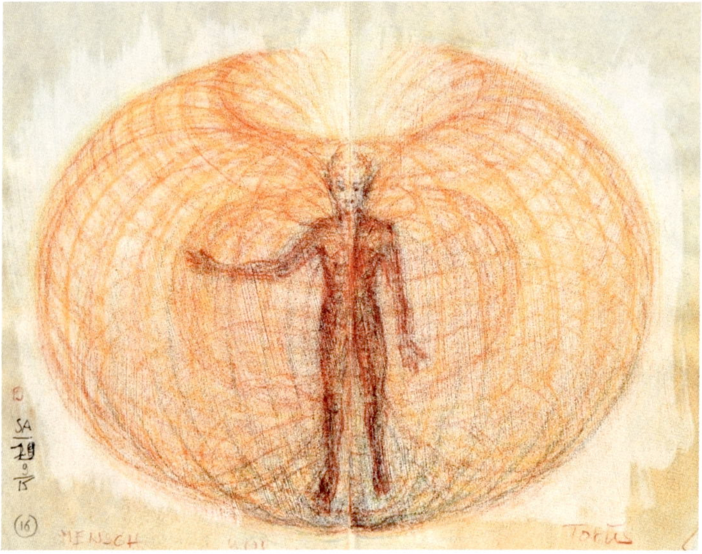

diesem Zusammenhang jedoch kein statisches Kreuz. Denn sobald sich das fünfte Element mit den vier anderen verbindet, entsteht ein Kreislauf, ja ein Wirbel, genau genommen ein *Torus* (lateinisch für »Wulst»). Aus der Verbindung zwischen einer Kreis- und einer linearen Bewegung ergibt sich die Form einer Spirale. Diese dreht sich um sich selbst, was die Form ebenjenes Torus ergibt.

Der Torus ist eine sogenannte Ringwirbelstruktur und kann als Urform des Ätherischen bezeichnet werden. Das »Ätherische« ist jene Schicht, die über der stofflichen Schicht liegt und die die Ordnung des Stoffwechsels und die Ausbildung der Formen der Lebensorganismen ermöglicht. Sämtliche Hochkulturen waren sich dieser Urform des Lebens bewusst. Sie wurde von Sehern und Künstlern intuitiv wahrgenommen und in verschiedensten Werken dargestellt.

In der chinesischen Medizin kennt man nicht vier Elemente wie in der westlichen Klassik, sondern fünf. Doch anstelle von »Elementen« verwendet man für die chinesische Perspektive besser den Begriff »Wandlungsphasen«. Hierdurch wird zugleich die Dynamik angesprochen, die den Lebensorganismen zugrunde liegt.

Die Dynamik, die entsteht, wenn ein horizontaler Kreislauf mit einem vertikalen interagiert, kann auch durch zwei senkrecht aufeinanderstehende Räder symbolisch dargestellt werden. Wenn wir auf Seite 27 zurückblättern, zum Bild des geschichteten Universums von Camille Flammarion, erkennen wir außerhalb des »Himmelszelts« die verschiedenen Schichten und senkrecht aufei-

Darstellung des torusförmigen
Energiefelds eines Menschen
(Alfred Bast: *Mensch im Torus,* 2015).

nanderstehende Räder. Dies ist eine andere mögliche Darstellung der Bewegungen, die durch die Interaktion zwischen der transzendenten Information und dem Kreuz der Elemente entstehen.

Zahlen oder Das Hexen-Einmaleins

Zahlen können, wie schon erwähnt, nicht nur Quantitäten, sondern auch Qualitäten beschreiben. Die Kabbala ordnet den Zahlen 1 bis 10 die fundamentalen geistigen Prinzipien des Lebens zu. Diese Zuordnung ist nicht willkürlich, sondern liegt im Wesen der Zahlen, und alle spirituellen Traditionen berufen sich darauf. Ohne im Detail darauf einzugehen, möchten wir zwischendurch nur ein Beispiel zitieren, und zwar das »Hexen-Einmaleins« aus dem *Faust I* (2540–2552):

> Du mußt verstehn!
> Aus Eins mach Zehn,
> Und Zwei laß gehn,
> Und Drei mach gleich,
> So bist Du reich.
> Verlier die Vier!
> Aus Fünf und Sechs,
> So sagt die Hex,
> Mach Sieben und Acht,
> So ist's vollbracht:
> Und Neun ist Eins,
> Und Zehn ist keins.
> Das ist das Hexen-Einmaleins!

Interessant sind die Aussagen über die Zwei und die Vier: »… Und Zwei laß gehn …« und »Verlier die Vier …«. Die Zwei gibt es eigentlich nicht, sie ist isoliert nicht stabil, denn entweder werden die beiden Pole, die die Zwei bilden, über die Eins, die Einheit beziehungsweise die höhere Information miteinander verbunden und bilden eine schöpferische Dreiheit, oder sie transformieren sich sofort in die vier Elemente. Die Vier hingegen ist stabil, da alle Formen aus den vier Elementen aufgebaut sind, doch die Vier allein führt zur Erstarrung, wenn sie nicht durch das fünfte Element zu einem lebendigen und dynamischen Ganzen zusammengefügt wird.

Haben wir es hier eventuell mit einem Grundproblem des westlichen Paradigmas zu tun, das ganz auf der Rationalität der materiellen Ebene fußt? Wo ist die verbindende Mitte, das Geistige, die höhere Information, welche die blockierende Dualität zu einer dynamischen Polarität macht? Und wo ist das fünfte Element, das die erstarrte Vierheit wieder dynamisiert?

Wir kommen noch einmal auf die Zahlen im Zusammenhang mit den Eigenschaften der chemischen Elemente zurück. Es geht uns dabei vor allem darum, ein häufiges Missverständnis über Information und Materie zu klären.

Alle chemischen Elemente haben spezifische physikalische und chemische Eigenschaften. Wir haben ja schon erwähnt, dass unter anderem die Polarität in der Materie immanent ist. Doch die chemischen und physikalischen Eigenschaften der (chemischen) Elemente sind nicht materiell, sondern mathematisch. Materielle Eigenschaften sind zum Beispiel die Gravitation und die Trägheit (sowie die thermodynamischen Gesetze) und eben die Polarität. Doch die spezifischen Eigenschaften der Atome (Elemente) sind durch ihre Anzahl an Protonen, Neutronen und Elektronen definiert. Und die Zahl ist keine materielle Größe, sondern eine Information, also weder materiell noch energetisch, sondern geistig. Das heißt, die chemischen (und teilweise auch die physikalischen) Eigenschaften der Elemente sind reine Information. Sie sind die immanente Information, die auf die »Ursubstanz« geprägt ist, um einen alchemistischen Begriff zu verwenden. So verstehen wir also die große Bedeutung der Zahlen, und wir verstehen auch eine Aussage von Pythagoras, nämlich dass das Universum durch Zahlen erschaffen wurde.

Die Chemie des Lebens – Der Metabolismus

Das Schema der biochemischen Prozesse

Wir möchten uns nun mit den Grundprinzipien der Biochemie beschäftigen, doch nicht, um auf ein Spezialgebiet für Wissenschaftler abzudriften, sondern um anschaulich zu machen, wie die komplexen Prozesse des Stoffwechsels, also des Lebens, auf die einfachen Grundprinzipien zurückgeführt werden können, die wir soeben besprochen haben.

In dem auf der folgenden Seite wiedergegebenen Schema werden die biochemischen Prozesse dargestellt. Das sind die chemischen Reaktionen, die in unseren Zellen in jedem Sekundenbruchteil ablaufen (nicht alle überall, sondern die spezifischen Reaktionen sind auf die jeweiligen Organe verteilt). Jeder Punkt in diesem Schema stellt einen sogenannten Metaboliten in unseren Zellen dar, ein Stoffwechselprodukt, eine organische chemische Verbindung, ein Biomolekül. Und jeder Strich oder Pfeil bedeutet eine Reaktion, das heißt die Umwandlung eines bestimmten Stoffs in einen anderen. Die Gesamtheit der Reaktionen ist extrem komplex und kompliziert.

Doch wenn wir das Prinzip verstehen, warum bestimmte Reaktionen genauso ablaufen und was der Sinn all dessen ist, können wir alles in ein großes zusammenhängendes Ganzes, in ein schlüssiges Bild einfügen.

Die ganze Komplexität der Lebensprozesse in Tieren und Menschen kann mit zwei fundamentalen Formeln beschrieben werden. Diese beiden Formeln sehen geradezu trivial aus. Ist es nicht übertrieben simplifiziert, die Komplexität des Lebens so stark zu reduzieren?

$$\text{Kohlenstoff + Sauerstoff} \rightleftarrows \text{Kolendioxid + Energie}$$

$$\text{Energie + Wasser} \rightleftarrows \text{Wasserstoff + Sauerstoff}$$

Die Essenz des auf der folgenden Seite abgebildeten komplexen biochemischen Netzwerks kann in diesen zwei einfachen Formeln dargestellt werden.

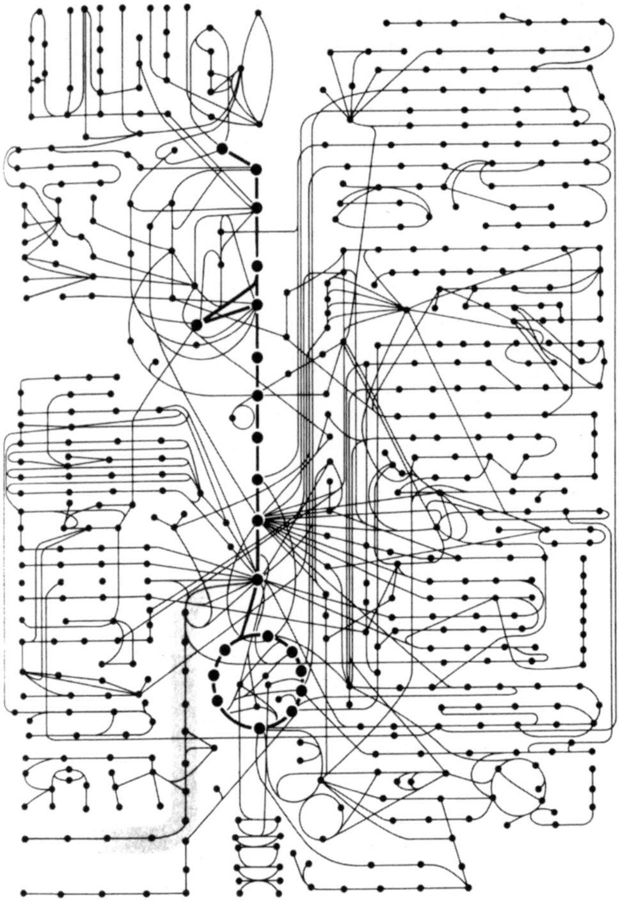

Tatsächlich ist in diesen beiden Formeln nicht alles enthalten; der wichtigste Abwesende ist der Stickstoff, doch wir werden ihn gleich noch integrieren. Die große Mehrheit der Lebensprozesse kann jedoch auf diese beiden Formeln zurückgeführt werden, unter der Voraussetzung, dass wir verstehen, was mit den erwähnten Elementen Kohlenstoff, Wasserstoff, Sauerstoff (und Stickstoff) gemeint ist. Es sind damit nicht die »nackten« Elemente gemeint, sondern Verbindungen, also Moleküle aus diesen Elementen. Und diese Verbindungen enthalten auch nie nur ein Element, sondern sind Zusammenfügungen von Elementen, also Atomen. (Hier wird der Begriff »Element« nicht mehr im Sinne der vier klassischen, sondern der etwa hundert chemischen gemeint.)

Schematische Darstellung eines Teils der Stoffwechselreaktionen, die in einer Leberzelle ablaufen. Jeder Punkt kennzeichnet ein Zwischenprodukt in einem Stoffwechselweg (ausgezogene Linie) (Gerok 1990).

Erste Reaktion: Die Kohleglut

Tiere und Menschen leben bekanntlich direkt oder indirekt von pflanzlicher Nahrung. Alle Lebensmittel, auch jene der Fleischesser, stammen letztlich von den Pflanzen, die CO_2 und Wasser mithilfe von Sonnenenergie zuerst in Kohlenhydrate und dann teilweise in Eiweiße und Fette umwandeln. Kohlenhydrate sind die wichtigsten Energieträger des Lebens. Sie bestehen, wie der Name sagt, aus Kohlenstoff und Wasser, und zwar aus jeweils gleich vielen Atomen Kohlenstoff wie Molekülen Wasser (Kohlenstoff ist ein Element, deshalb ist sein kleinstes Teilchen ein Atom, Wasser ist eine Verbindung aus zwei Atomen Wasserstoff und einem Atom Sauerstoff, deshalb ist sein kleinstes Teilchen ein Molekül). Kohlenstoff und Wasser sind in den Kohlenhydraten aber nicht so einfach vermischt, wie wenn man Kohle mit Wasser gut verrühren könnte, sondern die beiden sind chemisch sehr raffiniert miteinander verbunden, sodass Produkte entstehen, die nicht im Entferntesten etwas mit Kohle oder Wasser gemeinsam haben, wie zum Beispiel feiner weißer Zucker. Doch sobald Zucker oder andere Kohlenhydrate verzehrt werden und in den Stoffwechsel gelangen, geschieht ein stufenförmiger Oxidationsprozess, der nichts anderes als eine Verbrennung ist.

Aus diesem Verbrennungsprozess beziehen Mensch und Tier praktisch alle Energie, die sie für ihr Leben benötigen.

Was wird dabei verbrannt? Das Wasser in den Kohlenhydraten kann man nicht verbrennen, da es keinen Brennwert hat, wohl aber den Kohlenstoff. Diejenigen, die Erfahrungen mit dem Grillen haben, wissen erstens, dass ein Kohlenfeuer sehr heiß ist, und zweitens, dass es keine Flamme, sondern nur eine Glut hat. Würde der aufgenommene Zucker einfach so verbrannt wie im Grill, so entstünde eine mörderische Hitze. Deshalb muss dieses Kohlenfeuer über unzählige ganz kleine Stufen oxidiert werden, damit die Temperatur konstant auf 36 °C gehalten werden kann. Manchmal wird es etwas wärmer, wenn man zum Beispiel eine lange Treppe

$$C + O_2 \longrightarrow CO_2$$

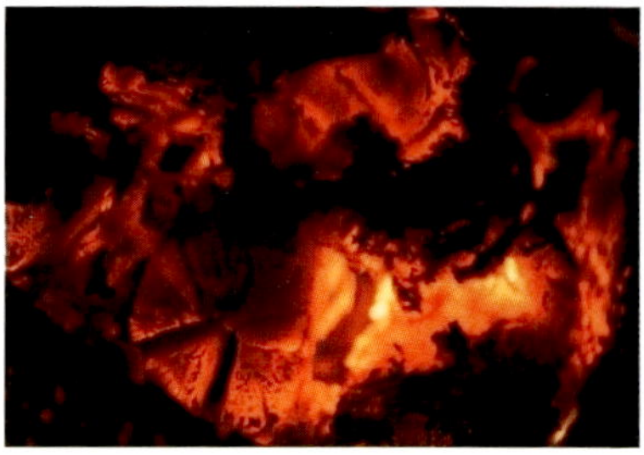

$$2H_2 + O_2 \longrightarrow 2H_2O$$

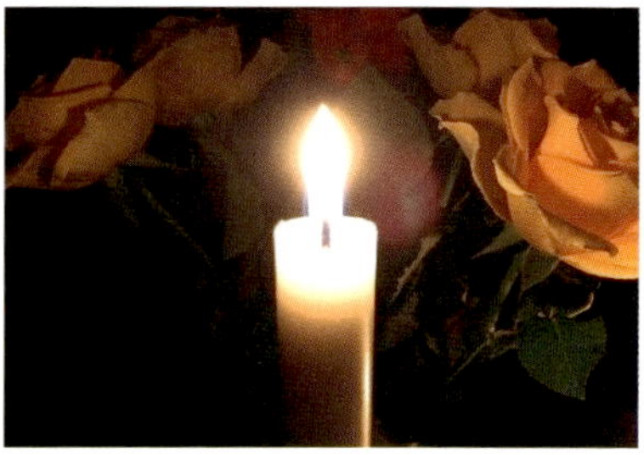

hinaufsteigt. Man könnte den Stoffwechsel auch als eine Treppe mit vielen Stufen bezeichnen. Auf jeder Stufe befinden sich Metaboliten, die, wenn man die Treppe nach unten geht, ein bisschen stärker oxidiert, also verbrannt sind. Aber diese »verbrannten« Metaboliten sind nicht schwarz, weil alles ganz sanft und langsam vonstattengeht.

Eine Analogie zur Treppe mit den vielen Stufen gibt es bei der Erzeugung und Anwendung von Strom: Man kann die Hochspannung, die im Elektrizitätswerk erzeugt wird, auch nicht im Haushalt verwenden, weil dann alle Geräte mit einem lauten Knall zerstört würden. Deshalb bedarf es der Transformatorenstationen, die die Hochspannung nach und nach, in Stufen, auf die angemessene Spannung heruntertransformieren. Dieses Prinzip der Stufen entspricht im Übrigen auch dem schon erwähnten schichtförmigen Aufbau des Universums, denn die Energien und Informationen in den höheren Schichten, in denen sich zum Beispiel die Sonne befindet, sind so hoch, dass sie von uns und unserem Planeten nicht ohne Transformation über viele Zwischenschichten ertragen werden können. Bekanntlich absorbieren die höheren Schichten der Erdatmosphäre ja die hochenergetischen, schädlichen Strahlungen.

Die Treppe mit den vielen Stufen hat noch eine andere Bedeutung, denn beim Stoffwechsel muss nicht nur Energie durch Verbrennung von Kohlenstoff umgesetzt werden, sondern es werden

Die Kohleglut erzeugt Hitze, aber kein Licht.

Die Verbrennung von Kohlenwasserstoffen erzeugt Hitze und Licht.

auch Substanzen benötigt, um die Retorte, den Ofen, den Körper, in dem diese Verbrennung stattfindet, zu bauen. Das heißt, an verschiedenen Stellen dieser Treppe werden Substanzen aus dem Verbrennungsprozess herausgenommen und für die Modellierung von Herz, Lunge, Leber, Niere, Gehirn und so weiter verwendet. Dazu reichen die Kohlenhydrate allerdings nicht aus, doch mit ihrer Energie werden Fette und Eiweiße produziert oder umgewandelt, sofern sie nicht durch die Nahrung zugeführt werden.

Zweite Reaktion: Die Spaltung von Wasser

Nun kommen wir zur zweiten fundamentalen Reaktion im Stoffwechsel, der Spaltung von Wasser in Wasserstoff und Sauerstoff. Dabei wird vor allem der Wasserstoff gebraucht, denn die tierischen Organismen benötigen ihn, um spezifische Fettsäuren zu produzieren. Fettsäuren sind im Wesentlichen Kohlenwasserstoffe, das heißt lange Ketten von Kohlenstoffatomen, an die noch jeweils drei, zwei oder ein Wasserstoffatom(e) gebunden sind. Kohlenwasserstoffe enthalten also Kohlenstoff und Wasserstoff, während Kohlenhydrate aus Kohlenstoff und Wasser bestehen. Die Fettsäuren haben eine sehr wichtige Funktion beim Aufbau der Zellmembran. Fettsäuren und die aus ihnen gebildeten Fette sind nicht nur (manchmal unerwünschte) Speicher überflüssiger Kohlenhydrate, sondern sie sind die wichtigsten Formelemente der tierischen Organismen. Hier treffen wir auf einen interessanten Unterschied im Aufbau der Zellwände von Pflanzen und Tieren beziehungsweise Menschen. Die Zellwände von Pflanzen bestehen zum größten Teil aus Zellulose, einem Kohlenhydrat. Somit ist der Kohlenstoff das wichtigste Struktur- und Formelement der Pflanzen. Für die Zellwände (Zellmembranen) von Tieren und Menschen aber werden ganz andere Bausteine verwendet, nämlich Lipide (Fettsäuren), die in einer Doppelschicht angeordnet sind. Man spricht von der Lipid-Doppelschicht.

Durch die zweite essenzielle Reaktion beim Stoffwechsel, die Spaltung von Wasser, können die Fettsäuren gebildet werden, die für die Formung der tierischen Organismen notwendig sind. Entweder werden sie in den Pflanzen durch die obige Reaktion gebildet oder in den tierischen und menschlichen Zellen. Die essenziellen Fettsäuren, die zum Beispiel im Olivenöl reichlich vorhanden sind, können vom Organismus nicht selbst produziert werden und müssen über die Ernährung zugeführt werden.

Fettsäuren werden nicht nur aufgebaut, sondern auch wieder oxidiert, das heißt verbrannt. Doch bei der Verbrennung von Fetten entsteht – im Gegensatz zur Verbrennung von Kohlenstoff – Licht. Im Fett geschehen eigentlich zwei Verbrennungsprozesse: einerseits die Verbrennung von Kohlenstoff (denn die Fette enthalten ja auch Kohlenstoff), andererseits die Verbrennung von Wasserstoff. Allein die Verbrennung von Wasserstoff zu Wasser erzeugt Licht. Diese Feststellung ist äußerst wichtig für die folgenden Kapitel, in denen die Entstehung der Substanz der natürlichen Psyche erklärt wird. Wir kommen wieder darauf zurück. Doch zunächst wollen wir noch den Kohlen- und Wasserstoffzyklus schematisch darstellen:

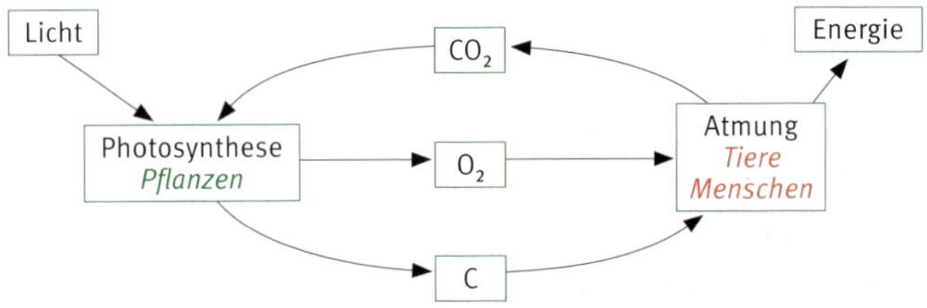

Der Kohlenstoffkreislauf, vereinfacht.

Dank der Energie des Sonnenlichts spalten die Pflanzen Kohlendioxid (CO_2) in Sauerstoff (O_2) und Kohlenstoff (C). (Der Kohlenstoff kommt natürlich nicht in reiner Form vor, sondern als Kohlenhydrat mit Wasser gebunden.) Tiere und Menschen verbrennen den Kohlenstoff mithilfe des Sauerstoffs und beziehen daraus ihre Energie.

Mithilfe der Energie, die durch die Verbrennung von Kohlenstoff frei wurde, wird Wasser (H_2O) in Wasserstoff (H_2) und Sauerstoff (O_2) gespalten, der für die Synthese der Fettsäuren verwendet wird. Durch die Verbrennung der Fettsäuren entsteht neben Energie auch Licht (Bewusstsein).

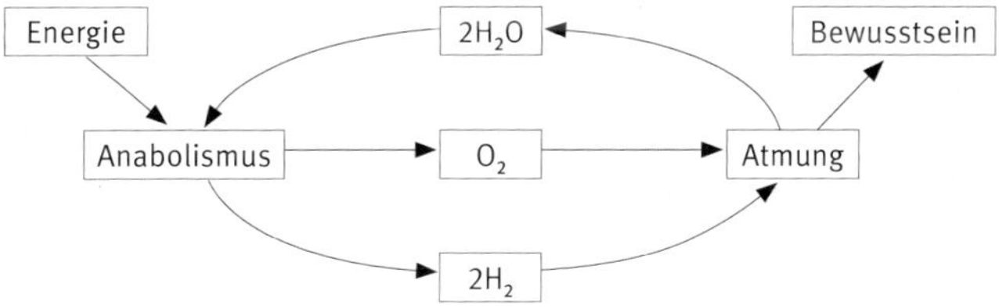

Wasserstoffkreislauf, vereinfacht.

Es gibt vier fundamentale chemische Elemente, auf denen der größte Teil des Stoffwechsels beruht: Kohlenstoff, Wasserstoff, Sauerstoff und Stickstoff. Diese vier können in Analogie zu den vier klassischen Elementen gesetzt werden. Doch es gibt zwei Möglichkeiten der Zuordnung von Kohlenstoff und Wasserstoff. Kohlenstoff und Wasserstoff können sowohl dem Feuer als auch der Erde entsprechen. Der Sauerstoff hingegen entspricht im Kreuz der Elemente immer dem Wasser und der Stickstoff immer der Luft.

Wir erwähnten, dass das Element *Luft* der *Informationsvermittler* generell ist und im Besonderen der Vermittler zwischen der transzendenten Information und dem Kreislauf der vier Elemente.

Das Kreuz der vier wichtigsten Elemente für den tierischen Stoffwechsel.

Somit müsste also, wenn die obengenannte Entsprechung richtig ist, Stickstoff der Informationsträger im Stoffwechsel sein. Und das ist er tatsächlich. Fast alle Substanzen, die als Informationsträger wirken, die also eine regulierende Funktion im Stoffwechsel ausüben, sind stickstoffhaltige Verbindungen. Dazu gehören die DNA, die Enzyme, die Neurotransmitter, die biogenen Amine und andere. Die einzigen steuernden Verbindungen, die keinen Stickstoff enthalten, sind die Hormone.

Das Kreuz der Elemente des Stoffwechsels

Nachdem wir alle Faktoren angesprochen haben, können wir nun das Kreuz der Elemente des Stoffwechsels zeichnen. Kohlenstoff und Sauerstoff entsprechen dem Feuer und Wasser und befinden sich auf der horizontalen Linie. Stickstoff und Wasserstoff entsprechen der Luft und der Erde und befinden sich auf der vertikalen Linie. Wahrscheinlich wirkt es befremdend, das feurige Element Wasserstoff im Kreuz unten als Erde dargestellt zu sehen. Doch es sei nochmals daran erinnert, dass der Wasserstoff für die Bildung der Fettsäuren gebraucht wird und diese die wesentlichen Bestandteile der tierischen Zellmembran sowie der Fetteinlagerungen und damit der Form sind. Das Element Erde ist immer dasjenige, was die Form trägt.

Das fundamentale Strukturelement der Pflanze ist der Kohlenstoff, denn die pflanzlichen Zellmembrane bestehen aus Zellulose, einem Kohlenhydrat.

Bei den Organismen der höheren Tiere (nicht bei Insekten und dergleichen) sowie Menschen muss man zwischen dem Strukturelement einerseits und dem Formelement andererseits unterscheiden. Die tragende Struktur der höheren Lebensformen wird durch das Skelett gebildet. Die Knochen bestehen zu einem großen Teil aus Kalziumkarbonat, also Kalk, einer Verbindung von Kalzium, Kohlenstoff und Sauerstoff. Wenn wir uns auf die vier wesent-

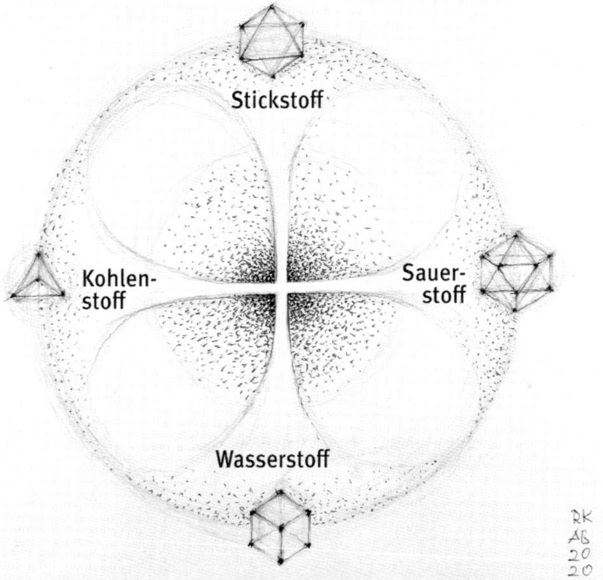

lichen Elemente beschränken, so erkennen wir den Kohlenstoff bei Menschen und den höheren Tieren als das Strukturelement. Demgegenüber stehen die Zellen, welche die äußere Form des Organismus bilden. Ihre Membranen bestehen aus der Lipid-Doppelschicht, also einer Ansammlung von Fettsäuren. Weitere Formelemente sind die Fettpolster, welche die äußere Form abrunden. Nicht nur dann, wenn sie im Übermaß vorkommen, treten fetthaltige Strukturen als Formelemente in Erscheinung, sondern im ausgewogenen Verhältnis geben sie dem tierischen oder menschlichen Körper eine ästhetische Form. Fette und die sie konstituierenden Fettsäuren bestehen aus Kohlenstoff und Wasserstoff. Doch wenn wir uns auf den charakterisierenden Effekt beschränken, erkennen wir in den Fetten und Fettsäuren den Wasserstoff als das wesentliche Element. Demzufolge können wir den Wasserstoff als das »formprägende Element« der tierischen und menschlichen Organismen bezeichnen.

Nicht nur Biochemiker und Mediziner können im Stoffwechsel das Kreuz der Elemente erkennen, sondern auch Alchemisten. Wir sagten ja gleich zu Beginn, dass es ein geistiges Band gibt, das alles mit allem verbindet. Dieses Band besteht aus den einfachen,

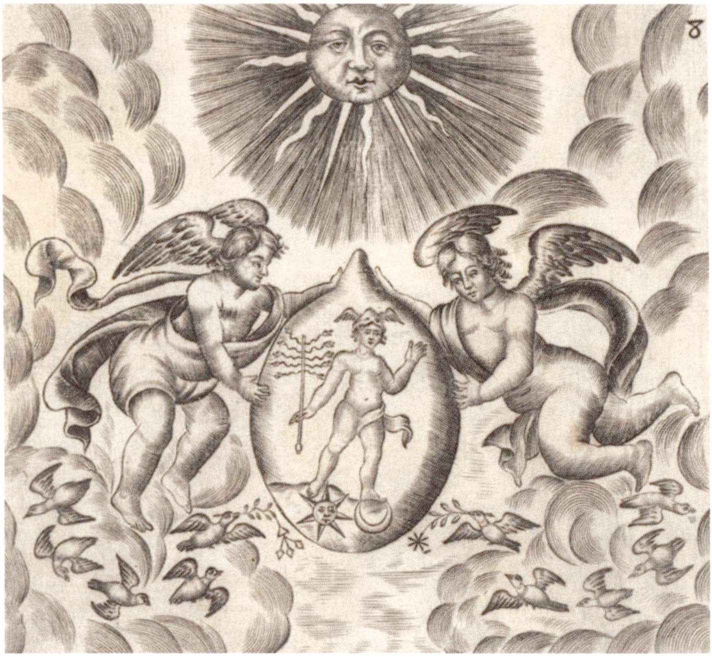

grundlegenden Funktionsprinzipien, die allen Erscheinungen und Ebenen zugrunde liegen.

In dem Bild aus dem *Mutus Liber,* einem Werk der hermetischen Philosophie aus dem 17. Jahrhundert, erkennen wir links einen männlichen und rechts einen weiblichen Engel, die eine Retorte halten (Saulat 1991). Darin befinden sich eine Sonne und ein Mond; sie sind Symbole für die beiden primären Elemente Feuer und Wasser beziehungsweise die beiden Polaritäten Yang und Yin. Auf der Sonne und dem Mond steht Merkur, der Vermittler zwischen Himmel und Erde, mit Flügeln auf dem Helm und einem Schlangenstab in der Hand. Merkur ist das vermittelnde Element, steht also für die Luft. Und die Retorte, das Gefäß beziehungsweise der Körper, in dem die Reaktionen stattfinden, ist die Erde. Doch das Interessanteste ist, dass sich ganz oben nochmals eine Sonne befindet, viel größer als jene in der Retorte. Sie symbolisiert die transzendente Information aus einer höheren Ebene, während die kleine Sonne innerhalb der Retorte die immanente Information darstellt.

Mit diesem Bild wollte der alchemistische Künstler auf ein kosmisches Funktionsprinzip hinweisen, das gleichzeitig auch ein universelles Handlungsprinzip ist, denn in der Alchemie ging und geht es immer um die Transformation der Psyche.

Eine Bildtafel aus dem *Mutus Liber*, die als das Kreuz der Elemente interpretiert werden kann.

Der klassische Alchemist war nicht – wie viele meinen – ein »Goldmacher«, sondern ein Mensch, der seine Lebenshaltung mit den universellen Gesetzen und Prinzipien in Übereinstimmung zu bringen versuchte. Um diese universellen Prinzipien zu erkennen, bediente er sich auch der Laborarbeit. Doch diese Arbeit im Labor hatte nicht den Zweck, materielles Gold herzustellen, sondern die Erkenntnis darüber zu erhalten, wie eine seelische Transformation und Veredlung herbeigeführt werden kann.

Wir haben bereits in der Einleitung gesagt, dass allen Prozessen des Universums, des Lebens und der Psyche die gleichen Prinzipien zugrunde liegen. Darum gibt es auch eine Analogie zwischen dem Wesen einer guten Handlung und dem Wesen des Kreuzes der Elemente, beziehungsweise des Stoffwechsels. Wenn wir handeln und arbeiten wie der Stoffwechsel, dann handeln wir gut, und das Werk des Alchemisten wird gelingen, was es auch sei.

Handeln wie der Stoffwechsel heißt, stets in der ausgleichenden Dynamik der Polaritäten zu sein, aber ohne in die Extreme zu verfallen. Das wird dann möglich, wenn wir über das vermittelnde Element, die Luft beziehungsweise den Stickstoff, bewusst verbunden sind mit der transzendenten, also höheren Information, die von den Alchemisten manchmal auch »AZOT« genannt wird (mit diesem alchemistischen Begriff wird auf Französisch Stickstoff bezeichnet). Sie kann Verschiedenes bedeuten, und wir werden darauf noch zurückkommen. Vorwegnehmen möchten wir hier aber schon, dass die Realität so, wie sie ist, und nicht so, wie wir sie uns vorstellen, einer der wesentlichsten Aspekte der höheren Information ist.

Doch darüber ist das, was über oder hinter der Realität steht, die Wahrheit als höchste Information.

Wir möchten an dieser Stelle die *Tabula Smaragdina* zitieren, die in Auszügen (»Wie unten, so oben«) sehr bekannt ist. Diese knappen Verse alexandrinischer Herkunft, die in der Renaissance wiederentdeckt wurden, drücken in symbolischer und verdichteter Form alles aus, was wir in diesem Buch bisher ausgeführt haben. Wir überlassen es dem interessierten Leser, darüber zu meditieren und intuitiv den Zusammenhang zum Kreuz der Elemente und zu der vertikalen Verbindung der Schichten zu entdecken.

Die Tabula Smaragdina des Hermes Trismegistos

Es ist wahr!
Es ist sicher!
Es ist die volle Wahrheit!
Was unten ist, gleicht dem, was oben ist,
und was oben ist, gleicht dem, was unten ist,
damit die Wunder des Einen sich vollziehen.
Und gleichwie alle Dinge
aus dem Einen geworden sind
durch eine Mittlerschaft,
so sind sie alle aus dieser einen Ehe geboren.
Der Vater davon ist die Sonne;
die Mutter ist der Mond.
Die Luft hat es in ihrem Schoß getragen.
Die Erde ist die Amme.
Der Vater aller Talismane in der ganzen Welt ist allgegenwärtig.
Seine Kraft bleibt unberührt, wenn sie in der Erde angewandt wird.
Trenne liebevoll und mit großer Einsicht und
Weisheit die Erde vom Feuer, das Feingewebte von
dem, was hart, dicht und starr ist.
Von der Erde steigt es zum Himmel auf und sinkt
von dort wieder hernieder zur Erde; und nimmt dabei
die Kraft desjenigen zu sich, was oben ist, und die
desjenigen, was unten ist.
So werdet ihr die Glorie der ganzen Welt besitzen,
und darum wird alle Finsternis von euch fliehen.
Dies ist die mächtige Kraft aller Kräfte, weil sie
alles Sanfte überwinden und alles Harte durchdringen wird.

So ist die Welt geschaffen.
Aus ihr werden, auf dieselbe Weise, wunderbare Schöpfungen entstehen. Man hat mich darum den dreimal-großen Hermes genannt, weil ich die drei Ansichten der Weisheitslehre der ganzen Welt besitze.
Vollständig ist, was ich über die Zubereitung des Goldes, die Wirksamkeit der geistigen Sonne, gesagt habe.

Van Rijckenborgh 1961

Von der Form zum Samen und zur Essenz

Nachdem wir die Entstehung von materiellen Formen durch die Wirkung von transzendentaler Information und Bewegung behandelt haben, wollen wir nun den umgekehrten Prozess untersuchen, nämlich die Zerstörung oder Auflösung der Form. Es ist klar, dass die Atome bei der Zerstörung der Form unversehrt bleiben. Zwar entstehen hierbei andere Substanzen, andere Moleküle, doch die Grundbausteine der Materie, die Atome, bleiben erhalten. Dasselbe gilt aufgrund des ersten thermodynamischen Hauptsatzes für die Energie. Wenn ein Baum verbrannt wird, der über Jahrzehnte durch die Information und Lichtenergie der Sonne gebildet wurde, wird die im Holz gespeicherte chemische Energie als Wärmeenergie wieder frei. Aufgrund des zweiten Hauptsatzes der Thermodynamik wissen wir aber, dass der Formwerdungsprozess nicht reversibel (umkehrbar) ist. Das bedeutet, dass sich die transzendente Information, die die Form prägte und die in gewisser Weise in der Form zum Ausdruck kommt, durch die Auflösung der Form aus der Materie zurückzieht, »verflüchtigt«.

Doch was geschieht mit der immanenten Information, die in den Genen enthalten ist? Wir wissen, dass je nach Art des Abbaus der Form die Gene erhalten bleiben, doch nun nicht mehr in der ursprünglichen Form, sondern in einer neuen Kombination. So überraschend es vielleicht auf den ersten Blick erscheinen mag: Die Samenbildung ist immer mit einer teilweisen oder vollständigen Formauflösung, mit einem teilweisen oder vollständigen Absterben der Form verbunden. Bei vielen einjährigen Pflanzen ist das sehr gut erkennbar. Sobald die Blüten ihren Höhepunkt erreicht haben, befruchtet sind und die Frucht- und Samenbildung beginnt, entsteht ein Prozess des Welkens und Absterbens. Die Pflanze hat ihre Aufgabe mit der Samenbildung erfüllt. Und im Samen sind ja auch nicht exakt die Gene der Mutterpflanze enthalten, sondern sie sind kombiniert mit den Genen einer anderen Pflanze der gleichen Art. Die spezifischen Gene der Elternpflanzen existieren nicht mehr. Bei Pflanzen sind die Sets der Gene, die sich in einem Samen kombinieren, oft sehr ähnlich, doch beim Menschen ist das bekanntlich ganz anders. Vater und Mutter haben meistens sehr verschiedene Gene.

Man kann deshalb die Samenbildung als einen Feuerprozess betrachten, bei dem sowohl dasjenige, was zuvor dem Yang-Pol angehörte, wie auch dasjenige, was zuvor dem Yin-Pol zuzuordnen war, in gewisser Weise vergeht, um eine neue Kombination zu bilden, die zu gegebener Zeit mit der transzendenten Information, mit einem Archetyp in Verbindung treten kann.

Der Bezug der Samenbildung zum Feuer wird auch dadurch ersichtlich, dass Samen meistens sehr verdichtet und oft mit harten Schalen versehen sind. Härte ist immer auf die Wirkung von Feuer zurückzuführen, denn Feuer treibt das »weiche« Element Wasser aus dem System. Wenn aber die Form nicht durch die vielzitierte Treppe mit den vielen Stufen abgebaut wird, sondern gewaltsam, dann geht auch die immanente Information verloren, und es kann auf dieser Basis kein neuer Lebenszyklus entstehen.

Der Weg des Abbaus über die Treppe mit den vielen Stufen wird jedoch nicht nur bei der Samenbildung beschritten, sondern auch dann, wenn die organische Form anderen Lebensorganismen zur Nahrung dient. Wenn das Holz also nicht durch ein loderndes Feuer (eine Oxidation) in einem einzigen Schritt vernichtet, sondern durch Pilze und Bakterien in einem langsamen Oxidationsprozess über viele Stufen abgebaut wird, wird nicht nur chemische Energie frei, sondern auch die Information und Lebensenergie, die die Mikroorganismen ihrerseits benötigen, um ihren Stoffwechsel in Gang zu halten. Wenn Tiere und Menschen pflanzliche Lebensmittel verzehren, nehmen sie also nicht nur Materie und Energie auf, sondern auch Information, die sie durch die Auflösung der Nahrungsmittel freisetzen.

Wir haben bereits von der Quintessenz gesprochen, die frei wird durch die Auflösung einer Form, die aus den vier klassischen Elementen besteht. Hierauf möchten wir nun noch näher eingehen. Die Quintessenz – oder einfach Essenz – ist ebenfalls eine Art Information. Man kann sie als »Erkenntnis« oder »Intelligenz« bezeichnen, die aus der Erfahrung extrahiert werden kann, die mit der Form gemacht wurde.

Der Zusammenhang zwischen der Auflösung der Form und dem Freiwerden von Information ist an folgendem Beispiel ersichtlich: Wenn ein Forscher die Form eines lebenden Organismus sorgfältig seziert, das heißt »zerlegt« oder »auseinandernimmt« – was in den meisten Fällen natürlich nur bei einem toten Organismus durchgeführt wird –, hat er die Gelegenheit, die Bedeutung der Form und die Funktionsweise der inneren Prozesse zu studieren und zu verstehen. Das stufenförmige Auflösen der Form kann also mit einem Erkenntnisgewinn verbunden sein. Die Kenntnisse in Biologie, Biochemie und Medizin konnten lediglich durch die Auflösung der äußeren Formen erworben werden, was in den meisten Fällen nur im Zusammenhang mit getöteten oder schon toten Organismen möglich war. Auf eine andere Weise als durch den Tod konnte die wissenschaftliche Erkenntnis über das Innere der Lebewesen aus prinzipiellen Gründen nicht gewonnen werden.

So sind also Erkenntnisse in Bezug auf Lebewesen sehr eng mit dem Tod verwoben. Doch diese Verwandtschaft kann noch viel umfassender betrachtet werden, denn Erkenntnis ist ein Aspekt von Bewusstsein, und Bewusstsein entsteht dadurch, dass Lebenskraft verbraucht wird, wodurch sich diese abschwächt.

Es mag vielleicht irritierend sein, dass Bewusstsein und Erkenntnis eine Art Gegenpol zu Leben sind. Doch wie im Kapitel über die Polarität bereits ausgeführt wurde, gehören die Pole immer zusammen und sind Ausdruck ein und derselben Sache. Das trifft ebenso für Bewusstsein und Leben zu. Man kann es auch so sagen: Leben ist permanente, unaufhaltsame Bewegung. Damit ein lebendiger Organismus, eine Lebensform entstehen kann, muss die Bewegung verlangsamt werden, denn Formen dürfen sich nicht zu sehr bewegen, sonst sind sie nicht stabil. Das Leben an sich »stirbt« also gewissermaßen in eine Form hinein. Doch wenn sich die Form wieder auflöst, entstehen Bewusstsein und Erkenntnis.

So erkennen wir also folgende Prozesse: In einem ersten Schritt wird das geistige Prinzip, das wir als »transzendente Information« bezeichnen, durch den Metabolismus, der durch die immanente Information in den Genen gesteuert wird, zu einer Lebensform, also einer Pflanze, einem Tier oder einem Menschen. In einem zweiten Schritt wird diese Form auf eine Weise wieder aufgelöst, die nicht zu einem vollständigen, sondern nur zu einem teilweisen Tod führt, wodurch Information im Sinne von Bewusstsein frei wird.

Wir fassen zusammen: Betrachten wir noch einmal die Samenbildung einer Pflanze. Sie verläuft parallel zum Verblühen der Pflanze oder gar zu ihrem Absterben, wenn es sich um eine einjährige Pflanze handelt. Im Samen sind die Gene enthalten, also die immanente Information, die den Stoffwechsel einer neuen Pflanzengeneration ermöglicht. Die transzendente Information, die die Form bedingt, geht verloren, zieht sich zurück. Doch es entsteht eine Essenz, die in Verbindung mit der transzendenten Information treten kann. Diese Essenz wird frei, wenn der Samen in die feuchte Erde gelegt wird und zu keimen beginnt. Dann bilden sich, übersinnlich wahrnehmbar, zwei feinstoffliche, spiralförmige Bänder, die sich mit der transzendenten Information verbinden.

Die Chemie der Psyche

Wir haben nun ausführlich über den Metabolismus gesprochen, die Chemie des Lebens. Dank der Stoffwechselprozesse sind sowohl wir als auch alle Tiere und Pflanzen lebendig. Doch Tiere und Menschen haben nicht nur Leben, sondern auch ein Bewusstsein. Dazu gehören Sinneswahrnehmungen, Empfindungen, Gefühle und (beim Menschen) Gedanken, also ein subjektives Innenleben. Wie verhalten sich diese Bewusstseinsaspekte zum physiologischen Leben, das in unseren Zellen und Nerven vibriert? Ist Bewusstsein etwas Geheimnisvolles, völlig Unstoffliches, das aus hohen geistigen Gebieten kommt, oder ist es nur eine Auswirkung physiologischer und neurologischer Prozesse? Sind es die Nerven und Gehirnzellen, die Bewusstsein erzeugen, oder gibt es auch Bewusstsein ohne Gehirn? Das sind Fragen, die sowohl Wissenschaftler als auch Philosophen beschäftigen, und es gibt keine allgemein akzeptierten Antworten. Je nach Paradigma, Bildung und kultureller Herkunft neigen die einen mehr zur biologischen und die anderen mehr zur geistigen These. Könnte es nicht sein, dass beide Sichtweisen Wahres enthalten? Es ist eine Tendenz des Menschen, sich auf Entweder-oder-Ansichten festzulegen. Doch die Realität ist immer vielschichtig und nie einpolig, sondern es gibt immer ein Sowohl-als-auch. Wichtig ist, die verschiedenen Ebenen zu unterscheiden, aus denen das Universum besteht. Es gibt nicht nur die sinnlich erfahrbare, grobstoffliche Materie, sondern auch die feineren Zustände, die bereits erwähnt wurden.

Wir wollen nun mit einfachen Formeln erklären, dass die natürliche Psyche ein »Abzweigungsprodukt« aus dem Metabolismus ist. Ein Teil der Lebenskraft wird dafür gebraucht, Bewusstsein zu erzeugen. Es handelt sich dabei um den ersten Schritt der Entstehung der Psyche, nämlich die Bildung der Energie und des »Stoffs«, aus denen sie besteht.

Die Psyche besitzt nicht nur eine spezifische Energie und Substanz, sondern auch eine »Form«, die zwar für das bloße Auge nicht sichtbar ist, aber durchaus im normalen Sprachgebrauch zum Ausdruck kommt in Begriffen wie »Bildung«, »Formation« und so weiter.

Es gibt praktisch keine Zellen und Moleküle in einem lebenden Organismus, die nicht ständig erneuert oder ersetzt würden. Zwar erscheint ein Körper bei gewöhnlicher Betrachtung als etwas Statisches, in sich Verfestigtes, bei dem sich Veränderungen äußerlich nur sehr langsam vollziehen. Gelänge es uns jedoch, auf »molekularer« Ebene einen Blick in den Organismus hineinzuwerfen, so würden wir ein emsiges Treiben feststellen. Damit ist nicht nur der Metabolismus gemeint, der in der Zellflüssigkeit jeder Zelle in rasender Geschwindigkeit abläuft, sondern auch der Austausch von Stoffen in jenen Strukturen, die von außen gesehen als statisch erscheinen. Es gibt ein ständiges Ab- und Wiederaufbauen von Zellen, ein ständiges Ersetzen der Moleküle, die die Zellwände und andere »stabile« Bestandteile des Körpers bilden.

Zellwände sind Formelemente und bestehen wie gesagt aus einer Lipid-Doppelschicht. Weitere Formelemente tierischer Organismen sind die Fettpolster. Wir haben schon erklärt, dass durch die Auflösung der Form Information im Sinne von Bewusstsein frei wird. Die (teilweise) Auflösung der Formelemente – also von Fettpolstern oder zum Teil auch von Zellmembranen beziehungsweise der sie konstituierenden Lipide – geschieht mittels eines Fettabbauprozesses, also einer Oxidation, einer Verbrennung. Selbstverständlich erfolgt dieser Feuerprozess gemäß der erwähnten Treppe mit den vielen Stufen, sodass kein loderndes Feuer dabei entsteht. Doch das Feuer, von dem wir hier sprechen, hat eine andere Qualität als jenes, das durch den gewöhnlichen Metabolismus zur Energiegewinnung aus der Oxidation von Kohlenhydraten besteht. Jenes Feuer ist ein Kohlenfeuer, das bekanntlich keine Flamme besitzt und damit kein Licht erzeugt. Dieses Feuer hingegen, die »Fettverbrennung«, ist sowohl ein Kohlenfeuer (denn Kohlenstoff ist in den Kohlenwasserstoffen ja auch enthalten) als auch ein Wasserstofffeuer. Es besitzt prinzipiell eine helle Flamme, erzeugt also Licht. Wasserstoff verbrennt mit Sauerstoff zu Wasser und erzeugt eine helle Flamme.

Wir gehen aufgrund eines Analogieschlusses davon aus, dass dieses Wasserstofffeuer der wesentliche substanzielle und energetische Anteil der natürlichen Psyche ist. *Man kann sagen, dass die Seele (Psyche) eine Flamme ist, die durch die Verbrennung von Wasserstoff instand gehalten wird.* Dass dies nicht nur ein Analogieschluss, sondern auch eine erfahrbare Tatsache ist, kann man leicht an sich selbst überprüfen. Es ist bekannt, dass die Fettverbrennung vor allem durch sportliche Aktivität einsetzt, also durch eine erhöhte Bewegungsintensität. Jeder hat gewiss schon die Erfahrung gemacht, dass die intensive Bewegung und die dadurch ausgelöste Fettverbrennung zu einer größeren psychischen Energie, Wachheit und Klarheit führt.

Noch deutlicher wird der Zusammenhang zwischen der Fettverbrennung und Psyche beim Fasten. Jeder hat wohl schon die Erfahrung gemacht, dass das Fasten zu einer Klärung und Schärfung der sinnesorganischen Wahrnehmung und des Bewusstseins führt. Somit ist ein unmittelbarer und erfahrbarer Zusammenhang zwischen dem Fettsäurestoffwechsel und der psychischen Energie ersichtlich.

Erwähnenswert ist auch, dass in einigen der zu Beginn erwähnten spirituellen Konzepte die Seele als eine Flamme bezeichnet wird, die durch die Verbrennung von Wasserstoff mit Sauerstoff zu Wasser entsteht. Hier schließt sich ein Kreis zwischen den spirituellen Konzepten, die durch ein höheres Bewusstsein entwickelt wurden, der Wissenschaft und der Erfahrung.

Wir wollen im folgenden Schema diesen seelischen Feuerprozess mit der Photosynthese in Verbindung bringen, denn auf der globalen Ebene können Pflanzen und Tiere nicht getrennt voneinander betrachtet werden. Sie bedingen einander durch ihren spezifischen Stoffwechsel. Die Tiere benötigen den Sauerstoff und die organischen Stoffe, die die Pflanzen durch die Umwandlung von Lichtenergie produzieren, und die Pflanzen benötigen das Kohlendioxid, das die Tiere durch die Verbrennung der pflanzlichen Stoffe freisetzen.

Betrachten wir diese Prozesse im Zusammenhang, fällt auf, dass sowohl am Anfang als auch am Ende Licht ist. Am Anfang steht das Licht der Sonne, deren Energie und Information die Pflanzen für ihre Photosynthese benötigen, und am Ende der Prozesse bei Menschen und Tieren steht wieder Licht, das aus dem Metabolismus durch die Verbrennung von Wasserstoff frei wird.

Wenn wir uns in das Wesen von Licht vertiefen, wissen wir: Licht ist Bewusstsein, Erkenntnis. Wieder schließt sich ein wunderbarer Kreis der Natur. Alles Leben strömt aus dem Licht der Sonne, und aus dem Leben entströmt das Licht des Bewusstseins des Menschen, um die Wunder der Natur zu erforschen und zu erkennen.

Pflanzen:
Licht + Kohlendioxid → Kohlenstoff + Sauerstoff

Tiere und Menschen:
Kohlenstoff + Sauerstoff → Kohlendioxid + Energie
Energie + Wasser → Wasserstoff + Sauerstoff
Wasserstoff + Sauerstoff → Wasser + Licht (Bewusstsein/Seele)

Die Chemie der Entstehung der natürlichen Seele.

In diesem Sinne schließen wir uns der materialistischen Auffassung an, die behauptet, Bewusstsein sei eine Folge physiologischer und neuronaler Prozesse. Zu Beginn haben wir allerdings auf die Doppelnatur des Menschen und die »zwei Seelen« hingewiesen. Was wir soeben beschrieben haben, betrifft die Entstehung der natürlichen Seele (Psyche). Es gibt jedoch auch eine geistige Seele. Aufgrund der erwähnten Vermischung der beiden ist es schwierig, sie voneinander zu unterscheiden. Rein quantitativ betrachtet, laufen wahrscheinlich über 95 Prozent aller psychischen Prozesse auf natürliche Weise ab, weshalb die rein materialistische Betrachtungsweise, die das menschliche Bewusstsein auf biochemische Prozesse und neurologische Algorithmen zurückführt, unserer Meinung nach zu einem großen Teil zutreffend ist.

Doch diese Betrachtung des Bewusstseins als eine Auswirkung eines spezifischen metabolischen Prozesses, des Fettstoffwechsels, berücksichtigt noch nicht die neuronalen Prozesse, die zweifellos mit dem Bewusstsein zusammenhängen. Wir gehen davon aus, dass durch die Neuronen vor allem die Algorithmen gesteuert werden, die die verschiedenen psychischen und mentalen Prozesse regulieren.

Aufgrund des ständigen Wechsels der Informationsübertragung zwischen dem elektrischen Potenzial in den Neuronen und den Neurotransmittern in den synaptischen Spalten (den Räumen zwischen den Neuronen) wird eine enorme Flexibilität und Variabilität der neurologischen Prozesse möglich. Diese Flexibilität erlaubt die Anpassungsfähigkeit an die sich ständig wechselnden äußeren und inneren Verhältnisse eines lebenden Organismus, und die Synapsen (Verbindungen zwischen den Neuronen) können je nach Erfordernis ständig neu gebildet und aufgelöst werden.

Psyche und Bewusstsein

Information kann Materie nur formen, wenn sie in Bewegung ist. Leben ist Bewegung, die sich auf der zellulären Ebene als Stoffwechsel äußert. Es handelt sich dabei um mikroskopische, molekulare Bewegungen und Stoffumwandlungen, die zu den Stoffen führen, die die Form der Organe und des Körpers bilden. Doch der Stoffwechsel bildet nicht nur die Grundlage für die physischen Formen, sondern weitgehend auch für die psychischen.

Der wichtigste Teil der Psyche ist das Bewusstsein. Die Energie und Substanz des Bewusstseins sind Nebenprodukte des Stoffwechsels, vor allem der Fettverbrennung, wie wir soeben erklärt haben. Das Bewusstsein kann mit einer Flamme und ihrem Lichtkreis verglichen werden oder auch mit einer lichten Wolke, die noch ungeformt ist. Erst durch Information gestaltet sich diese Wolke auf eine spezifische Art und Weise, sodass die Psyche einen bestimmten Charakter mit speziellen Fähigkeiten bekommt.

Eine Pflanze hat keine Fortbewegungsorgane wie Flossen, Beine oder Flügel. Sie ist mit ihren Wurzeln vielmehr fest in der Erde verankert. Sie kann nur die Nährstoffe aufnehmen, die ihr durch ihre unmittelbare Umgebung zugetragen werden: Wasser und Mineralstoffe aus der Erde, Kohlendioxid aus der Luft und die Lichtstrahlen von der Sonne. Ein Baum kann in die Höhe wachsen, um mehr Licht zu bekommen, doch er kann sich keinen besseren Platz an der Sonne aussuchen. Wenn eine der Grundbedingungen – Licht, Wasser oder Mineralstoffe – fehlt, geht die Pflanze ein.

Tiere und Menschen können sich frei fortbewegen und besitzen damit eine gegenüber den Pflanzen neu gewonnene Freiheit. Allerdings ist dies zugleich auch mit Herausforderungen verbunden, denn die zum Überleben notwendigen Nahrungsstoffe müssen zum Teil mühsam errungen werden, und die zur Fortpflanzung notwendigen Geschlechtspartner werden nicht, wie bei der Pflanze, durch den Wind herangeweht oder durch eine Biene sozusagen geliefert. Deshalb brauchen Tiere und Menschen ein Instrumentarium, mit dem sie sich in ihrer Umwelt orientieren können, um die notwendigen Dinge zu suchen und zu finden. Dieses Instrumentarium ist das Bewusstsein beziehungsweise der Instinkt bei Tieren, der auch eine Form von Bewusstsein ist.

Das Bewusstsein ist die Verbindung zwischen dem individuellen Lebewesen – Tier oder Mensch – und der Umwelt. Es spannt einen Bogen zwischen dem Subjekt, das heißt dem einzelnen Menschen, und dem Objekt, das heißt der Umwelt. Das Bewusstsein ist eine Brücke zwischen einem subjektiven Innen- und einem objektiven Außenraum.

Die Realität »da draußen« kann objektiv beschrieben und dokumentiert werden. Man kann sich über Fakten in der Realität einigen, sie können objektiv untersucht, beschrieben und kommuniziert werden, wobei selbstverständlich bestimmte Konventionen berücksichtigt werden müssen.

Demgegenüber kann der subjektive Innenraum nicht objektiv, sondern nur über Analogien beschrieben und mitgeteilt werden. Wenn ich die Schönheit einer Landschaft oder einer Musik innerlich erfahre, kann ich das nicht objektiv kommunizieren. Wenn in mir beim Betrachten einer Farbe ein bestimmtes Gefühl aufsteigt, weiß ich nicht, ob meine Partnerin beziehungsweise mein Partner das gleiche Gefühl hat. Aber ich kann mein Gefühl über Analogien kommunizieren und sagen, die Farbe Rot löst in mir ein ähnliches Gefühl aus wie Feuer, weil Feuer oder Glut mehrheitlich rot sind. Über die Analogie zwischen rot, Feuer und heiß sind sich wahrscheinlich die meisten Menschen einig, ebenso wie über die Analogie zwischen blau, Wasser und kalt.

Wir wollen nun ein wenig näher hinschauen, wie das Bewusstsein aufgebaut ist. Wenn wir es mit einer Brücke zwischen innen und außen vergleichen, benötigt es wie eine Brücke je einen inneren und einen äußeren Verbindungsanker. Jede Brücke hat also mindestens zwei Verankerungspunkte, auf jeder Seite des Flusses oder Tals einen.

Die Verbindung des Bewusstseins zur Außenwelt wird durch die Sinnesorgane beziehungsweise durch die Wahrnehmung gebildet. Stellen wir uns einen Spaziergang am Meeresufer vor. Wir nehmen die Schönheit der Landschaft und des Meeres mit unseren Augen wahr, den Duft der Pinien mit unserer Nase und das Rauschen der Brandung mit unseren Ohren. Mit dem Tastsinn fühlen wir den Wind, der durch unser Haar streift und Gischt in unser Gesicht bläst, sodass wir das Meersalz auf der Zunge schmecken. Wir saugen also die ganze Pracht der Natur mit unseren Sinnesorganen in uns hinein, in unser Bewusstsein. Die Wahrnehmungen erzeugen im Bewusstsein bestimmte Gefühle, die nur wir allein empfinden und die deshalb völlig subjektiv sind. Außerdem werden Gedanken erzeugt, die versuchen, das Wahrgenommene zu ordnen. Die Sinnesorgane bilden also das Tor zur Außenwelt, sie sind der eine »Verankerungspunkt«. Doch was geschieht, wenn wir die Augen und alle anderen Sinnesorgane verschließen, sofern dies möglich wäre? Ist dann das Meeresufer immer noch da? Draußen gewiss, doch was bleibt davon im Bewusstsein? Im Bewusstsein bleibt eine Vorstellung von der Landschaft, weil ein Teil der Wahrnehmung im Gedächtnis gespeichert wurde. Das Gedächtnis ist also der zweite »Verankerungspunkt« des Bewusstseins. Es erzeugt eine Vorstellung des Erlebten. Wenn wir die Sinne verschließen, hört die unmittelbare Wahrnehmung der Landschaft auf, doch das Bild der Landschaft, das die Sinnesorgane nach innen projiziert haben, bleibt erhalten, da es im Gedächtnis gespeichert wurde. So gibt es also »zwei« Landschaften: die reale da draußen und die im Gedächtnis abgebildete.

Durch die Wahrnehmung mit den Sinnesorganen nehmen wir also einen Teil der Umwelt in uns hinein. Man kann das Bewusstsein auch als »Spiegel der äußeren Realität« bezeichnen. Im Spiegel des Bewusstseins wird die Umwelt abgebildet. Doch gegenüber dem gewöhnlichen Spiegel, der die Realität naturgetreu wiedergibt, unterscheidet sich der Bewusstseinsspiegel durch zwei Merkmale. Erstens wird das Bild, das über die Sinnesorgane ins Bewusstsein reflektiert wird, gespeichert und erzeugt eine Vorstellung von der Realität, und zweitens wird die Realität nicht naturgetreu abgebildet, sondern selektiv. Wir nehmen nur jene Frequenzen der Umwelt wahr, auf die unsere Sinnesorgane »programmiert« sind. So erkennen wir zum Beispiel kein Ultraviolett wie die Bienen oder keinen Ultraschall wie die Fledermäuse, um nur zwei Beispiele zu nennen. Es gelangt also nur ein begrenztes Spektrum der Realität in uns hinein. Und nicht nur die Sinnesorgane nehmen selektiv wahr, sondern vor allem auch unser Bewusstsein. Dies ist eine außerordentlich wichtige Feststellung, die ein bedeutsamer Schlüssel zum Verständnis von Krankheit ist.

Die Speicherung und die Selektion (sofern sie nicht bereits sinnesorganisch bedingt ist) werden durch das Gedächtnis bestimmt, den zweiten »Verankerungspunkt« des Bewusstseins, der es mit dem Subjekt verbindet. So können wir zusammenfassend feststellen, dass das Bewusstsein der energetische Bogen ist zwischen der Wahrnehmung einerseits, die mit der Realität verbindet, und dem Gedächtnis andererseits, das mit dem Subjekt verbindet.

Im Allgemeinen glauben wir zwar zu wissen, um was es sich beim Gedächtnis handelt. Doch genauer betrachtet, erweist es sich als schwer zu fassen. Es gibt nicht einfach »das« Gedächtnis, auch nicht bloß ein Kurzzeit- und ein Langzeitgedächtnis, sondern man kann vier Arten von Gedächtnis unterscheiden (siehe folgendes Kapitel). Das Subjekt können wir somit als »die Summe aller Gedächtnisinhalte« bezeichnen, die die Selektivität der Wahrnehmung und des Bewusstseins bestimmen. Alle Arten von Gedächtnis definieren gewissermaßen die Konturen des subjektiven Innenraums.

Und nun sind wir in der Lage, den Unterschied zwischen dem Bewusstsein und der Psyche zu definieren: Das Bewusstsein ist die Verbindung zwischen Subjekt und Objekt (das heißt allem, was sich außerhalb des Subjekts befindet, also dem Umfeld, auch dem eigenen Körper), und die Psyche impliziert zusätzlich zum Bewusstsein auch noch das Subjekt, also die Summe aller Arten von Gedächtnis.

Das Subjekt und die Arten von Gedächtnis

Das biologische Gedächtnis

Das biologische Gedächtnis ist der vollautomatisch funktionierende »Bordcomputer« von Tieren und Menschen, der das Überleben sowohl als Individuum wie auch als Art sicherstellt. Es ist unter anderem im Hirnstamm, im vegetativen Nervensystem und in den einzelnen Zellen beziehungsweise deren Membranen lokalisiert. Das biologische Gedächtnis ist einem Datenspeicher und einer Software vergleichbar, die die zur Selbst- und Arterhaltung notwendigen Reaktionen über Algorithmen steuert. Der größte Teil dieses Gedächtnisses ist angeboren. Es steuert die biologischen Reflexe, die von bestimmten Reizen vollautomatisch ausgelöst werden, um die Nahrungsaufnahme, den Schutz und die Fortpflanzung zu gewährleisten. Das biologische Gedächtnis ist eng verflochten mit den physiologischen Prozessen, dem Stoffwechsel. Es ist gewissermaßen die Schnittstelle zwischen dem Metabolismus und den automatischen Reflexen. Das ist der Hauptteil des biologischen Gedächtnisses, der auch den Instinkt umfasst.

Doch es gibt noch einen anderen Teil dieses Gedächtnisses, der im Laufe des Lebens erworben wird, nämlich den Datenspeicher und das Programm der erlernten physischen Tätigkeiten. Jeder routinierte Autofahrer weiß, dass er, um eine bekannte Strecke von A nach B zu fahren, nur selten wirklich bewusst entscheiden muss. Wir können sehr weite Strecken praktisch vollautomatisch fahren – das erworbene biologische Gedächtnis macht es möglich. Autofahren und zahlreiche andere Prozesse des täglichen Lebens werden zu einem großen Teil nach definierten Algorithmen gesteuert, weshalb viele dieser Tätigkeiten in naher Zukunft wahrscheinlich von der künstlichen Intelligenz übernommen werden können.

Jedes Lernen ist zuerst ein bewusster, anstrengender Prozess. Doch wenn das Erlernte nur im bewussten Gedächtnis bliebe, würde es bald wieder vergessen. Es kann nur dann etwas bleibend behalten werden, wenn die Lerninhalte – sei es ein Wissen, sei es eine neue Sprache, sei es eine Fähigkeit wie Klavierspielen – in den Zellen des gesamten Körpers, also nicht nur im Nervensystem gespeichert werden. Wahrscheinlich wird ein wesentlicher Teil dieses Körpergedächtnisses im sogenannten ätherischen Körper abgespeichert.

Wir dürfen das biologische Gedächtnis nicht nur als ein Programm im Sinne des Darwin'schen »Survival of the Fittest« sehen, das nur die Eigeninteressen verfolgt, sondern es ist auch auf Kooperation und emotionale Bindungen wie Eltern- und Kindesliebe, Freundschaft und Ähnliches ausgerichtet. Diese sozialen Funktionen sind ebenfalls biologisch sinnvoll und physiologisch über die Wirkung von Hormonen erklärbar.

Das bewusste Gedächtnis

Das bewusste Gedächtnis enthält die Gedanken, das Wissen und die bewussten Erfahrungen. Hier sind unser Weltbild und unsere Werte gespeichert. Es handelt sich um die inneren Bilder, Vorstellungen und Konzepte, die wir von der Realität haben. Es ist das »Haus« des Ichs, worin wir alles haben, was wir benötigen. Die inneren Bilder bestimmen, was wir von der Realität sehen und was nicht, denn das Bewusstsein nimmt selektiv wahr. Dies ist notwendig, die ungefilterte Datenmenge, die unsere Sinnesorgane von der Realität übermitteln, würde sonst nämlich das Bewusstsein überfluten. Sie muss auf das reduziert werden, was relevant für uns ist. Selektive Wahrnehmung ist nur im Extremfall krankhaft, wenn die Realität dadurch stark verzerrt wird. Die Auswahl der Daten, die wir wahrnehmen, geschieht automatisch, in Sekundenbruchteilen, und wird durch das bewusste und unterbewusste Gedächtnis über Algorithmen gesteuert. Sie bilden einen Filter, eine Membran, eine innere Hülle, die gewisse Dinge als nützlich und gut oder andere als schädlich und schlecht beurteilt. Eine Hülle, die gewisse Aspekte der Realität integriert und andere ausgrenzt.

Das Prinzip einer Hülle besteht immer darin, die Realität in ein Innen und ein Außen zu trennen. Jeder Lebensorganismus wird durch eine Membran, eine Haut oder eine Schale von der Umwelt abgegrenzt, wobei der selektive Austausch und die Kommunikation mit nützlichen Stoffen und Informationen aus der Umwelt eine Selbstverständlichkeit sind. Genauso verhält es sich mit der psychischen Hülle des Ichs. Die Sinneswahrnehmungen sind für die Psyche das, was die Nahrungsstoffe für den Körper sind.

Ebenso wie die Nahrungsstoffe müssen auch die Wahrnehmungen »verdaut« werden, und das geschieht durch einen psychischen Stoffwechsel. Verdauen heißt spalten und assimilieren, um einerseits Energie aus dem Aufgenommenen zu extrahieren und andererseits die benötigten Stoffe für den Aufbau und die Erneuerung des Körpers zu gewinnen.

Die Betrachtung einer schönen Landschaft oder der Genuss von guter Musik kann psychische Energie zuführen. *Das Schöne, das Gute und das Wahre vermitteln psychische Energien, die jedoch zuerst erkannt und verstanden werden müssen, damit sie ins System integriert werden können.* Andere Dinge, die wir als nicht schön, gut oder wahr erkennen, werden abgewiesen.

Das bewusste Gedächtnis ist also der Speicher der Gedanken, des Wissens und der Erfahrungen. Doch wer entscheidet, was von der unendlich komplexen Realität und der Fülle des Wissens gespeichert wird und was nicht?

Die entscheidende Instanz sind die Gefühle! Das Gute, das Wahre und das Schöne werden durch die Gefühle definiert. Was positive Gefühle auslöst, wird als gut, wahr oder schön erkannt. Das Denken kommt erst danach.

Man mag einwenden, dass dies für das Schöne gelten mag, aber gewiss nicht für das Wahre, denn was wahr und richtig ist, wird doch durch das Denken erkannt. Ja, wenn es sich um eindeutige Dinge wie Mathematik handelt, trifft das zu. Doch wir sprechen hier von der Komplexität des Lebens, das niemals eindeutig ist. Es gibt von allem viele Perspektiven. Deshalb können wir mit Bestimmtheit sagen, dass sogenannte »Wahrheiten« nur Perspektiven der Realität sind, die zuerst durch das Gefühl »freigegeben«

werden müssen, bevor sie dem Verstand zur Analyse und Synthese übertragen werden. Erst wenn das Gefühl eine Aussage als »Wahrheit« empfindet, wird sie vom Denken auf eine Weise analysiert und werden ihre Elemente neu kombiniert, sodass die Aussage logisch und mit Argumenten begründet werden kann. Schon Sokrates hat mit seinen Dialogen gezeigt, dass für fast alles Argumente gefunden werden können. Das heißt, dass man von fast allem auch das Gegenteil logisch begründen kann. Deshalb ist auf das gewöhnliche Denken kein Verlass, wenn man nach der Wahrheit hinter den Erscheinungen sucht. Es sei denn, das Denken wurde durch einen spirituellen Prozess von seiner Abhängigkeit vom Gefühl befreit.

Die innere psychische Hülle, die durch das bewusste Gedächtnis gebildet wird, bezeichnen wir als das »Haus des Ichs«. Darin sind alle Erfahrungen gespeichert und alles, was man gelernt hat und weiß.

Das unbewusste Gedächtnis

Das *Un*bewusste wollen wir in diesem Buch im Unterschied zur Definition gewisser psychologischer Richtungen nicht mit dem *Unter*bewussten gleichsetzen, das im nächsten Abschnitt behandelt wird. Das Unbewusste ist ein Wissen im dunklen Urgrund unseres Wesens, ein Wissen, das nicht bewusst ist und das dem Ich auch nie zuvor bewusst war. Im Gegensatz zum Unterbewussten, dessen Inhalte einmal bewusst waren, aber nun in die Vergessenheit gesunken sind, war das Unbewusste nie bewusst.

Wie kann man denn wissen, dass ein solches Wissen existiert? Es gibt einige seltsame Elemente des menschlichen Bewusstseins, die weder durch das biologische Programm noch durch das Ich erklärt werden können und schon gar nicht durch das Unterbewusste. Deshalb kann man davon ausgehen, dass diese seltsamen Eigenschaften des Bewusstseins aus einem unbekannten Urgrund stammen, den wir als das »Unbewusste« bezeichnen und der offensichtlich einer anderen Dimension als die sinnlich erfahrbare Realität angehört.

Individualität

Viele Menschen, zumindest im westlichen Kulturkreis, empfinden sich als eine einmalige, einzigartige Individualität. Sie sind sich ihres Selbstbewusstseins bewusst; das heißt, sie können sich selbst von außen wie einen anderen beobachten. Damit man sich selbst, sein Bewusstsein, sein Denken wie von außen betrachten kann, muss es etwas geben, was außerhalb des eigenen Bewusstseins und Denkens liegt. Dieses andere, außerhalb Liegende muss das Kriterium von Unveränderlichkeit haben, denn es wird nicht beeinflusst durch die Wechselfälle des Lebens.

Doch wie ist dieses Gefühl von Individualität und diese Fähigkeit, sich von außen zu betrachten, vereinbar mit der Tatsache des permanenten Wandels unserer Persönlichkeit? Im Verlauf unserer Lebensetappen als Kinder, Jugendliche, junge Erwachsene, reife Erwachsene oder alte Menschen verändern wir uns grundlegend. Es bestehen wohl Erinnerungen, die über den ganzen Lebenslauf hinweg erhalten bleiben, doch es sind nicht diese Erinnerungen, die uns das Gefühl der Individualität vermitteln.

Der Begriff »Individualität« impliziert etwas, was unteilbar ist. Doch was an unserem persönlichen Lebenslauf ist so einzigartig und unteilbar? Gewiss gibt es einzelne biografische Muster, die speziell sind; diese könnten uns höchstens ein Gefühl der Identität geben, aber kaum dieses einzigartige Gefühl, eine Individualität zu sein. Es ist ein Gefühl, das an nichts Biologischem oder Bewusstem festzumachen ist.

Handelt es sich dabei um ein unbewusstes Wissen, im tiefsten Kern ein einmaliges geistiges Wesen zu sein, eine Monade, wie griechische Philosophen der Antike sagten? Dieses unbewusste Wissen scheint Impulse in unser Bewusstsein zu senden, die das Gefühl der Einmaligkeit hinterlassen.

Dauerhaftigkeit

Das Bewusstsein hat eine Empfindung von Dauerhaftigkeit, von Unsterblichkeit. Mit unserem Verstand wissen wir natürlich um unsere Vergänglichkeit und haben in der Regel Angst vor dem Tod. Doch im Bewusstsein ist ein Element, das sich nicht damit identifizieren kann. Ein Element, ein Kern, der sich bei aller Veränderlichkeit im Körper und im Bewusstsein als bleibend, stabil und unveränderlich empfindet. Handelt es sich dabei um einen Impuls aus dem Unbewussten, aus einem ewigen Urgrund?

Vollkommenheit und Absolutheit

Vollkommenheit ist überhaupt nicht das Wesen der Natur und des Menschen. Vollkommenheit in der Natur wäre nicht einmal wünschenswert, denn gerade die Unvollkommenheit ist die Grundlage für jede Entwicklung, für Evolution, ja für Leben überhaupt. Vollkommenheit wäre langweilig und nicht lebenswert. Dynamik, Bewegung, Lebenslust, Freude sind nur in der Unvollkommenheit möglich. Vollkommenheit in der Natur wäre der absolute Stillstand, der Tod, denn etwas Vollkommenes kann sich nicht mehr verändern.

Und doch steckt in unserer Psyche dieses seltsame Verlangen nach dem Vollkommenen, nach dem Absoluten. Jede Ideologie zeugt von diesem Verlangen. Jede extreme politische Partei ist ein verzerrter Ausdruck davon. Die Populärmusik besingt tausendfach die »ewige« Liebe. Ist das nicht absurd? Wie kommt es, dass dieses Gefühl für Vollkommenheit und Absolutheit so tief in uns verankert ist? Handelt es sich um Impulse aus dem Unbewussten, aus einem geistigen Feld, in dem ein perfekter Plan enthalten ist, der zwar niemals in der Realität voll verwirklicht werden kann, sondern höchstens näherungsweise, der uns aber dennoch als fernes Ideal stimuliert?

Kreativität, Freiheit

Der Mensch ist ein Schöpfer, und das Denken und die Intuition sind die Werkzeuge dazu. Doch seien wir ehrlich: Das meiste, was der

Mensch erschafft, ist nicht wirklich neu. Es handelt sich in aller Regel um Kopien und Variationen eines bekannten Themas oder mit anderen Worten um Optimierungen von Dingen, die schon bestehen. Die Optimierungen der Lebensumstände durch Technik sind in den meisten Fällen nicht wirklich kreativ, sondern vollautomatische Prozesse, die nach Algorithmen ablaufen und auch von Computern mit künstlicher Intelligenz übernommen werden können. Solche Optimierungen machen nicht das wirklich Menschliche aus. Doch von Zeit zu Zeit gibt es geniale Neuentdeckungen, Dinge, die es nie zuvor gab. Wie ist so etwas möglich? Wie kann das System Mensch mit seinem Bewusstsein, das zur Hauptsache aus der Biologie erklärt werden kann, etwas erschaffen, was es noch nie gab? Es ergibt sich aus der Logik von Prozessen, dass ein System nur das hervorbringen kann, was in seiner Natur liegt. Eine künstliche Intelligenz kann nur die Leistungen erbringen, für die sie programmiert wurde. Wie ist es möglich, Dinge zu schaffen, von denen es keine Vorbilder gibt? Könnte es sich um Inspirationen aus dem Urgrund eines unbewussten Wissens, eines unbewussten Gedächtnisses handeln?

Integrales Bewusstsein

Es gibt Menschen, welche ihr Bewusstsein in einer Weise entwickelt und transformiert haben, die sie in den Stand versetzt, die Realität raum- und zeitübergreifend wahrzunehmen. Ein Bewusstsein, das völlig die Selektivität überwunden hat, das heißt die Begrenzung auf die Dinge, die biologisch relevant sind. Man spricht von einem integralen Bewusstsein, das völlig unabhängig von der eigenen Perspektive und von Eigeninteresse ist und die Gesamtheit des Universums umfasst. Ein solches Bewusstsein widerspricht jeglicher biologischen Logik.

Ist hier der Urgrund des Unbewussten ins Bewusstsein getreten?

Was hindert uns daran, uns des Unbewussten bewusst zu werden? Die Antwort auf diese Frage ist das vierte Gedächtnis des Menschen, das Unterbewusste.

Das unterbewusste Gedächtnis

Das Unterbewusstsein muss wie gesagt klar vom Unbewussten unterschieden werden. Im Unterbewusstsein ist bekanntlich das gespeichert, was einmal bewusst war, nun aber vergessen oder verdrängt ist, während sich im Unbewussten ein Wissen befindet, das nie bewusst war, sondern nur von Zeit zu Zeit seine Impulse ins Bewusstsein sendet.

Im Unterbewussten müssen wir drei Kategorien von Inhalten unterscheiden. Zum einen sind darin die positiven Werte und Essenzen enthalten, die aus den Erfahrungen der Vergangenheit gewonnen werden konnten. Diese Erfahrungen sind uns zwar nicht mehr bewusst, doch ihre Essenzen veranlassen uns zu einem Verhalten, das mit den Gesetzen des Lebens und des Zusammenlebens übereinstimmen, und sind so die Basis für eine ausgeglichene und autonome Persönlichkeit.

Im Unterbewussten sind zweitens aber ebenfalls die Erfahrungen gespeichert, die aus irgendeinem Grunde bei ihrem Erleben zu intensiv, zu schmerzhaft oder zu schockierend waren und deshalb nicht verdaut, assimiliert oder integriert werden konnten. Es können Schicksalsschläge, Gewalterfahrungen, traumatische Erfahrungen oder sehr große Enttäuschungen sein. Es können auch Erfahrungen sein, die sehr lange zurückliegen, bis hin zu einem vorgeburtlichen Zustand. Soweit es sich um verdrängte Erfahrungen handelt, machen sie sich in der Regel als psychische oder sogar körperliche Blockaden bemerkbar.

Im Unterbewusstsein sind drittens die Werte gespeichert, die durch Erziehung und Kultur so tief eingeprägt wurden, dass sie nicht mehr bewusst sind. Sie bilden die Ursache für fest eingefahrene Verhaltens- und Denkmuster, die man nur schwer überwinden kann.

Das Unterbewusste mit all seinen Unteraspekten ist die äußerste Grenze der natürlichen Psyche, die den Zugang zum Unbewussten versperrt. Es ist die äußere Membran, die äußere Schale der Psyche.

Emotionen markieren Grenzen, Denken analysiert und verbindet

Wir sagten bereits, dass die Gefühle die Grenzen unserer psychischen Membran bestimmen und entscheiden, welche Informationen der Wahrnehmung integriert werden können und welche nicht. Wodurch werden die Gefühle definiert? Die völlig unromantische Antwort lautet: durch die Bedürfnisse, die sich aus der Biologie unseres Körpers ergeben und die durch das biologische Gedächtnis gesteuert werden. Diese Bedürfnisse erzeugen Instinkte, Triebe, Wünsche und Gefühle. Wir erfühlen das als gut, wahr und schön, was das biologische Gedächtnis als nützlich erkannt hat; das heißt, was unserer Biologie guttut. Das klingt ziemlich ernüchternd. Doch wir sind uns bewusst, dass der Mensch sich nicht auf das biologische Gedächtnis reduzieren lässt, und wir erinnern an seine Doppelnatur.

Die Gefühle definieren also die Grenzen des Gedächtnisses und der Psyche. Sie bewerten, ob etwas für den Organismus zulässig oder unschädlich ist. Wahrnehmungen und Situationen, die angenehme Gefühle auslösen, werden in den subjektiven Innenraum, ins Gedächtnis aufgenommen und gespeichert; und alles, was unangenehme Gefühle auslöst, wird abgewiesen.

Das Denken stellt sich in den Dienst des Gedächtnisses, das durch die Gefühle geprägt wird, und ordnet die verschiedenen Sinneswahrnehmungen, analysiert sie, unterscheidet sie und bildet Zusammenhänge. Das Gefühl steht also über dem Denken.

Auch wenn Argumente für eine bestimmte Entscheidung angeführt werden, ist es so, dass immer die Gefühle zuvor schon entschieden haben. Das Denken versucht, die Entscheidung des Gefühls mit logischen Argumenten zu rechtfertigen und zu begründen. Tatsache ist wie gesagt aber, dass praktisch jede Entscheidung durch logische Argumente begründet werden kann – was die Aussagekraft von Argumenten stark relativiert. Die Gedanken und die durch sie gebildeten Konzepte und Theorien sind also äußerst relativ.

Um die Relativität der Wahrnehmung zu veranschaulichen, sollen hier zwei Beispiele dienen. Ein zylindrischer Gegenstand wie zum Beispiel eine Konservendose ist ein dreidimensionaler Körper. Wenn wir den Zylinder mit einer starken Lichtquelle beleuchten, die sich in der Verlängerung seiner Längsachse befindet, wirft er einen kreisförmigen Schatten. Wenn wir ihn jedoch mit einer Lichtquelle auf der Querachse beleuchten, wirft er einen rechteckigen Schatten. Hätten wir nur ein zweidimensionales und kein dreidimensionales Bewusstsein, würden wir entweder nur einen Kreis oder nur ein Rechteck sehen. So könnten sich zwei Menschen in die Haare geraten, wenn sie ein und denselben Gegenstand aus verschiedenen Perspektiven betrachten und dadurch zu völlig unterschiedlichen Ergebnissen kommen.

In Büchern über Botanik steht, dass die meisten Schlingpflanzen linkswendlig sind. Das heißt, sie bewegen ihren Stängel, mit dem sie sich um eine Stütze winden, im Gegenuhrzeigersinn. Rechtswendlige Schlingpflanzen wie der Hopfen sind eine Ausnahme. Diese Aussage kam dadurch zustande, dass die ersten Botaniker, die sich mit dem Drehsinn von Schlingpflanzen beschäftigten, von oben auf die Pflanze schauten. Doch man kann sich fragen, ob das eine Perspektive ist, die dem Wesen der Pflanze gerecht wird. Müsste man den Drehsinn nicht vielmehr in der Wuchsrichtung der Pflanze definieren? Aus dieser wohl pflanzengerechten Perspektive wären die meisten Pflanzen rechtswendlig und die Ausnahme, der Hopfen, linkswendlig. Diese Perspektive wäre aber nicht nur pflanzengerecht, sondern in einem viel weiteren Sinne naturgerecht.

Denken wir beispielsweise an ein Schneckenhäuschen. Über 99 Prozent der Schneckenhäuschen haben eine gleichartige Spiralbewegung, nämlich von der Mitte aus gesehen dreht sich die Spirale im Uhrzeigersinn (rechtsdrehend) nach außen. Man kann das auch an vielen anderen Bewegungen in der Natur erkennen, auf die wir hier nicht näher eingehen wollen. Immer stellt man fest, dass sich das Entstehen einer Form in einer Rechtsdrehung vollzieht und das Vergehen in einer Linksdrehung.

Diese Beispiele scheinen trivial und banal zu sein. Doch wir wollen Folgendes mit ihnen anschaulich machen: Die Realität ist, dass die größte Anzahl von Meinungsverschiedenheiten und Auseinandersetzungen auf Gegensätzen beruhen, die sich durch die verschiedenen Standpunkte und Perspektiven ergeben. Doch in den meisten Fällen sind sich die Parteien dessen nicht bewusst. Sie beharren auf der Richtigkeit ihrer Perspektive und vertreten sie vehement. Diese Begrenztheit ist eine Folge der Konditionierung der Gefühle und damit des Denkens durch die Biologie, die logischerweise nur den eigenen Standpunkt, den des eigenen Körpers, vertreten kann. Eine wirklich höhere Stufe in der menschlichen Entwicklung würde erst dann erreicht sein, wenn eine größere Anzahl von Menschen ein integrales Bewusstsein besäße, das die eigene Sicht nicht mehr als das Maß aller Dinge definiert. Dieses integrale Bewusstsein zu entwickeln, könnte der nächste Schritt in der Menschheitsentwicklung sein, der durch die Integration des im Unbewussten liegenden geistigen Kerns des Menschen möglich ist (Gebser 2010).

Das Denken analysiert nicht nur das Wahrgenommene, sondern es ist auch ein Schöpfungsorgan. Alle von Menschen real geschaffenen Gegenstände wurden zuerst in Gedanken erzeugt. Erst wenn etwas als gedankliches Konzept vorliegt, kann es in ein reales Produkt umgesetzt werden.

Kreativität darf also nicht nur im Äußeren gesehen werden, sondern sie beginnt im Inneren. Wir erschaffen mit unseren Gedanken in uns, in unserem Bewusstsein eine eigene Welt, eine Welt von Konzepten, Ideen, Vorstellungen über das Leben und das Universum.

Wir haben bereits ausgeführt, dass es eigentlich zwei Welten gibt: die reale Welt »da draußen« und die Vorstellung von ihr in unserem Bewusstsein, die durch das Gedächtnis ermöglicht wird. Als wir von der Vorstellung sprachen, meinten wir eine mehr oder weniger naturgetreue Abbildung dessen, was unsere Sinnesorgane wahrgenommen haben, geprägt natürlich durch die selektive Wahrnehmung. Doch nun wollen wir das Augenmerk auf eine weitere Welt richten, eine Art dritte Welt, eine dritte Wirklichkeit, die nicht mehr ein Abbild des »Außen« ist, sondern eine eigene Kreation des Denkens. Es handelt sich dabei oft um abstrakte Dinge, die es in der Realität gar nicht gibt, und es geht um die Konzepte, die man mit diesen abstrakten Begriffen bildet. Diese dritte Wirklichkeit besteht aus Theorien, Konzepten, Klassifizierungen, Geschichten, Mythen, Allegorien, Religionen und Göttern. Sie beruhen auf vom Denken geschaffenen abstrakten Begriffen, die allein in unserem Denken und in der konkreten Welt nicht existieren. Doch diese Konzepte erlauben es der Menschheit, sich in größeren Gruppen zu vereinen und großartige Gemeinschaftswerke zu realisieren. Der Bau aller großen Monumente der Menschheit wäre niemals möglich, wenn sich die daran Beteiligten nicht auf gemeinsame Konzepte hätten verständigen können (Harari 2015).

Durch den Willen und die Absicht kommt die Doppelnatur zum Ausdruck

Der Wille ist die Kraft, die einen Gedanken in die Tat umsetzt. Jedem Willensentschluss liegt eine Absicht zugrunde. Es gibt grundsätzlich zwei verschiedene Kategorien von Absichten, eine biologische und eine geistige. In der Absicht, die hinter einem Willensentschluss liegt, kommt die Doppelnatur des Menschen zum Ausdruck.

Den meisten Aktionen liegen *biologische* Absichten zugrunde. Die biologischen Interessen der Selbst- und Arterhaltung können entweder direkt oder indirekt zum Ausdruck kommen. Bei den direkten Absichten verfolgt man das Ziel unmittelbar; das heißt, man strebt durch eigene Aktionen das Ziel an. Bei den indirekten Absichten erbringt man für einen anderen oder für ein System eine Dienstleitung in der Erwartung einer Gegenleistung. Die Arbeit um Lohn gehört dazu, aber auch die Dienstleistung im sozialen Bereich, wenn ich zum Beispiel anderen Menschen Gutes tue, damit es mir vergolten wird. Biologisch motivierte Aktionen verfolgen immer eine Absicht, entweder offen oder verborgen, und dabei geht es stets um den eigenen Vorteil. Das ist der Normalfall von fast allen Aktionen.

Das Kennzeichen einer *geistig* motivierten Aktion ist die Absichtslosigkeit in dem Sinne, dass nichts für das Subjekt erwartet wird. Das Motiv einer geistig motivierten Aktion ist immer situativ, es kann nicht geplant und organisiert werden. Einer solchen Aktion geht die objektive Wahrnehmung und Erkenntnis der aktuellen Situation voraus. Es ist die Erkenntnis, was getan werden muss – unabhängig davon, wem es nutzt. Jede Situation trägt in sich eine immanente Notwendigkeit, damit ein begonnener Prozess auf gute Weise weiterlaufen kann.

In der abendländischen, christlich geprägten Kultur haben Absichtslosigkeit und Dienst am Gemeinwohl einen hohen moralischen Stellenwert. Doch in der Regel findet genau hier die Vermischung der beiden Ebenen statt. Dabei wird die biologische Absicht, ein bestimmtes Ziel zu erreichen, mit vorgeschobenen altruistischen Motiven maskiert. Diese Vermischung ist wohl eine der Hauptursachen für viele psychische Deformationen und Krankheiten.

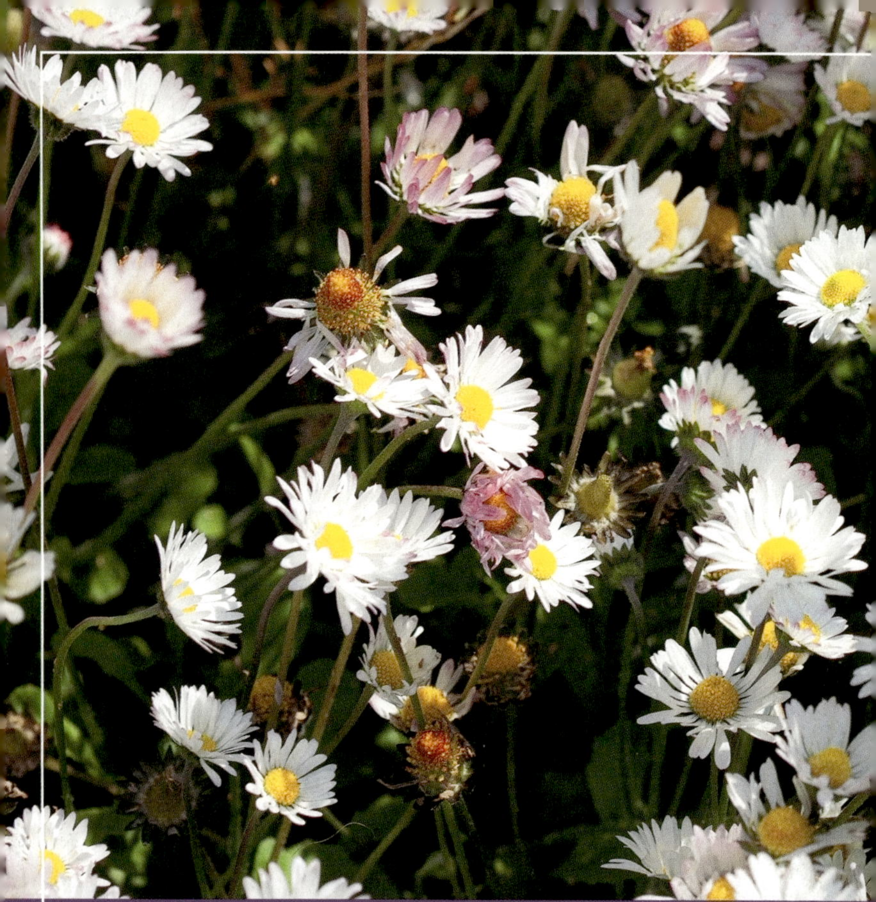

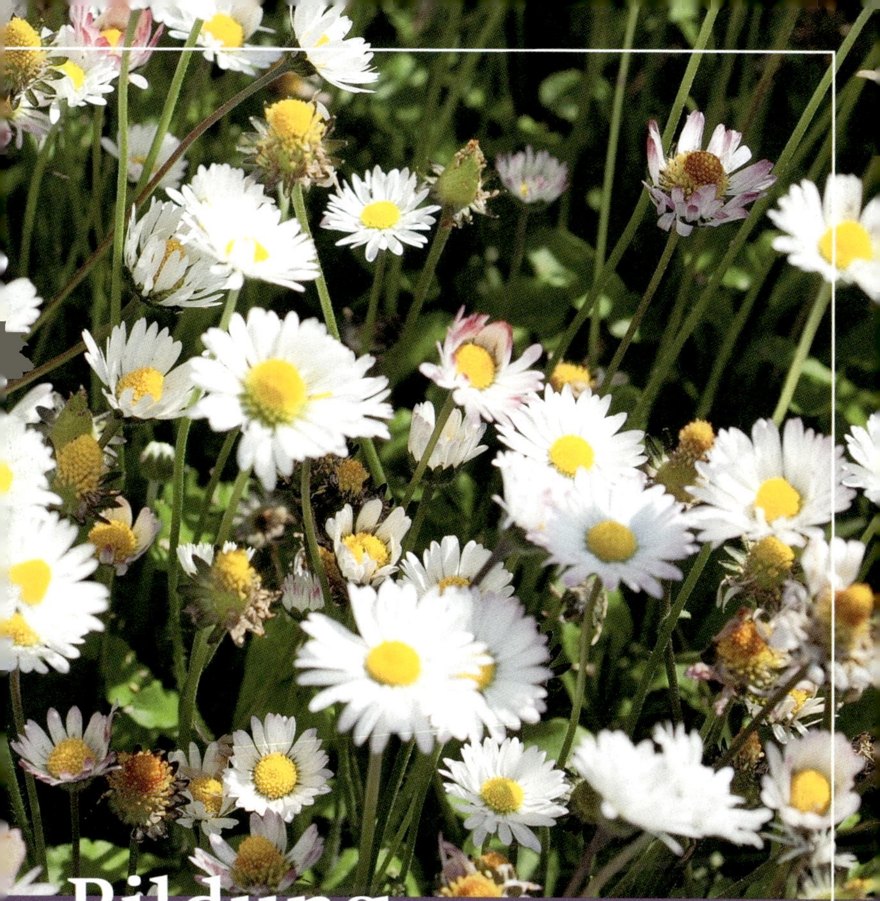

Bildung, Wachstum und Metamorphose der psychischen Form

Der Aufbau der Form

Nachdem wir die einzelnen Elemente der Psyche und des Bewusstseins näher definiert haben, wollen wir nun die Bildung der psychischen Form im Detail besprechen. Es gibt insgesamt drei (gesunde) respektive vier Phasen der Formbildung:

- Aufbau: die Entwicklung von Kraft und Widerstandsfähigkeit.
- Bewahrung und Wachstum: die Entwicklung von Intelligenz und Erkenntnis.
- Abbau und Metamorphose: die Metamorphose und die Entwicklung von Weisheit.
- Deformation: die Entwicklung von Krankheitszuständen.

Diese Phasen wiederholen sich in regelmäßigen Abständen. Immer wieder wird ein neuer Aspekt der Psyche aufgebaut, bewahrt und dann wieder abgebaut, um eine Metamorphose zu erlauben. Kommt der Abbau ins Stocken, entsteht eine Deformation der psychischen Form. In ihr finden wir die Hauptursache von psychischen und psychosomatischen Erkrankungen.

Kommen wir zum Aufbau. Die Psyche hat, ebenso wie jeder Organismus, eine Form, die durch eine Grenzfläche, eine Hülle, eine Membran oder eine Schale gebildet wird. Sehen können wir die Hülle der Psyche natürlich nicht, doch wir können sie spüren, an uns selbst und an anderen, und zwar unmissverständlich. Wir erinnern daran, dass wir uns unserer Hülle, sei es die körperliche oder die psychische, besonders dann bewusst werden, wenn sie verletzt wird und schmerzt. Dieser Schmerz ist nichts anderes als das intensive Bewusstsein, dass unsere Grenze in Gefahr ist. Der Schmerz wird durch einen äußeren Widerstand oder einen Angriff auf unsere Hülle ausgelöst. Wie müssen wir darauf reagieren?

Widerstände oder Angriffe können zwei unterschiedliche Bedeutungen haben, die von zwei unterschiedlichen Entwicklungsphasen abhängen und daher auch zwei unterschiedliche Reaktionen verlangen: Die erste Aufbauphase erfordert den Schutz von außen, die zweite erfordert die Stärkung durch Widerstand.

In der frühesten Entwicklungsphase jedes Organismus und jeder Psyche ist Schutz von außen durch die Eltern und das Umfeld erforderlich. Das Kind oder die junge Psyche (auf eine bestimmte Entwicklungsphase bezogen) kann sich selbst noch nicht genügend schützen und braucht die notwendige Umhüllung von außen. Das gilt für die körperliche und die seelische Entwicklung, und es gilt auf ähnliche Weise auch für das Pflanzenreich. Ein junges Pflänzchen muss noch vor den Umwelteinflüssen geschützt werden, sei es durch Glas oder eine wärmende Folie, sei es durch Jäten des Unkrauts, sei es durch regelmäßiges Gießen. Hierin liegt eines der Grundprinzipien, die auf allen Ebenen gelten, auf denen sich Lebensformen entwickeln. Fehlt dieser Schutz im frühen Stadium, so kommt es zu Wachstumsstörungen und Missbildungen, die sich später kaum oder nur sehr schwer wieder korrigieren lassen.

In der folgenden Aufbauphase ist eine gegensätzliche Haltung gegenüber Widerständen und Schmerz verursachenden Einwirkungen erforderlich. Die Hülle muss nun von innen mit Kraft gefestigt und gestärkt werden. Kraft kann nur durch Widerstände entwickelt werden. Widerstände, die in der ersten Phase von außen ferngehalten werden mussten, bilden in der zweiten Phase die erforderlichen »Trainingslektionen«, um die Hülle stark und resistent zu machen.

Wenn daher ein schmerzender Reiz von außen kommt, ist das eine Aufforderung, sich zur Wehr zu setzen, sich zu verteidigen, zu kämpfen und Kraft zu entwickeln, um den negativen Einfluss abzuwenden. Dadurch wird man innerlich stark, und die Hülle wird widerstandsfähig, das psychische Immunsystem wird gestärkt.

In dem Maße, wie die innere Kraft entwickelt wurde, können störende Einflüsse mit immer weniger Energie abgewehrt werden, sodass die entwickelte Kraft für neue Erfahrungen gebraucht werden kann. Denn wenn man sich in seiner Hülle sicher und geborgen fühlt, kann man damit beginnen, neue Erfahrungen zu machen, in die Welt zu gehen, alles zu prüfen und das zu integrieren, was in die Hülle passt, und das Unpassende mit wenig Aufwand abzuwehren.

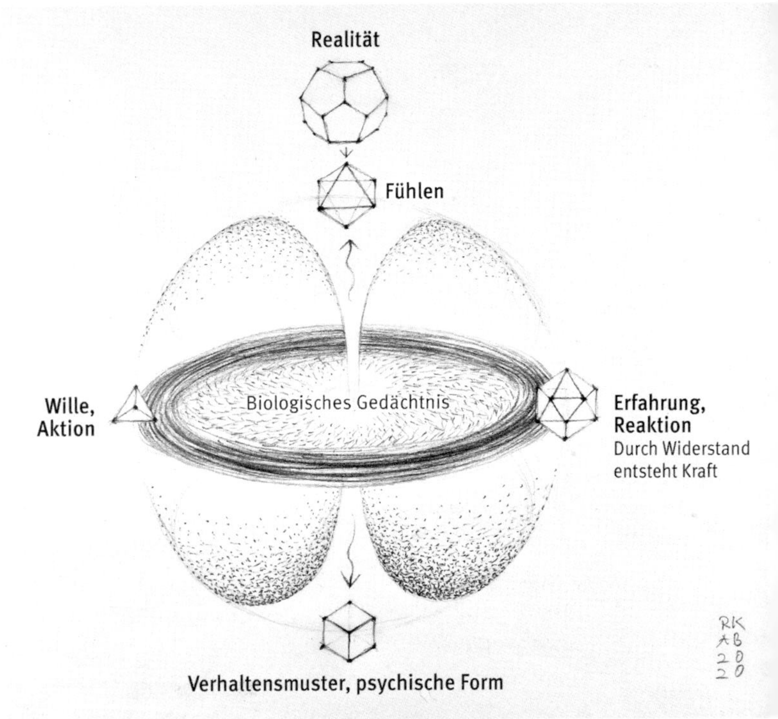

Das Kreuz der Elemente für den Aufbau der psychischen Form.

Wir möchten diese Entwicklungsphase nun wieder mit dem Kreuz der Elemente darstellen, das sich wie ein roter Faden durch unsere Erklärungen zieht, weil es ein wesentlicher Teil des geistigen Bandes ist, das alles mit allem verbindet. Am Kreuz der Elemente kann man die Einheit alles Lebendigen erkennen.

Auf der horizontalen Achse befinden sich links, als Yang-Polarität, der Wille und die Aktion und rechts, als Yin-Polarität, das Erlebnis der Erfahrung. Es entsteht nun ein Metabolismus zwischen Yang und Yin, zwischen Aktion und Erfahrung. Der Metabolismus wird im Wesentlichen durch das biologische Gedächtnis gesteuert.

Auf der Vertikalen entstehen oben, als Resultat der Wechselwirkung zwischen Aktion und Erfahrung, die Gefühle, die eine selektive Öffnung beziehungsweise Filterung der Einflüsse für die Realität bewirken. Die Realität bildet die transzendente Information, die von den Gefühlen selektiv aufgenommen wird und zur Formung des Erd-Elements am unteren Ende der Vertikalen führt. Das Erd-Element ist hier die Form der Psyche, die zu einem großen Teil durch die Verhaltensmuster gebildet wird.

Die Bewahrung und das Wachstum der Form

Widerstände ermöglichen nicht nur die Entwicklung von Kraft, sondern in der weiteren Entwicklungsphase auch von Intelligenz. Man lernt, die Ursachen der Widerstände zu erkennen, um sie künftig zu vermeiden.

Um die Zusammenhänge von Ursache und Wirkung immer besser zu verstehen, hat der Mensch abstrakte Begriffe gebildet. Abstrakte Begriffe beschreiben Dinge, die es in der konkreten Welt nicht gibt. In der konkreten Welt gibt es zum Beispiel Löwen, Leoparden und Panther. Um diese Tierarten zusammenzufassen, hat der Mensch den abstrakten Begriff »Raubkatzen« gebildet, der eine Familie von verwandten Tieren bezeichnet. Aber die Raubkatze als konkrete Tierart gibt es nicht. Durch die Bildung von abstrakten Begriffen können Naturgesetze, Konzepte, Theorien und psychologische Gesetze formuliert werden. Erst durch abstrakte Begriffe und die damit möglich gewordenen Gedankenkonstruktionen sind die gewaltigen kulturellen und technologischen Entwicklungen des Menschen möglich geworden. Durch diese Konzepte hat der Mensch eine dritte Art der Welt erschaffen.

Wir wiederholen: Die erste ist die reale Welt »da draußen«, die zweite ist unser mehr oder weniger naturgetreues Abbild davon in unserem Gedächtnis, unsere Vorstellung von der Welt, und die dritte Wirklichkeit besteht aus den Konzepten, den Modellen, der Philosophie, den Paradigmen, die wir über die beiden ersten Welten legen.

In dieser zweiten Phase, in der es um die Bewahrung und das Wachstum der psychischen Hülle geht, entwickelt der Mensch immer besser ausgeklügelte mentale Systeme, um sein Überleben auf diesem Planeten abzusichern und um sich auszubreiten. Dies ist die Phase, die, wenn sie nicht rechtzeitig überwunden wird, indem sie in die dritte Phase übergeht, zur Ausbeutung des Planeten und zu allen anderen nur denkbaren menschenverursachten Katastrophen führt. Warum ist das so?

Diese Phase nennen wir einen »Zirkelschluss«. Damit meinen wir nicht die rhetorische Figur eines Beweisfehlers, den logischen

Fehlschluss. Dennoch ist auch der Zirkelschluss in unserem Sinne ein in sich geschlossener Regelkreis, der nur einen begrenzten Abgleich mit Informationen von außerhalb des Systems hat und dadurch nur geringfügige Korrekturen durch die Realität zulässt. Das heißt, das Produkt des einen Kreislaufs wird zur prägenden Information für den folgenden. Durch diesen geschlossenen Kreislauf erzeugt ein System fortlaufend sich selbst. In der Biologie und Soziologie spricht man von »Autopoiesis«. Das ist an sich ein ganz normaler Prozess, der bei allen Lebewesen und anderen lebendigen Systemen auftritt. Autopoiesis ist notwendig, weil dadurch die Organismen auf effiziente Weise instandgehalten und konsolidiert werden können.

Das Ziel dieses Kreislaufs besteht darin, das natürliche System, also den Körper und die Psyche, zum Wachstum zu führen, zu optimieren und zu erhalten. Dazu gehören nicht nur die Selbsterhaltung und die Fortpflanzung, sondern auch das ganze Spektrum der sozialen Funktionen wie die Eltern- und Kinderliebe, die Kooperationsbereitschaft, die Empathie, die Hilfsbereitschaft und so weiter. Diese letztgenannten Eigenschaften können ebenfalls unter dem Begriff »Erhaltung und Optimierung« zusammengefasst werden. Da kein Lebewesen für sich allein bestehen und nur auf seine eigenen Interessen achten kann, geht es ihm nur dann wirklich gut, wenn es auch die Interessen der anderen, ihm Nahestehenden berücksichtigt. Die sozialen Äußerungen des Menschen sind also ganz natürliche Erscheinungen, die sich im Laufe der Evolution herausgebildet haben und die durch das biologische Programm erklärt werden können.

Zur Konsolidierung gehören vor allem mentale Konstruktionen, welche die Realität in Konzepte einordnen. Konzepte und Ordnungsmuster sind notwendig, denn ohne sie müsste man bei jeder Erfahrung wieder bei null anfangen. Konzepte helfen uns, psychische Energie zu sparen, indem neue Erfahrungen in ein bestehendes System eingeordnet werden. Zwar benötigt die Entwicklung eines Systems viel Energie (Denken ist ein hochenergetischer Prozess), doch danach wird das Leben viel einfacher. Zu solchen Konzepten gehören auch Märchen, Mythen, Mythologien, Götter, Religionen ebenso wie wissenschaftliche Konzepte und Paradigmen. Das heute vorherrschende naturwissenschaftlich-materialistische Paradigma ist ein ebensolches Glaubenssystem wie seinerzeit das religiöse. Rituale beruhen meistens auf religiösen oder wissenschaftlichen Mythen und haben die Funktion, das innere System zu konsolidieren, indem sie immer wieder die gleichen Geschichten, die gleichen Theorien beleben.

Autopoiesis wird aber dann zu einem großen Problem, wenn der Zeitpunkt verpasst wird, an dem das System sich wieder an der äußeren Realität (und der geistigen Information, der Wahrheit) orientieren und justieren muss, da die Abweichungen zwischen dem System und der Realität zu groß geworden sind.

Man kann ohne Zweifel sagen, dass gerade dieser fehlende Abgleich mit der Realität und der Wahrheit das Kernproblem des heutigen Menschen ist. Er hat die Selbstbehauptung durch den Prozess der Autopoiesis auf die Spitze getrieben, und zwar auf Kosten des Lebens des Planeten und vor allem auf Kosten einer schon seit längerer Zeit anstehenden Integration höherer Ebenen in sein Bewusstsein.

Warum ist der Mensch so konservativ und hat solche Mühe, aus dem in sich geschlossenen Kreislauf der Selbstbehauptung auszubrechen und sich wieder mit dem Abenteuer des ewig fließenden Lebens zu verbinden, das nichts in sich festhält, das alle nur denkbaren Formen erzeugt und wieder zerfließen lässt, damit alles immer wieder erneuert wird und dadurch fortwährend lebendig ist?

Die Ursache dieser Verzögerung des nächsten Entwicklungsschrittes durch das Bewahren des Bestehenden ist unserer Meinung nach die zweite Natur des Menschen, die verborgene geistige Natur. Denn die Impulse des Unbewussten, die als die Stimme des geistigen Kerns im Menschen verstanden werden können, führen zu der Idee der Dauerhaftigkeit. Deshalb hat der Mensch so unglaublich viel Mühe damit, etwas Bewährtes, Liebgewordenes, Schönes, Wah-

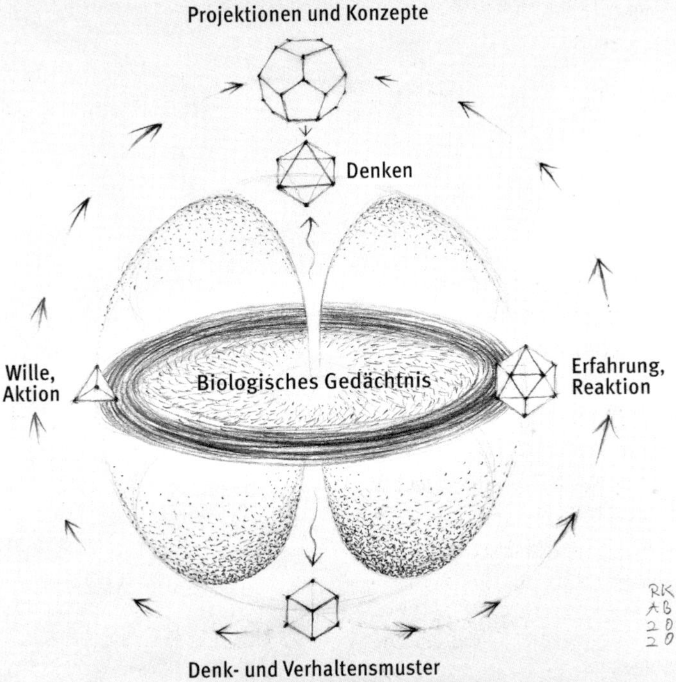

Durch einen Zirkelschluss werden die Denk- und Verhaltensmuster zur transzendenten Information.

res wieder loszulassen. Das heißt mit anderen Worten: Der Zirkelschluss, dem der Plan zugrunde liegt, das System möglichst effizient zu konsolidieren, wurde dadurch, dass er nicht zur richtigen Zeit wieder mit der Realität oder der geistigen Wahrheit abgeglichen wurde, zu einem Teufelskreis, einem Circulus vitiosus. Was war doch der Preis, den Mephisto dem Faust für seine Dienste abverlangte? Seine Seele. Und wann wäre dieser Preis zu entrichten gewesen? Dann, wenn Faust sagt: »Werd ich zum Augenblicke sagen: / Verweile doch! du bist so schön!« (1699f.)

Das Problem des Menschen besteht darin, dass er sich mit seinem Körper identifiziert, der der Veränderung unterworfen ist, und nicht mit dem geistigen Kern, der unveränderlich ist. Die Analogie dazu wäre, wenn die Blätter eines Baumes sich als »ganzer und alleiniger Baum« fühlten und sich deshalb gegen das Fallen im Herbst wehrten. Aber der Baum besteht ja weiter, auch ohne Blätter, und im nächsten Frühling kommen wieder neue. Das Bewusstsein des Baums ist mit dem Teil verbunden, der bleibt, und nicht mit

Das Kreuz der Elemente für die Bewahrung
und das Wachstum der psychischen Form.

den Blättern. So könnte es auch beim Menschen sein. Bis dahin scheint uns aber noch ein langer Weg der Erfahrung und Erkenntnis bevorzustehen – eine große Herausforderung.

Wenn der richtige Zeitpunkt zur Auflösung verpasst wird, führt das zu einer Deformation der psychischen Hülle und wird zu einer der wesentlichsten Ursachen von Krankheiten. Im nächsten Kapitel beschreiben wir die positive Fortsetzung der Entwicklung, bei der die psychische Form in einem Feuerprozess »geopfert« wird, damit durch eine Metamorphose eine höhere Form im Sinne von Weisheit entstehen kann.

Die Auflösung der Form

Die Autopoiesis, bei der unsere Psyche auf den geschlossenen Kreislauf der Selbsterhaltung ausgerichtet ist und der Abgleich und die Autokorrektur mit der Realität weitgehend fehlen, führt wie gesagt unweigerlich zu einer Situation, in der es zu einer erheblichen Abweichung zwischen der Psyche und der Realität kommt, zwischen dem Innen und dem Außen, das heißt zwischen unserer inneren, »dritten« Welt und der ersten Welt, der Realität.

Nun stellt sich die Frage: Wie geht es weiter? An diesem Punkt kann sich die Entwicklung in zwei Richtungen fortsetzen: Entweder ich akzeptiere die Tatsache der Diskrepanz zwischen innen und außen, oder ich verschließe mich vor ihr, indem ich weitere »Geschichten« oder Konzepte ausdenke, die mich immer weiter von der Realität entfremden und schließlich zu einer Deformation führen.

Der erste Weg ist ohne Leiden nicht möglich, weil das Zerbrechen der liebgewonnenen inneren Bilder immer mit Leid verbunden ist. Dies ist mehr als ein bloßes Loslassen oder ein Auflösungsprozess – denn das wäre ein Wasserprozess –, nein, es ist ein Feuerprozess. Die alten Formen werden durch das Feuer verzehrt, und das führt zu Schmerz und Leiden. Durch die Erkenntnis der Diskrepanz zwischen innen und außen entsteht eine Spannung, ein Schmerz. Das ist ein Feuer. Deshalb findet man auf dem Kreuz der Elemente auf der linken Seite (Yang) die bestehende innere psychische Form und auf der rechten (Yin) die Erfahrung. Es findet der analoge Prozess statt, wie wenn ich ein Stück Holz verbrenne. Das Holz ist der innere Zustand, und der Sauerstoff ist die Realität. Es entsteht also ein Feuerprozess, eine Hitze. Und nun stellt sich die entscheidende Frage: Was mache ich mit dieser Energie? Die Hitze kann ich nicht aushalten, ich muss sie auf irgendeine Weise umsetzen.

Die übliche Reaktion besteht darin, die Energie, die Hitze in Form von Kritik oder Aggression gegenüber dem scheinbaren äußeren Verursacher dieser Abweichung abzuleiten. Dieser Prozess geschieht in den meisten Fällen so lange, bis man erkennt, dass man selbst die Ursache dieser Abweichung ist.

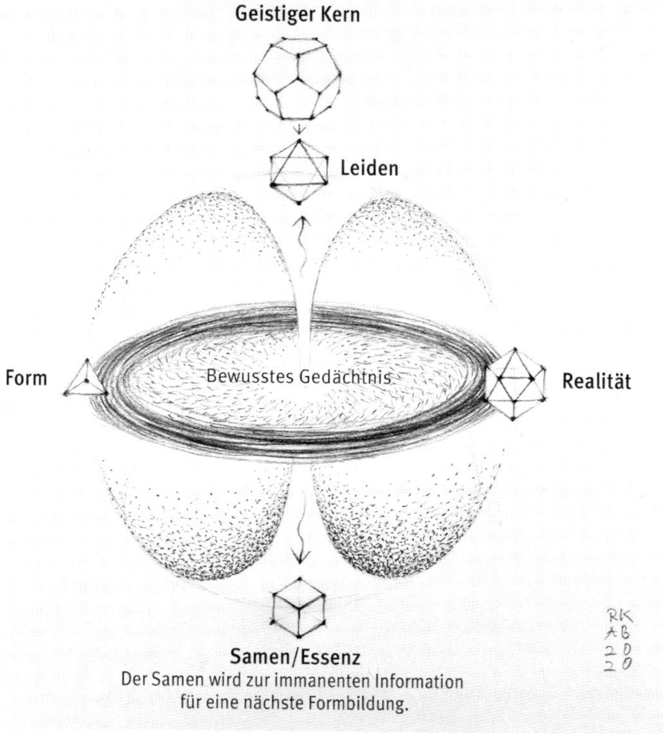

Das Kreuz der Elemente für die Metamorphose der psychischen Form.

Ist diese Erkenntnis nach vielen Erfahrungen ausreichend im Bewusstsein verankert, ist man bereit, das damit verbundene Leid zu akzeptieren und nicht durch Angriffe nach außen auf vermeintliche Ursachen abzureagieren. Durch dieses stille Betrachten und Annehmen des Leids wird es im Kreuz der Elemente zum Feld, zur Essenz, welche die transzendente Information wieder empfangen kann.

Es gibt nun zwei Möglichkeiten von transzendenter Information. Die erste ist, dass man wieder einen realeren Bezug zur Realität bekommt, und die zweite, dass man zusätzlich empfänglich wird für die geistige Information aus dem Unbewussten. Im letzteren Fall kann ein neuer Sinn, ein neuer Zusammenhang erkannt werden, bei dem es nun nicht mehr um Ursache und Wirkung geht, sondern um das Schauen eines Ganzen, eines Zusammenhangs. Auf diese Weise wird ein Same gebildet, aus dem eine neue Form entsteht, die eine neue Dimension des Lebens betreten kann. Es findet eine Metamorphose statt.

Die Deformation

Der Mechanismus der Autopoiesis hat wie gesagt den großen Nachteil, dass er mit der Zeit zu einem Verlust des Realitätsbezugs führt, wenn er nicht rechtzeitig durchbrochen wird, indem man in die folgende Phase der Formauflösung geht. Wenn hier von Realitäts- oder auch von Wahrheitsverlust gesprochen wird, darf dieser nicht nur auf die materielle Realität bezogen werden, denn die »reale« Realität umfasst alle Ebenen des Seins. So kann jemand scheinbar völlig in der Realität der materiellen Ebene stehen und dabei doch die subtileren Aspekte der Realität des Lebens ganz und gar ignorieren. Die klassische Biologie oder auch die Mainstream-Medizin, die nur die Mechanik und Biochemie des Lebens berücksichtigen, sind ein solches Beispiel von Realitätsverlust. Die moderne Quantenphysik hingegen hat höhere Ebenen mit einbezogen und ist in diesem Sinne »realer«. Auch viele Richtungen der Esoterik sind unter der Kategorie des Realitätsverlustes einzuordnen, wenn sie zwar höhere Ebenen integrieren, jedoch die klaren Prinzipien der physischen Ebene geringschätzen. Nur eine Sichtweise, die alle Ebenen des Daseins berücksichtigt, kann wirklich als real bezeichnet werden.

Wenn sich die Schere zwischen Bewusstsein und Realität zu öffnen beginnt, wenn sich also eine Diskrepanz zwischen innen und außen entwickelt und man sich nicht der Phase der Auflösung der inneren Form hingibt, indem man wie beschrieben die Realität höher gewichtet als die eigenen Ideen und Konzepte und den Schmerz dabei aushält, dann ist die verbreitetste Strategie, fantastische Geschichten oder Verschwörungstheorien zu erfinden. Wir basteln uns dann eine Scheinrealität, fälschen Fakten, und die selektive Wahrnehmung wird krankhaft und zu einer deformierten Wahrnehmung. Die Diskrepanz zwischen den inneren Bildern und der Realität wird immer größer. Dadurch wird die Hülle der Psyche nicht nur deformiert, sondern sie wird zu einer Schale oder gar zu einem Panzer, der eine lebendige Kommunikation und Interaktion mit den Menschen und der Welt zunehmend einschränkt und schließlich unmöglich macht.

Wir möchten nochmals auf das Erfinden und Erzählen von Geschichten zurückkommen. Wir haben gesagt, dass es eine spezifische Fähigkeit des menschlichen Denkens ist, abstrakte Begriffe zu kreieren. Dazu gehört auch das Erschaffen von Geschichten, Mythen, Ritualen und so weiter. Solche abstrakten Konzepte sind absolut notwendig für eine kulturelle, wissenschaftliche und auch für eine spirituelle Entwicklung. Doch es gibt »wahre« Geschichten und »unwahre«. Die meisten klassischen Märchen zum Beispiel sind wahre Geschichten, weil sie Grundprinzipien des Lebens und der Seele darstellen. Doch Verschwörungstheorien oder andere Projektionen sind keine wahren Geschichten, sondern reine Fantasieprodukte, um einer komplexen Realität ein vermeintlich einfaches Konzept überzustülpen. Diese Ersatzgeschichten werden mit der unbewussten Absicht erfunden, eine nicht mehr passende psychische Hülle vor dem Aufbrechen zu bewahren. Das Küken, das nicht schlüpfen will, erfindet eine Theorie, dass es im Ei besser ist als draußen.

Das Gesetz des Gleichgewichts

Bei der Besprechung der Polarität haben wir kurz erwähnt, dass eine unserer häufigen Neigungen darin besteht, den einen Pol einer Polarität zu hegen und zu pflegen und den anderen abzulehnen. Dadurch trennen wir uns von der Einheit, aus der die Polarität hervorgegangen ist, und verlieren uns in der Trennung der Gegensätze. Außerdem stören wir das dynamische Gleichgewicht, das allem zugrunde liegt. Doch diese Einseitigkeit und Störung ist letztlich auf uns selbst begrenzt und daher (aus weiterer Perspektive gesehen) eine Täuschung, denn es ist unmöglich, das Gleichgewicht als Ganzes zu stören. Das Gesetz des Gleichgewichts im Universum ist stärker als wir. Denn was geschieht, wenn wir einen Pol bevorzugen und den anderen abweisen? Die Bevorzugung eines Pols und die Abweisung des anderen geschieht immer im Inneren, in der eigenen Psyche, wodurch wir intern ein Ungleichgewicht schaffen.

Alfred Bast: *Blüten-Klang*, 2005.

Das Naturgesetz, das das Gleichgewicht wiederherstellen muss, wirkt aber nicht dort, wo wir das Ungleichgewicht erzeugt haben, also im Inneren, sondern im Äußeren.

Wenn wir, was meistens der Fall ist, die psychischen Auflösungsprozesse verhindern, obwohl die Zeit dafür gekommen ist und ein nächster Entwicklungs- und Reifungsschritt ansteht, dann verstärken wir im Inneren die Erhaltungskräfte. Damit nun das Gleichgewicht im Ganzen erhalten bleibt, müssen wir im Außen die Auflösungskräfte verstärken. Das heißt, die anstehende Auflösung eines überkommenen Bewusstseinszustandes, eines bestimmten Wertesystems oder einer biografischen Geschichte wird nicht an der eigenen Psyche vollzogen, sondern sie wird an anderen Menschen ausgeübt. Kritik, Aggression und Machtausübung, Unterdrückung, Übergriffe sind Ausdruck davon. Andere werden in ihrer Entwicklung begrenzt, weil wir nicht wahrhaben wollen, dass wir mit unserer eigenen aktuellen Entwicklung an eine Grenze gekommen sind, die durchbrochen werden muss, indem die bewahrende Hülle zerstört wird.

Beschleunigung als Folge, wenn die Auflösung verhindert wird

Die heutige Beschleunigung ist auch eine Folge des Widerstands gegen die Auflösung der Form. Obwohl alte Formen immer rascher durch neue ersetzt werden, findet kein wirklicher Auflösungsprozess, sondern nur ein scheinbarer statt. Denn eine Auflösung ist nur dann lebensgesetzlich, wenn dadurch eine Verbindung zu einer höheren Ebene von transzendenter Information hergestellt werden kann. Da dies aber nicht der Fall ist, sondern das Alte einfach weggeworfen wird, bleiben wir nicht nur auf einem Berg von physischem Müll sitzen, sondern auch auf einem Müllberg von Ideen und Konzepten, die nicht sauber aufgelöst wurden. Altes fortzuwerfen, ohne die Essenz daraus zu extrahieren, zwingt uns,

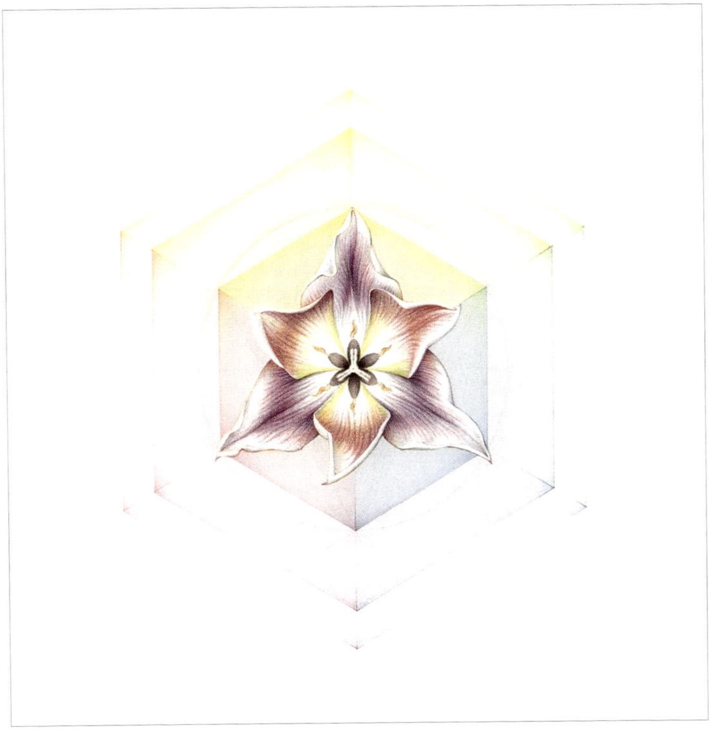

das Gleiche immer wieder und vor allem immer schneller in leichten Variationen zu erschaffen.

Die fehlende Auflösung ist letztlich die Ursache der Wachstumspolitik mit der dafür erforderlichen Beschleunigung aller Produktionsprozesse, die eine Entfremdung des Menschen vom Wesentlichen nach sich zieht und schließlich zu einem Kollaps führen muss (Rosa 2018).

Die Art, wie die Form aufgelöst wird, wie frei oder unfrei der betreffende Mensch dabei ist, ist der Schlüssel für jede Weiterentwicklung im Sinne von Evolution. Jede Form wird aufgelöst, das ist ein Naturgesetz. Wenn sich aber ein Mensch gegen die Auflösung zur Wehr setzt, baut sich eine Spannung auf, die nur durch eine Verhärtung der Schale ausgehalten werden kann. Doch auch diese Verhärtung hat ihre Grenzen, denn an einem bestimmten Punkt, wenn die Spannung immer größer wird – und das wird unweigerlich geschehen –, zerbricht die Schale.

Und hier liegt nun der signifikante Unterschied. Die Art und Weise, wie die Schale aufgelöst wird, entscheidet, ob die Essenz, die Weisheit der Erfahrung, gewonnen werden kann oder nicht. Wird die Schale gewaltsam zerbrochen, weil sich der Mensch gegen die Auflösung sträubt, wird die Essenz nicht frei, beziehungsweise es bleibt ein Rückstand im Unterbewussten, der blockierend wirkt und später aufgelöst werden muss. Wird die Schale, die Form, hingegen über die Treppe mit den vielen Stufen aufgelöst, also in einem spiegelbildlich analogen Prozess, wie sie gebildet wurde, dann wird die ganze Intelligenz und Weisheit der Erfahrungen frei.

Es versteht sich wohl von selbst, dass die Deformation zwar sehr verbreitet, aber dennoch ein pathologischer Zustand ist, der sich früher oder später auch auf der somatischen Ebene in Form einer Krankheit auswirken kann.

Das Kreuz der Elemente ist bei der Deformation das gleiche wie in der zweiten Phase, bei der Bewahrung und dem Wachstum der Form. Der Unterschied besteht darin, dass diese Phase nicht beendet, sondern über die notwendige Dauer hinaus weiter belebt wird.

Die drei gesunden Entwicklungsphasen – Aufbau, Bewahrung und Auflösung – wiederholen sich unablässig. Es gibt immer wieder neue psychische Entwicklungszustände, die aufgebaut, bewahrt und zu gegebener Zeit wieder aufgelöst werden müssen. So bildet sich im Laufe des Lebens eine Entwicklungstreppe. Die vertikalen Elemente der Treppenstufen bilden die »Quantensprünge« der Entwicklung, die auf die Auflösung folgen; und die horizontalen Teile der Treppe bedeuten die Konsolidierung. Bevor es zu einem Quantensprung beziehungsweise einer Metamorphose kommt, treten in den meisten Fällen Brüche auf, disruptive Prozesse, schicksalhafte Erfahrungen, Traumata. Doch darin liegen Chancen der Entwicklung, die, wenn sie ergriffen werden, zu einer höheren psychischen Stufe führen. Mit höher meinen wir: *immer realistischer im Sinne der Integration des Ganzen.*

Nun sind alle wichtigen Elemente dargelegt, mit deren Hilfe die Diagnose des Patienten gestellt und die Signatur gedeutet werden kann. Jede Krankheit kann mit diesem Schema zugeordnet werden: Hat der Schutz gefehlt, wurde nicht genügend abgegrenzt (erste Phase)? Wurde nicht genügend konsolidiert beziehungsweise Erkenntnis von Ursache und Wirkung gewonnen (zweite Phase)? Oder wurde Überfälliges nicht genügend aufgelöst (dritte Phase), sodass eine Deformation eingetreten ist? In der Gestalt der Pflanze kann man erkennen, ob sie die erste Phase unterstützt (Schutz, Abgrenzung, Kraft, Widerstandsfähigkeit), die zweite Phase (Erkenntnis, Wiederholung, Konsolidierung, Wachstum) oder die dritte Phase (Auflösung, Metamorphose).

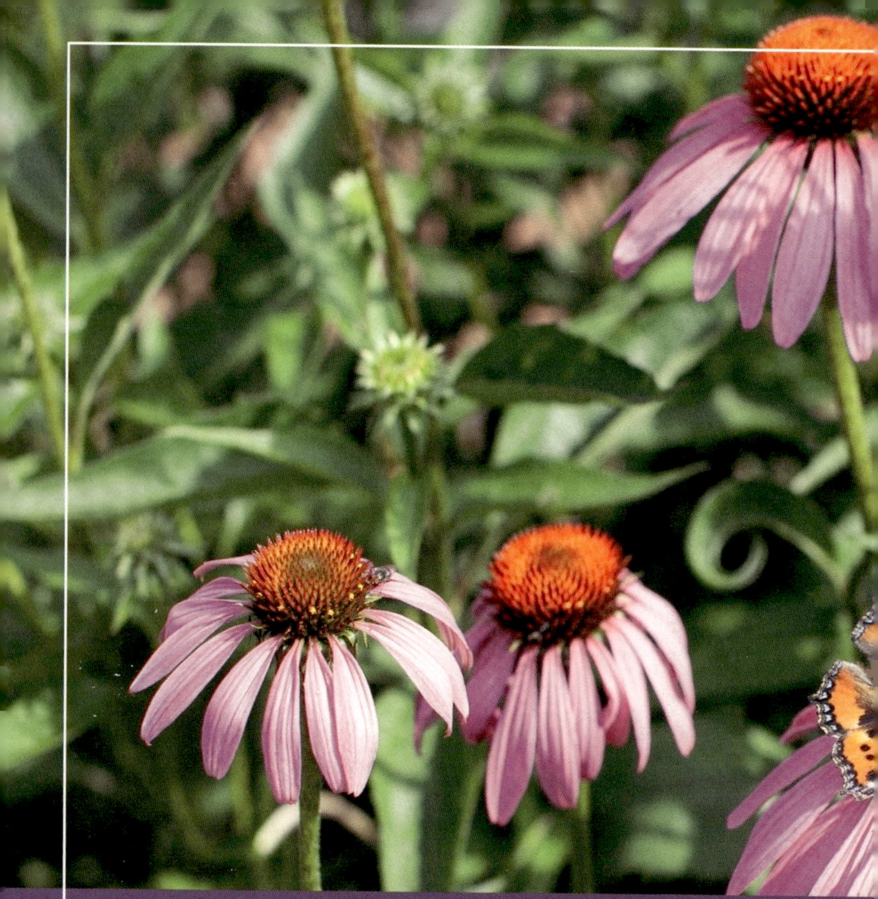

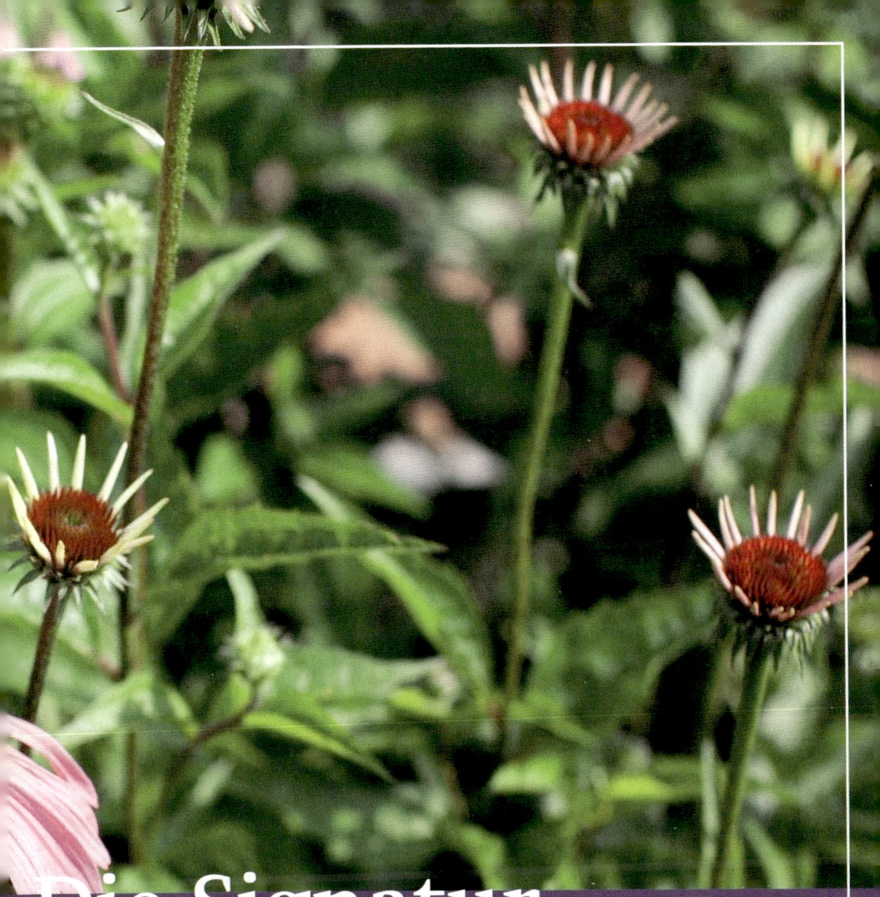

Die Signatur der Heilpflanzen

Das Besondere erkennen

Im ersten Kapitel dieses Buches (Seite 14) haben wir die *Signaturenlehre* definiert und gesagt, dass der Begriff vom lateinischen *signare* für »bezeichnen, kennzeichnen« hergeleitet wird. Das Wort »Signatur« wird für ein Zeichen verwendet, das eine Identität oder einen Ursprung bezeichnet. Wenn wir unsere Unterschrift (Signatur) unter ein Dokument setzen, erklären wir uns mit seinem Inhalt einverstanden. Wir bestätigen, dass unsere Absicht mit dem Inhalt des Dokuments übereinstimmt. Die Signatur ist also ein Zeichen dafür, dass unsere Intention und diejenige eines Dokuments in Resonanz zueinander stehen.

In den einleitenden Kapiteln haben wir erklärt, wie Information durch Bewegung zur Form wird. Da sich die Information in der Form ausdrückt, kann sie aus der Form herausgelesen werden. Doch die Formen der lebenden Organismen sind meistens so komplex, dass es schwierig ist, sie als Ganzes zu verstehen. Deshalb greift man in der Regel auf einen Teil der gesamten Form zurück, der dem Betrachter als bedeutsam erscheint und der daher als Zeichen stellvertretend für das Ganze steht. Dieser Teil der Form wird als »Signatur« bezeichnet. Doch die Wahl dieses Teils kann von Betrachter zu Betrachter variieren, denn je nach Erfahrung, Kenntnis und Bewusstsein wird das Augenmerk auf andere Merkmale der Form gerichtet, die als bemerkenswert und aussagekräftig für das Ganze erscheinen. Doch eines ist gewiss: *Signatur ist immer das, was von der Norm abweicht.*

Wie soll man das verstehen? Eine Pflanze hat vier Hauptorgane: die Wurzeln, die Blätter, die Blüten und die Früchte. Man kann sich nun eine idealisierte Pflanze vorstellen, in der diese vier Teile in einem völlig harmonischen Verhältnis zueinander stünden. Doch ein derartiges Gewächs wäre sicher keine Heilpflanze. Denn das Wesen einer solchen besteht darin, ein physisches oder psychisches Ungleichgewicht des Menschen zu reflektieren. Ein Krankheitszustand – auf welcher Ebene auch immer – ist dadurch charakterisiert, dass die Wesensglieder oder Funktionen nicht »heil«, nicht ganz sind; das heißt, dass sie nicht in einem dynamischen

Gleichgewicht zueinander stehen. Gewisse Aspekte dominieren, und andere sind – da in der Natur alles nach Ausgleich strebt – unterdrückt. Eine Heilpflanze ist in ihrer Gestalt also ein Spiegel für ein Ungleichgewicht beim Menschen.

Doch wie kann man an der Pflanze erkennen, welches Ungleichgewicht sie darstellt? Eine Pflanze sieht erstens völlig anders aus als ein Mensch, und zweitens sieht man das Ungleichgewicht einem Menschen äußerlich meistens gar nicht an. Wir müssen also ein Verständnis dafür bekommen, welche Pflanzenteile welchen menschlichen Zuständen und Funktionen entsprechen.

Es sind also fundierte Kenntnisse in Botanik notwendig, um das Besondere, das Abweichende, das Verzerrte zu erkennen und in Relation zum Menschen zu setzen. Nur wenn man die Systematik der Pflanzenformen und die Merkmale der einzelnen Familien und Gattungen kennt, in die die Arten eingeteilt sind, ist es möglich, die Signatur zu entdecken. Es ist allerdings nicht die Absicht dieses Buches, in allen Einzelheiten auf die Botanik einzugehen, sondern wir präsentieren nachfolgend eher die Resultate unserer jahrzehntelangen Forschungsarbeit. Vieles mag dabei recht einfach erscheinen, aber der Weg zum Einfachen ist immer mühsam und von Rückschlägen gekennzeichnet. Wer sich jedoch selbst mit den Signaturen beschäftigen will, kommt um ein elementares Studium der Botanik nicht herum.

Wir haben von einer Einteilung der Pflanzen in die vier Organe – Wurzeln, Blätter, Blüten und Früchte – gesprochen. Wir können in den Pflanzen jedoch auch eine Dreigliederung erkennen, indem man die Blüten und Früchte als eines zusammenfasst. Diese beiden Einteilungen, die Dreigliederung und die Vierteilung, wollen wir nun näher beschreiben, da sie die möglichen Ausgangspunkte sind, von denen aus man die Signaturen betrachten kann.

Bei der Einteilung der Pflanzen in vier Organe ist die Entsprechung zu den vier Elementen naheliegend. Wir erinnern daran, dass die vier Elemente als die vier grundlegenden Bausteine betrachtet werden können, aus denen Formen aufgebaut sind. Demzufolge richtet sich das Augenmerk, wenn es um die Elemente geht, immer auf etwas Statisches, denn die Formen sind (mehr oder weniger) statisch.

Bezieht man sich hingegen auf die Dreigliederung, dann versucht man, das dynamische Prinzip einer Sache zu verstehen. Man benötigt nämlich immer drei Prinzipien, damit etwas bewirkt wird. Es müssen stets drei Faktoren zusammenwirken, damit Formen entstehen, sich verändern oder vergehen können.

Die Dreigliederung des Wirkenden

Die Dreigliederung des Wirkenden lässt sich aus verschiedenen Perspektiven betrachten und mit diversen Begriffen kennzeichnen. Von *Information, Energie* und *Materie* haben wir im ersten Teil gesprochen. Dies ist eine der möglichen Perspektiven der drei Wirkprinzipien; denn es gibt keine Wirkung, keine Dynamik, keinen Prozess, bei dem nicht diese drei Faktoren beteiligt sind. Jede Wirkung geht von einer Information aus, benötigt Energie und manifestiert sich in der Materie als Form. Die Form wird zwar aus Materie gebaut, doch sie ist nicht Materie.

Wir möchten daran erinnern, dass Information weder energetisch noch stofflich ist. Energie und Materie befinden sich in permanenter Bewegung, Umwandlung und Transformation. Doch Information an sich ist statisch; das heißt, sie kann nicht verändert werden. Information kann zwar beliebig vermehrt werden (wie sich heute zeigt), aber man kann sie nicht vernichten (wie sich heute ebenfalls zeigt). Information kann sich »verflüchtigen«, also sich aus einer Form zurückziehen (zweiter Hauptsatz der Thermodynamik), doch dadurch wird die Information an sich nicht zerstört.

In der *Philosophie* und in den *Religionen* spricht man von *Geist, Seele* und *Körper.* Geist ist analog zur Information, Seele analog zur Energie, Körper analog zur Materie. »Geist« ist also das Statische, das zwar vermehrt, aber nicht zerstört werden kann, »Seele« ist das Energetische, das die Form bewegt und belebt, und »Körper« ist das Materielle, in das die Form geprägt wird. Das Mittlere, die Energie beziehungsweise die Seele ist immer das Verbindende zwischen Geist und Körper.

Heute werden Geist und Seele oft in umgekehrtem Sinne verwendet. Die Seele wird dann als das höchste, das unsterbliche Wesensglied des Menschen betrachtet (als Information) und der Geist (englisch *mind*) als das menschliche Bewusstsein und insbesondere der Intellekt (als die Energie).

Wir verwenden in diesem Buch die Terminologie der klassischen Philosophen, wonach der Geist das Höchste, also die Information, und die Seele das Verbindende zwischen Körper und Geist ist.

In der *Alchemie* spricht man von *Schwefel* (Sulfur), *Quecksilber* (Merkur) und *Salz* (Sal), um die Dreigliederung von *Information, Energie* und *Materie* zu bezeichnen. Wäre zu Zeiten der klassischen Alchemisten Phosphor schon bekannt gewesen, hätte man wahrscheinlich den Begriff »Phosphor« anstelle von »Schwefel« verwendet, um das höchste Wesensglied zu bezeichnen, da die Eigenschaften von Phosphor besser damit korrespondieren.

Schwefel respektive Phosphor ist brennbar und erzeugt eine helle Flamme. Deshalb steht er für Feuer und Licht. Feuer und Licht sind eine andere Ausdrucksform von »Geist«.

Quecksilber ist ein bei Zimmertemperatur flüssiges Metall, das andere Metalle lösen (amalgamieren) kann. Deshalb ist Merkur ein verbindendes Element, genauso wie die Seele das Verbindende zwischen Geist und Körper ist.

Salz ist ein Stoff, der in Wasser gut löslich ist. Wenn das Wasser langsam verdunstet und sich dadurch die Salzkonzentration erhöht, wird ein Sättigungspunkt erreicht, bei dem das Salz langsam auskristallisiert. Da alle Stoffe, aus denen unser Körper besteht, zuvor einmal im Blut oder in der Zellflüssigkeit gelöst waren und danach auskristallisiert sind, ist Salz ein sehr guter Stoff, um das Wesen des Körpers zum Ausdruck zu bringen. Sogar die meisten Gebirge, die so hart und fest erscheinen, bestehen aus Stoffen, die ursprünglich einmal in früheren Weltmeeren als Salze gelöst waren.

Beim Studium der alchemistischen Literatur sind im Zusammenhang mit den drei Begriffen »Sulfur«, »Merkur« und »Sal« von der obigen Definition abweichende Analogien zu »Geist« und »Seele« möglich, die zur Verwirrung führen können.

Einerseits werden bei Paracelsus und den meisten klassischen Autoren der Alchemie die Begriffe »Geist« und »Seele« nicht im oben definierten Sinne verwendet. Sulfur wird bei ihnen mit »Seele« in Analogie gesetzt und Merkur mit »Geist«. Doch wenn man ihre Definitionen von Sulfur und Merkur studiert, erkennt man, dass sie unserer Definition entsprechen.

Es ergibt sich aber noch eine andere Schwierigkeit, die viel tiefer geht. Im einleitenden Teil dieses Buches haben wir die immanente Information von der transzendenten unterschieden. Auch bei unserer Interpretation des alchemistischen Bildes aus dem *Mutus Liber* haben wir auf diese beiden Informationen hingewiesen. In vielen klassischen Schriften der Alchemie wird mit Sulfur die immanente Information gemeint, die auch als der Yang-Pol betrachtet werden kann. Mit Merkur wird dann das gemeint, was zum Himmel aufsteigt und die Verbindung mit der höheren, transzendenten Information herstellt.

Sulfur kann also sowohl im niederen Sinne als immanente Information oder als Yang-Pol verstanden werden wie auch im höheren Sinne als transzendente Information. Ebenso kann Merkur zweifach verstanden werden: entweder im niederen Sinne als Yin-Pol oder im höheren Sinne als das, was aus der Interaktion von Yang und Yin hervorgeht, aufsteigt und die Verbindung zur höheren Information aufnimmt.

Als wir zum ersten Mal das Kreuz der Elemente erwähnten, haben wir es am Beispiel des Wasserkochens beziehungsweise der Wolkenbildung anschaulich gemacht. Sulfur kann sowohl Yang, also das Feuer, die Sonne sein, die das Wasser erhitzt, als auch die transzendente Information, der Wind, der die Wolken bewegt. Merkur kann sowohl Yin, also das Wasser sein, das durch die Sonne erhitzt wird, als auch der Dampf, der dadurch entsteht und sich zu Wolken verdichtet, die eine Verbindung zum Himmel ermöglichen.

Wenn in alchemistischen Schriften im gleichen Kontext mit Sulfur der niedere Aspekt und mit Merkur der höhere gemeint wird, was sehr oft der Fall ist, dann ist hier tatsächlich Merkur das höhere Prinzip, also der Geist, und Sulfur das niedere, also die Seele.

Für unsere weiteren Überlegungen im Zusammenhang mit den Heilpflanzen stützen wir uns jedoch auf die Angaben von Jakob Böhme und Rudolf Steiner, die Sulfur, Merkur und Sal im zuerst genannten Sinne definiert haben.

Da Geist und Seele nicht einfach zu fassen sind, möchten wir noch eine etwas praxisnähere Perspektive beleuchten. Anstatt von *Geist, Seele* und *Körper* kann man auch von *Idee, Bild* und *Form* sprechen, um diese abstrakten Begriffe eher mit unserer Erfahrung in Verbindung zu bringen: Bevor wir etwas Neues verwirklichen, haben wir bekanntlich eine Idee davon. Die Idee ist meistens ziemlich abstrakt und könnte nicht so ohne Weiteres umgesetzt werden. Doch mit der Zeit formt sich in unserem Bewusstsein ein immer klareres Bild von der Idee. Dieses Bild entwickelt nach und nach eine Kraft, es treibt uns an, sodass wir schließlich zur Tat schreiten, um die Idee zu verwirklichen.

Beginnen wir bei unserer Suche nach den Pflanzenteilen, die eine Analogie zur Dreiheit von Geist, Seele und Körper aufweisen, beim »Obersten«, beim Geist beziehungsweise bei der Information. Um die analogen Pflanzenteile zu finden, müssen wir uns nochmals auf die Funktionen des Geistes besinnen. Dazu erinnern wir an die Aufzählung der Eigenschaften des geistigen Prinzips im Menschen. Zwei davon möchten wir hervorheben: erstens die *Individualität* und zweitens die *Fähigkeit zu schöpferischem Wirken.* Welche Pflanzenteile entsprechen diesen beiden Attributen?

Es sind eindeutig die *Blüten* und *Früchte!* Die Blüten sind die differenziertesten Pflanzenteile. An ihnen können die meisten Pflanzen identifiziert werden. Die Blüten sind auch die Sexualorgane, mit ihnen wirkt die Pflanze reproduktiv, also schöpferisch. Die Früchte, die aus den Blüten hervorgehen, enthalten die Samen, die einem menschlichen Embryo entsprechen. In den Samen befindet sich die DNA, die genetische Stoffwechselinformation, also die immanente Information für die nächste Generation. Dank der genetischen Information in den Samen kann der Keimling mit der kosmischen, transzendenten Information in Verbindung treten, die die Gestalt der Pflanze prägt. So erkennen wir einen eindeutigen Zusammenhang zwischen dem Geist als dem schöpferischen und individualisierten Prinzip einerseits und der Blüte und der Frucht andererseits.

Nun suchen wir nach dem Pflanzenteil, der dem Prinzip »Körper« entspricht. Welches sind die wesentlichen Funktionen und Eigenschaften des Körpers? Er ist der dichteste, am meisten mineralisierte Teil dieser Dreiheit und relativ stabil. Wir erkennen somit die Analogie des Körpers zur Wurzel. Die Wurzeln einer Pflanze haben den stärksten Bezug zu den Mineralstoffen, zu den Salzen in der Erde, sie absorbieren sie selektiv.

Beschließen wir unsere Suche mit der Frage nach den Analogien zur Seele. Welches sind die Funktionen und Eigenschaften der Seele? Wir möchten zwei von ihnen besonders hervorheben. Die Seele ist einerseits das mittlere, das verbindende Prinzip und andererseits die Energie. Nun wird klar, dass die Blätter einer Pflanze der Seele entsprechen, denn erstens liegt der Blattbereich in der Mitte und verbindet die Wurzeln mit den Blüten und Früchten, und zweitens findet in den Blättern die Photosynthese statt; das heißt, sie sind die Kraftwerke der Pflanzen. Somit finden wir klare Entsprechungen zwischen

- den Blüten/Früchten und dem Geist,
- den Blättern und der Seele,
- der Wurzel und dem Körper.

Nun geht es beim Erforschen der Heilpflanzen nicht nur um die Suche nach abstrakten Analogien, sondern vor allem um den Bezug zum Menschen, den wir in den bisherigen Überlegungen zur Dreiheit noch ausgeklammert haben. Auch der menschliche Körper besitzt eine Dreigliederung.

Von oben nach unten gesehen, erkennen wir zuerst den Kopf mit dem Gehirn und den meisten Sinnesorganen, im mittleren Bereich die Brust mit den rhythmischen Organen, dem Herzen und der Lunge und schließlich, im unteren Bereich, den Bauch mit seinen Organen, dem Magen, der Leber, den Nieren, der Milz, den Därmen und so weiter.

Machen wir ein kleines Gedankenexperiment, indem wir eine schnelle Antwort suchen auf die Frage nach den Entsprechungen

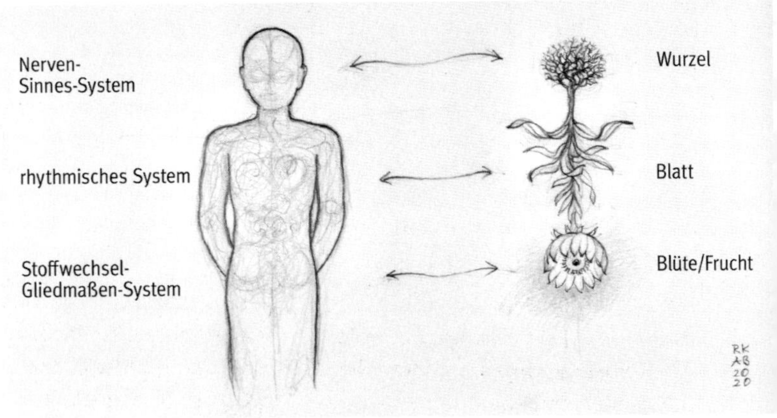

zwischen den drei erwähnten Systemen des Menschen und der Dreiheit von Geist, Seele und Körper.

Die meisten werden wohl spontan und mit ziemlicher Bestimmtheit sagen, dass der Kopf dem Geist entspreche, das mittlere System mit dem Herzen der Seele und der Bauch mit seinem Stoffwechsel dem Körper. Doch wenn wir die Angaben von Rudolf Steiner konsultieren, stoßen wir auf eine entgegengesetzte Zuordnung (Steiner 1999). Steiner verwendet in diesem Zusammenhang zwar nicht die Begriffe »Geist«, »Seele« und »Körper«, sondern spricht vom »Stoffwechsel-Gliedmaßen-System«, vom »rhythmischen System« und vom »Nerven-Sinnes-System«. Er bringt diese drei Systeme aber in Zusammenhang mit Schwefel (Phosphor), Merkur und Salz. Und wenn man die Definition dieser drei alchemistischen Prinzipien, die Steiner in anderen Schriften gegeben hat (und die dem entspricht, was wir oben beschrieben haben), mit den drei menschlichen Systemen in Verbindung bringt, ergeben sich folgende Analogien: Der Geist ist im Bauch, die Seele in der Brust und der Körper im Kopf …

Wie gehen wir mit diesem Widerspruch um? Wie kommt Steiner dazu, den Bauch implizit als »Geist« und den Kopf implizit als »Körper« zu bezeichnen? Er macht dies unseres Wissens nicht explizit, aber die Zuordnung geht aus den aufgeführten Herleitungen eindeutig hervor.

Steiner spricht im weiteren Zusammenhang auch von der Pflanze als »umgekehrtem Menschen«. Wie kommt es, dass diese Zuordnung irgendwie kontraintuitiv ist, uns »gegen den Strich geht«? Die Antwort liegt in der Doppelnatur des Menschen, die sich wie ein roter Faden durch unsere Überlegungen zieht. Steiner

Die Pflanze als »umgekehrter Mensch«
(nach Steiner 1999 [1920]).

bezieht sich in seiner Zuordnung auf den biologischen Menschen. Und wie wir wissen, ist die Biologie, das biologische Gedächtnis, das treibende Prinzip im Menschen, aus dem die Impulse für seine Hauptwirksamkeiten, die Art- und Selbsterhaltung mit ihren verschiedenen Facetten stammen. Unter diesem Gesichtspunkt ist also die Zuordnung Bauch–Geist völlig korrekt. Das ist die nüchtern betrachtete Realität.

Und mit welchem Argument kann man den Kopf dem Körper zuordnen? Wenn wir uns an die Ausführungen erinnern, in denen wir von der psychischen Phase der Bewahrung sprechen, die vor allem durch das Denken dominiert wird, erkennen wir, dass im Kopf eine viel größere Dichtigkeit herrscht als im Körper. Ist das *konkrete* Denken, das die Dinge strukturiert, einordnet, beurteilt, fixiert und so weiter, nicht oft härter als Granit? Das spanische *el concreto* heißt auf Deutsch »der Beton«. Beton kann man zwar mit einem Presslufthammer zerstören. Doch womit schafft man Vorurteile aus der Welt? So dürfte also die Zuordnung von Kopf und Körper kein »Kopf*zerbrechen*« mehr verursachen …

Und der Bezug zwischen der Seele und dem rhythmischen System, der Atmung und dem Blutkreislauf, ist offensichtlich. Wir inkarnieren in die Welt mit dem ersten Atemzug und hauchen das Leben, die Seele, mit dem letzten aus.

Was bedeutet es nun aber, dass die meisten Menschen eine andere Zuordnung der drei Glieder als richtig empfinden, im Sinne einer Entsprechung von Kopf und Geist? (Zur Erinnerung: Unter »Geist« verstehen wir hier »das Höchste«.) Eine leise Erinnerung aus dem tiefen Unbewussten, diesem Gedächtnis, das aus der anderen Natur des Menschen stammt, mag hierbei wirksam sein. Eventuell auch die Vorahnung eines künftigen Evolutionsstadiums, in dem der unsterbliche Geist im Bewusstsein des Menschen erwacht.

Die Zuordnung der Pflanzen zu den Elementen

Wenden wir uns nun der Viergliederung der Pflanzen zu. Die Wurzeln einer Pflanze sind fest in der Erde verankert. Deshalb ist der Bezug des Pflanzenteils »Wurzel« zum Element *Erde* offensichtlich. Die Wurzel ist oft der härteste und dichteste Teil einer Pflanze. Es gibt aber auch andere harte Pflanzenteile, wie zum Beispiel die Nussschalen. Die vegetabilische Erde ist einerseits mineralisch und andererseits humushaltig. In den Mineralien finden wir kein Leben an sich, sie repräsentieren einerseits völlig erstorbenes Leben und andererseits reine Information, welche die geistige Basis für einen neuen Lebenszyklus ist.

Der Humus besteht aus ursprünglich organischem Material (pflanzlich oder tierisch), das durch Mikroorganismen teilweise oxidiert, das heißt abgebaut ist. Humus ist voller Leben, mikroorganischem Leben. In einem Kubikzentimeter gutem Humus leben etwa fünf Millionen Mikroorganismen und Kleinstlebewesen. Die braune Farbe, die der Humus meistens hat, ist in der Regel die Farbe von oxidiertem organischem Material. Schneidet man einen Apfel mit einem Stahlmesser entzwei, färben sich die Schnittflächen in kurzer Zeit braun – ein Zeichen für die Entstehung von oxidierten Substanzen. Geht der Oxidationsprozess weiter bis zum Ende, bleiben nur noch die mineralischen Bestandteile zurück. Das Resultat der vollständigen Oxidation von organischem Material – das heißt der vollständigen Verbrennung (die Oxidation ist wie gesagt eine Verbrennung) – ist bekanntlich die Asche, die nur noch die mineralischen Bestandteile der ursprünglichen Organismen enthält. Wenn die Verbrennung vollständig ist, also keinerlei organische Anteile, auch keine Kohlepartikel mehr vorhanden sind, bekommen wir ein mineralisches Produkt von mehr oder weniger weißer Farbe.

Die Wurzeln der Pflanzen sind in der Erde verankert und übernehmen eine Haltefunktion für die oberirdischen Pflanzenteile. Außerdem nehmen sie Wasser sowie Mineralstoffe und Spurenelemente auf. Die Aufnahme der Mineralstoffe findet *selektiv* statt, das heißt, die Wurzeln haben ein Unterscheidungsvermögen, sie »erkennen«, welche Mineralstoffe sie benötigen.

Bezogen auf den Menschen, entsprechen die Wurzeln und das Element Erde seiner Verankerung im physischen Leben. Dazu gehört nicht nur der physische Körper, sondern auch seine Herkunft, seine Wurzeln, die er in seiner frühesten Kindheit gebildet hat.

In den grünen Blättern der Pflanzen findet die Photosynthese statt, die Grundlage allen Lebens auf unserem Planeten. Alle höheren Organismen verdanken ihr Leben entweder direkt oder indirekt den Pflanzen. Deren wichtigste Tätigkeit ist die Photosynthese, die Lichtassimilation. Durch die Photosynthese wird Lichtenergie in chemische Energie und Lebenskraft umgewandelt. Konkret heißt das, aus Kohlendioxid und *Wasser* entstehen durch Licht Kohlenhydrate und Sauerstoff.

Das Blatt entspricht somit dem Leben, dem Stoffwechsel, denn alles Leben beruht auf Stoffwechsel. Am Stoffwechsel sind zwei Ebenen beteiligt, die physische und die ätherische: einerseits die biochemischen Prozesse, andererseits die sie ordnende Lebenskraft. Ohne die Ordnungskraft einer höheren Ebene käme der Stoffwechsel zum Erliegen.

Alle Stoffwechselprozesse benötigen Wasser als Lösungsmittel. Wasser ist deshalb das Elixier des Lebens, das Lebenselement.

Der Pflanzenteil »Blatt« und das Element »Wasser« entsprechen beim Menschen der Lebenskraft, der Vitalität. Die Lebenskraft beziehungsweise die ätherische Ebene entspricht dem biologischen Gedächtnis, das wir bereits beschrieben haben. Ohne die ordnende Lebenskraft würde der Körper den physikalisch-chemischen Prozessen unterliegen und sich zersetzen.

Die Blüten sind die Fortpflanzungsorgane der Pflanze. Sie stehen in einem engen Austausch mit der *Luft* selbst oder mit »Luftwesen« wie Insekten. Die meisten Blüten sind für ihre Befruchtung entweder auf den Wind oder auf Insekten angewiesen, die sie mit Duftstoffen anlocken. Die Insekten erhalten von den Pflanzen im Gegenzug Nektar und Pollen. Die Blüten haben somit einen direkten Bezug zum Element Luft. Es ist deshalb naheliegend, dass der Pflanzenteil »Blüte« in Analogie zum Element Luft ist.

Ein weiterer Hinweis zur Analogie von Blüte und Luft besteht darin, dass die Luft das Element der Verbindung ist, das die transzendente Information aus einer höheren Ebene aufzunehmen vermag, wie wir bereits ausgeführt haben. Diese höhere Information wird auch als der »Archetyp« oder »das Wesen der Pflanze« bezeichnet. Der Archetyp ist jene Information, die im Wesentlichen für die Formbildung der Pflanze verantwortlich ist. Das Element Luft vermag demnach mit dem Archetyp in Verbindung zu treten. Auf die Pflanze bezogen, heißt das, dass sich der Archetyp in den Blüten spiegelt. Aus diesem Grunde sind die Blüten bei den meisten Pflanzen die differenziertesten Organe und können weitgehend zur Identifikation einer Pflanzenart herangezogen werden.

Wenn wir den Bogen zum Menschen schlagen, ergibt sich, dass die Blüten und die Luft in Analogie zur Psyche des Menschen stehen. Durch seine Psyche tritt der Mensch in Kommunikation mit der Umwelt. Dazu gehören insbesondere die Gefühle und das Denken. Die Blüten sind mit ihren Duftstoffen jene Teile einer Pflanze, die die intensivsten Gefühle auslösen. Durch ihre Funktion als Fortpflanzungsorgane stehen die Blüten in Analogie zum Denken des Gehirns, das ebenfalls ein Schöpfungsorgan ist, denn alle Dinge, die der Mensch real, in der physischen Welt geschaffen hat, waren wie gesagt zuerst Gedankenschöpfungen. Zuerst muss ein mentales Konzept erzeugt werden, bevor es in der Materie verwirklicht werden kann.

Somit ergeben sich klare Analogien zwischen dem Pflanzenorgan »Blüte«, dem Element Luft und der Psyche des Menschen.

Das *Feuer* als viertes Element finden wir in den Früchten und dem Samen der Pflanze. Das ergibt sich unter anderem aus der Tatsache, dass die Reifung der Frucht ein Wärmeprozess ist. Nur bei ausreichender Sonnenbestrahlung können ausgereifte, aromatische Früchte herangebildet werden. Samen hingegen sind auf das Wesentliche reduzierte Information, sie enthalten die Gene für eine kommende Generation. Dass bei der Samenbildung auch »Feuer« wirkt, erkennt man an den oft harten Strukturen der Samen, wie zum Beispiel den Schalen der Nüsse. Feuer härtet, indem es alles Flüssige austrocknet und das Lebendige auf die Information zurückführt.

Das Feuer entspricht beim Menschen dem Willen. Durch den Willen kommt der Mensch zur Tat und damit zur Erfahrung. Dadurch können die Gedanken, die analog den Blüten sind, umgesetzt, verwirklicht werden, um sie durch die Erfahrung zu durchwärmen und zu vertiefen. Das Feuer entspricht demzufolge auch den menschlichen Werken, die die Folgen seiner Gedanken und Handlungen sind. Genauso wie sich aus den Blüten Früchte entwickeln, entwickeln sich aus den Gedanken die menschlichen Früchte.

Nehmen wir einmal an, wir würden von einer bestimmten Pflanze die Wurzeln, die Blätter, die Blüten und die Früchte fein säuberlich abtrennen und ohne Ordnung, so wie es gerade kommt, auf ein Blatt Papier legen. Nicht jede Pflanze könnte man allein aufgrund ihrer einzelnen Teile erkennen. Es fehlt etwas Wesentliches, was die vier beschriebenen Teile zu einem Ganzen zusammenfügt. Es ist der Stängel; er verleiht den Teilen ihren Sinn. Deshalb könnte man den Stängel sozusagen als das *fünfte Element* betrachten, als die *Quintessenz,* die die Teile »in Form« bringt. Der Stängel bildet die Information ab, welche die vier Elemente vereint.

Es gibt also zwei mögliche Herangehensweisen, um die Signatur einer Heilpflanze zu betrachten: Entweder geht man von den drei Prinzipien aus oder von den vier (fünf) Elementen. Was ist der Unterschied?

Wenn wir die drei Prinzipien studieren, haben wir das Dynamische, das auf das Körperliche wirkt, denn die drei wirken immer auf die vier. Somit können wir durch die Betrachtung der Dreigliederung der Pflanze eher auf ihre stofflichen Wirkungen schließen.

Wenn wir hingegen auf die vier Elemente blicken, haben wir das, was zu dem Geistig-Seelischen hinstrebt. Denn alles in der Natur befindet sich stets in einer Wechselwirkung, die darauf abzielt, das Gleichgewicht herzustellen. Das Geistige strebt nach dem Materiellen. Das heißt, es will sich im Stoff ausdrücken. Und das in der Materie Geformte wendet sich wieder dem Geistigen zu. (Man denke an den zweitem Hauptsatz der Thermodynamik: Die Information »flieht« die Materie.) So entsteht eine ständige Wechselwirkung zwischen oben und unten, genauso wie es eine ständige Wechselwirkung zwischen den Polaritäten gibt.

Die drei Stufen der Erkenntnis

In diesem Buch wollen wir uns vor allem mit den Analogien zwischen den Heilpflanzen und der Psyche des Menschen beschäftigen. Aus dem soeben Gesagten ergibt sich, dass die Erkenntnis der psychischen Wirkungsweise einer Heilpflanze eher dadurch gewonnen wird, dass man sie in ihrer Statik der vier Formteile Wurzeln, Blätter, Blüten und Früchte betrachtet. Doch wie gehen wir vor bei unserem Erkenntnisprozess? Darüber wollen wir nun sprechen.

In seinem Buch *Von den natürlichen Dingen* schrieb Paracelsus (Peuckert 1976, Bd. 1, S. 297):

> »Die Natur zeichnet ein jegliches Gewächs, das von ihr ausgeht, zu dem, dazu es gut ist. Darum, wenn man erfahren will, was die Natur gezeichnet hat, so muss man es an den Zeichen erkennen, welche Tugenden in ihm sind. Denn das muss ein jeglicher Arzt wissen, dass alle Kräfte, die in den natürlichen Dingen sind, durch die Zeichen erkannt werden, woraus dann folgt, dass die Physiognomie und Chiromantie der natürlichen Dinge durch einen jeglichen Arzt zum höchsten verstanden werden sollen. (...) denn nichts ist ohne Zeichen; das ist, die Natur lässt nichts von ihr gehen, ohne dass sie das nicht bezeichnet, das in ihm ist. Ihr seht ein Exempel an den Menschen, die euch nicht fehlanzeigen, was für ein Herz in ihnen gesippt oder angelegt und genaturt ist. Und es ist nichts so Geheimes im Menschen, das nicht ein auswendig Zeichen an sich hätte.
>
> Die Lehre von der Signatur ist gar aus dem Gebrauch gekommen, und es ist ihrer gar vergessen worden, woraus denn groß Irrsal erfolgt – nämlich, dass bisher noch kein Arzt oder Skribent nach rechtem Grund beschrieben hat, was in den natürlichen Dingen sei, sondern allsoviel ihrer sind, nur nach Hörensagen, wie es aus blinder Erfahrenheit erfahren worden ist. Der da die natürlichen Dinge beschreiben will, der muss die Zeichen vornehmen, und aus den Zeichen das selbige erkennen. Denn wie wir den Menschen an seinen Früchten erkennen, so werden wir die Kräuter an ihren

> Früchten auch erkennen, sobald wir es an den Zeichen erfahren haben. Drum muss ein jeglicher Arzt wissen, dem rechten Grund nachzugehen, und nicht nach dem Hörensagen urteilen.«

Paracelsus erwähnt in diesem Zitat drei Quellen des Wissens und der Kenntnis: Erstens nennt er das durch Lernen oder Studium angeeignete Wissen, das er als »vom Hörensagen« bezeichnet, zweitens die Kenntnis, die aus der eigenen Erfahrung gewonnen wird. Obwohl die Erfahrung viel mehr wert ist als das bloße Studium, disqualifiziert er sie als blind (blinde Erfahrenheit). Wahrscheinlich meint er dies im Verhältnis zur nächsthöheren Stufe. Drittens nennt er die Erkenntnis der Signatur, die er als die höchste Stufe der Erkenntnis bezeichnet. Kurz gesagt gibt es also das *Wissen aus dem Studium,* die *Kenntnis aus der Erfahrung* und die *Kenntnis aus der Signatur.* Wodurch unterscheiden sich Wissen und Kenntnis? Wissen kann erlernt werden, doch Kenntnis entsteht, wenn Wissen durch die Erfahrung bestätigt, korrigiert und vertieft wird.

Wir möchten nun die Kenntnis durch Erfahrung und die Kenntnis, die durch die Signatur möglich wird, in einen Zusammenhang zu den beiden Arten von Information stellen, die zu Beginn des Buches behandelt wurden, denn Wissen und Kenntnis sind Information. Wir haben unterschieden zwischen der immanenten Information, die im Inneren eines Systems ist, und der transzendenten Information, die von außen auf ein System einwirkt. Wir haben erklärt, dass die immanente Information vor allem die kausalen Prozesse innerhalb eines Systems regelt, während die transzendente Information die verschiedenen Teile des Systems zu einem Ganzen, zu einer Form zusammenfügt. Beide können nicht getrennt betrachtet werden, denn erst durch ihr Zusammenwirken kann ein lebendiges System entstehen und funktionieren.

Mit anderen Worten bezieht sich die immanente Information auf die Gesetze von Ursache und Wirkung, und die transzendente Information betrifft das Ganze, den Sinn, die Absicht oder das Ziel.

Damit erkennen wir auch zwei gegensätzliche Zeitfunktionen in diesen beiden Informationen: Die Kenntnisse über die Kette von Ursache und Wirkung entstehen durch die Erfahrungen in der Vergangenheit, die in die Zukunft extrapoliert werden können. Die Kenntnis über den Ursprung und das Ziel hingegen entstehen durch die Anschauung einer Erscheinung in ihrer Gegenwart und in ihren Zusammenhängen, um dadurch intuitiv ihren Kern, ihr Wesen und ihre Bestimmung zu erahnen.

Die unterschiedlichen Wege des Erkenntnisgewinns – aus der Erfahrung oder aus der Signatur – führen zu unterschiedlichen Arten der Kenntnis und demzufolge zu verschiedenen Möglichkeiten der Diagnose und Therapie eines menschlichen Ungleichgewichts oder einer Krankheit.

Zwei Diagnose- und Therapiemöglichkeiten

Jeder aktuelle Zustand hat seine Ursachen in der Vergangenheit. Deshalb ist es grundsätzlich gut, die Ursachen eines unerwünschten Zustands zu kennen, damit man dadurch die Möglichkeit hat, eine positive Veränderung herbeizuführen.

Wichtig ist die Kenntnis der Ursachen vor allem dann, wenn man dadurch etwas verändern oder in Zukunft vermeiden kann. Sobald Krankheitsursachen erkannt und durch eine Therapie behoben werden können, ist das in jedem Fall die beste Lösung.

Es gibt jedoch viele unerwünschte Zustände, die irreversibel sind und deren Ursachen nicht mehr behoben werden können, da sie entweder zu tief in die körperliche Struktur eingegriffen haben oder zu weit zurück in der Vergangenheit liegen. Die Spuren einer Gewalterfahrung im Kindesalter zum Beispiel können, wenn überhaupt, nur schwer beseitigt werden.

In den Fällen, in denen die Behebung von Ursachen keine Option mehr darstellt, gibt es die Möglichkeit, nach dem Sinn des aktuellen Zustands zu fragen.

Was ist die höchste Erkenntnis nach Paracelsus, die Erkenntnis der Signatur, des Sinns? Es ist die Erkenntnis der transzendenten Information, jener Information, die die Teile zu einem Ganzen zusammenfügt. Dieses geistige Prinzip des Ganzen ist immer abstrakt, und seine Erkenntnis kann nur über Bilder, über Analogien erlangt werden. Die wesentlichen Dinge sind nicht durch Begriffe und Kausalitäten, sondern eben nur durch Bilder und Analogien erfassbar. Doch diese Bilder haben eine Kraft und können viel bewirken. Aus ihnen gehen auch die konkreten Begriffe hervor.

Alles, was wir erleben, hinterlässt in unserem Bewusstsein Bilder. Es gibt wahre Bilder, die die Realität getreu wiedergeben, und unwahre Bilder. Nehmen wir das Beispiel der Malerei. Ein Künstler versucht, eine Landschaft abzubilden. Ein wahres Bild entsteht nicht nur dann, wenn es die Landschaft wie eine Fotografie abbildet, sondern auch dann, wenn es gewisse Wesenszüge hervorhebt, die die Landschaft ausstrahlt. Ein solches Bild kann stark von der Fotografie abweichen und dennoch wahr sein.

Daneben gibt es Bilder, die nicht wahr sind, die nicht stimmen, weil sie eine verzerrte Wahrnehmung der Realität zum Ausdruck bringen.

Viele psychische Belastungssituationen beginnen mit einer falschen Interpretation, einem falschen Konzept, einem falschen Bild des real Erlebten. Dieses Bild kann entweder bereits zu Beginn unrichtig gewesen sein, oder es wurde dadurch unrichtig, dass es nicht der laufenden Entwicklung des Erwachsenwerdens angepasst wurde. Ein inneres Bild, eine Vorstellung der Realität mag zu Beginn gestimmt haben, doch durch das Verharren darin begann die Vorstellung mit der Zeit immer mehr von der Realität abzuweichen. Kinder zum Beispiel haben ein Bild der Welt, das noch sehr wenig differenziert, noch kindlich ist. Und doch sind die inneren Bilder der Kinder oft viel wahrer als die normaler Erwachsener.

Wie kommt es nun zur Heilung durch die Erkenntnis von Sinn? *Sie beruht auf einem Wechsel der Bilder durch Resonanz:* Falsche Bilder werden durch wahre ausgetauscht. Wahre Bilder können zum Beispiel durch Heilpflanzen vermittelt werden.

Das darf aber nicht so verstanden werden, dass wir die reale Gestalt der Heilpflanze als Bild in unser Bewusstsein integrieren (obwohl dies auch ein möglicher Weg ist). Vielmehr können durch die Einnahme eines Arzneimittels, das aufgrund seiner Herstellung die Anbindung an die transzendente Information bewahrt hat, Elemente der Biografie neu geordnet werden.

Heilung bedeutet immer, eine neue Ordnung zu schaffen. Alle Elemente, die für diese Ordnung benötigt werden, sind schon vorhanden, doch im Zustand der Krankheit sind sie nicht so angeordnet, dass sie sich mit der Ordnung der Realität in Resonanz befinden. Heilung bedeutet also, die innere Ordnung der biografischen Elemente auf eine neue Weise so zu fügen, dass sie mit der äußeren Ordnung wieder in Resonanz treten kann. Und dazu kann die Signatur einer Heilpflanze einen wesentlichen Beitrag leisten.

Um das Besondere, von der Norm Abweichende einer Heilpflanze zu erkennen, muss man sie einerseits sehr genau beobachten und andererseits eine Beziehung zu ihr aufbauen, sodass sich die Möglichkeit einer resonanten Intuition ergeben kann. Denn allein die Intuition leitet unser Bewusstsein auf jene Merkmale, die ausschlaggebend für das Wesen einer Heilpflanze sind. Die Beobachtung der Pflanze bezieht sich auf vier Punkte:

- Polarität: Wir versuchen zu erkennen, welche Polarität in einer Pflanze vorherrscht. Dabei stützen wir uns auf die Tatsache, dass die Yin-Polarität sich durch runde Formen und die Yang-Polarität durch gerade Formen äußert.
- Vier Elemente: Wie weiter oben aufgeführt, stehen die vier Pflanzenteile – Wurzeln, Blätter, Blüten, Früchte – in Analogie zu den vier Elementen und den vier Wesensgliedern des Menschen. Wir versuchen festzustellen, ob das Verhältnis der vier Teile von der Norm der Pflanzenfamilie abweicht.
- Bewegungsformen: Jede Form entsteht durch Bewegungen. Deshalb ist es möglich, in den Formen die zugrunde liegenden Bewegungen zu erkennen. Nun versuchen wir, diese Bewegungen mit den verschiedenen Formbildungsprozessen in Verbindung zu bringen, die in den Kapiteln über die Form der Psyche beschrieben sind.
- Prozesse und Metamorphosen: In gewissen Pflanzen können wir Prozesse oder Gestaltänderungen erkennen. Diese sind aufschlussreich und können einen Hinweis auf analoge Prozesse in der menschlichen Psyche geben.

Die vier Punkte können durch aufmerksame Beobachtung erkannt werden. Doch eine Pflanze hat so viele Aspekte, so viele Details, die in Betracht gezogen werden könnten, dass sich die Frage stellt: Welcher Aspekt ist nun für die Signatur relevant?

Die Antwort kann nicht analytisch gegeben werden. Allein die Intuition ist in der Lage, in der Fülle an Details das Wesentliche zu erkennen. Hierbei ist bedeutsam, dass sich Intuition nur einstellen kann, wenn man eine positive, wertfreie Beziehung zu der betrachteten Heilpflanze aufbaut, eine Beziehung also, die über Sympathie und Antipathie hinausgeht.

Solange diese beiden persönlichen Aspekte noch vorherrschen, spiegelt sich nur das eigene Unterbewusste in der Pflanze, und man hat keinen objektiven Zugang. Der Schlüssel zur Heilung liegt aber in der Selbsterkenntnis. Schon am Eingangstor des Apollo-Tempels zu Delphi stand der Überlieferung zufolge: »Erkenne dich selbst« *(Gnôthi seautón)*. Das Studium der Signatur, das Lesen im Buch der Natur, das Erkennen der Zeichen des Lebens ist letztlich nichts anderes als Selbsterkenntnis.

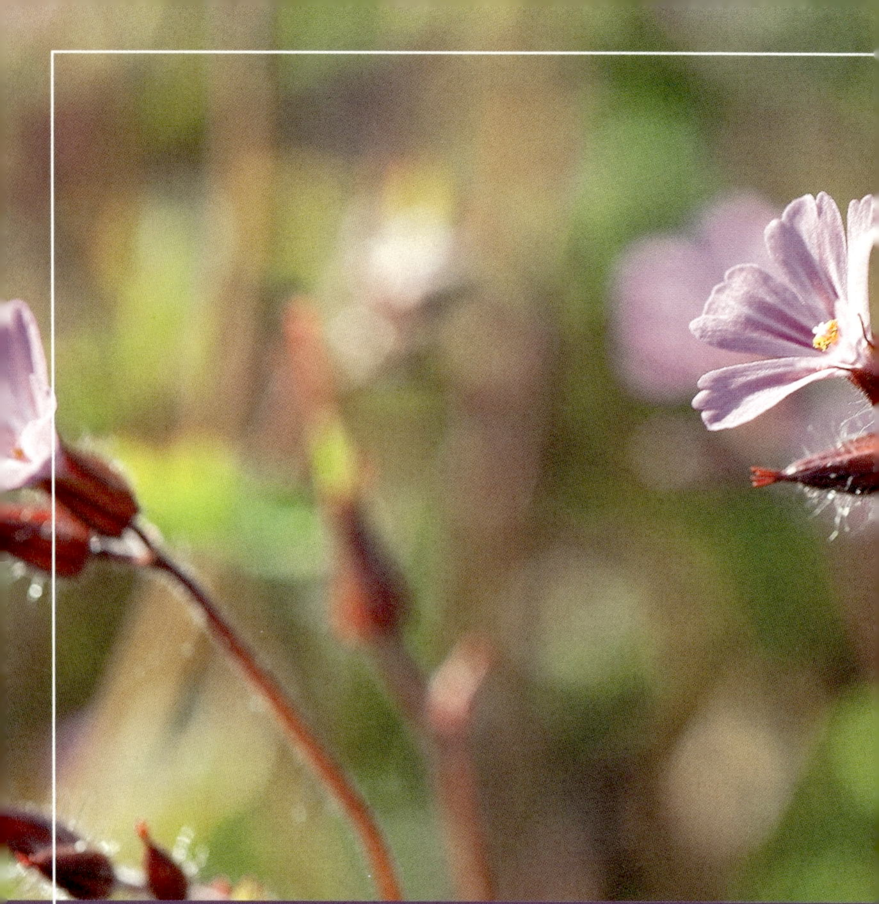

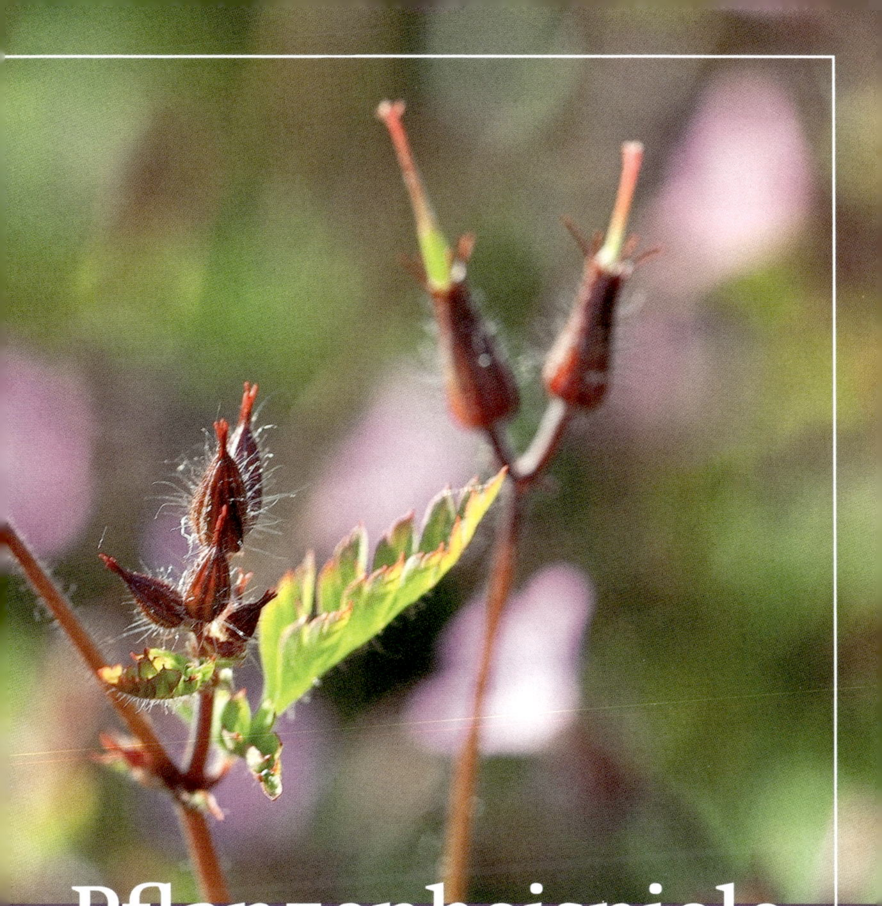

Pflanzenbeispiele und Erfahrungen

Die Psyche des Menschen und das Wesen der Heilpflanzen

Im nun folgenden Teil über Heilpflanzen werden die wichtigsten Merkmale ihrer Signatur, deren Interpretation (die Entsprechungen zwischen der Psyche des Menschen und dem Wesen der jeweiligen Heilpflanze) sowie einige Anwendungserfahrungen und Fallbeispiele wiedergegeben.

Mit unserer Herausgabe des *Kompendiums der CERES-Heilmittel* im Jahre 1996 wurde im deutschen Sprachraum erstmals das Wesen von etwa 35 Heilpflanzen beschrieben. Vor diesem Zeitpunkt wurden die Arzneipflanzen und ihre Zubereitungen entweder als Phytotherapeutika oder Homöopathika angewendet. Das heißt, sie wurden entweder zur Vorbeugung und Behandlung von körperlichen Krankheitssymptomen oder – als homöopathische Zubereitung – gemäß dem homöopathischen Arzneimittelbild eingesetzt. Nur die Bachblüten kamen bereits früher bei psychischen Dispositionen zum Einsatz, doch der Zusammenhang zwischen körperlichen und psychischen Symptomen stand dabei nicht im Vordergrund. Unsere Wesensbeschreibungen stellten erstmals eine Anzahl von Heilpflanzen in einen psychosomatischen Kontext. Damit wurde eine *phytodynamische Therapie* ermöglicht. Diese Therapie, die mit Pflanzen (griechisch *phýton* für »Pflanze« und *dýnamis* für »Kraft, Vermögen, Möglichkeit, Potenz«) sowohl den Körper als auch die Psyche gleichzeitig umfasst, war dank eines speziellen Herstellverfahrens möglich geworden, das zu den sogenannten wesenhaften Urtinkturen führte. Dieses Verfahren ist eine Synthese der Prozesse zur Extraktion der Wirkstoffe mit jenen zur Dynamisierung der Information, also eine Synthese der Prozesse für die Herstellung von Phytotherapeutika mit denen zur Herstellung von Homöopathika. Durch die Verbindung der beiden polaren Wirkprinzipien »Materie« und »Information« wird das mittlere Prinzip, die »Energie«, das einen unmittelbaren Bezug zur Psyche hat, verstärkt. Bei den bisherigen Herstellverfahren wurde entweder auf eine phytotherapeutische oder auf eine homöopathische Anwendung fokussiert.

In unserem 2002 erschienenen Buch *Wesen und Signatur der Heilpflanzen* haben wir die Signatur und das Wesen von 45 Heilpflanzen ausführlich beschrieben. In unserem 2005 herausgegebenen Buch *Pflanzliche Urtinkturen* wurden die Wesensbeschreibungen erweitert. Unzählige Zeugnisse von Anwendern in den letzten 25 Jahren haben die von uns beschriebenen psychischen Wirkungen der Heilpflanzen bestätigt.

Mittlerweile haben viele andere Autoren in ihren Büchern oder auf ihren Internetseiten psychische Aspekte der Heilpflanzen beschrieben, was zeigt, dass die Zeit für diesen Ansatz reif ist.

In diesem Buch wird auf die Signatur nicht so tief eingegangen wie in *Wesen und Signatur der Heilpflanzen.* Auch die Wesensbeschreibungen sind nicht so umfassend beschrieben wie in *Pflanzliche Urtinkturen.* Und die phytotherapeutischen Anwendungsgebiete der Heilpflanzen werden nur am Rande gestreift. Dafür gibt es zahlreiche Literatur.

Das erste Hauptanliegen dieses Buchs besteht also darin, die Betrachtung der Signaturen in einen größeren Zusammenhang einzubetten. Für viele Leser unseres ersten Buchs fehlten die Hinweise, wie man zu solchen Interpretationen kommen kann. Mit den Erklärungen hoffen wir, diesem Anspruch nun gerecht zu werden.

Das zweite Hauptanliegen dieses Buchs besteht in der Beschreibung praktischer Anwendungsbeispiele. Die bisherigen Wesensbeschreibungen wurden von einigen als idealisiert betrachtet, und sie hatten Mühe, einen praktischen Bezug zum Menschen herzustellen. Das Leben entspricht niemals einem Ideal. Es sind immer viele verschiedene Faktoren, die berücksichtigt werden müssen, und es stellt sich die Frage nach den Prioritäten. Mit den vorliegenden Erfahrungsberichten möchten wir nun diese Lücke schließen, indem wir einen Eindruck davon vermitteln, wie eine Anwendung von wesenhaften Arzneipflanzenzubereitungen in der Praxis aussehen könnte.

Wir möchten jedoch noch einmal ausdrücklich darauf hinweisen, dass dies kein »Therapiebuch« ist. Die hier gemachten Angaben dürfen nicht als generalisierte Therapieempfehlungen bei den beschriebenen Zuständen betrachtet werden. Es sind *Beispiele,* damit Sie ein Gefühl für die größeren Zusammenhänge zwischen Natur, Pflanze und Mensch bekommen können. *Die phytodynamische Therapie ist eine* Individualtherapie, *genauso wie die Homöopathie.*

Die Absicht der Beschreibungen der Signaturen, ihrer Interpretation und einiger Erfahrungsberichte besteht also darin, den Zusammenhang zwischen den Gesetzmäßigkeiten, die in den ersten Teilen des Buchs aufgezeigt wurden, und den Wirkungen der Pflanzen darzustellen.

Die Arbeit mit Heilpflanzen in der Therapie von Beschwerden erfordert eine ganzheitliche Denkweise. Diese Ganzheit bezieht sich auf das menschliche Zusammenspiel von Geist, Seele und Körper. Mit dem Begriff »Geist« meinen wir den »Sinn«, der dem menschlichen Dasein eine Berechtigung gibt. Viktor E. Frankl nennt diesen Sinn eindrücklich in seinem Buch *… und trotzdem Ja zum Leben sagen,* worin er seine Erfahrungen und Beobachtungen zu diesem Thema unter den Extrembedingungen im Konzentrationslager beschreibt (Frankl 1982).

Der Sinn, der hinter allem, was der Mensch erlebt, zu finden ist – oder zumindest vermutet wird –, führt zum Begriff »Resilienz«, der psychischen Widerstandskraft, der Fähigkeit, schwierige und schwerste Lebenssituationen zu überstehen, ohne davon aus der Bahn geworfen zu werden (lateinisch *resilire* für »abprallen, zurückspringen«). Der Arzt Aaron Antonovsky hat in diesem Zusammenhang nach Untersuchungen von Menschen, die unter Extrembedingungen überlebt haben, den Begriff »Salutogenese« gebildet (lateinisch *salus* für »Wohl[ergehen]« und *generare* für »erzeugen«).

Salutogenese begreift Gesundheit nicht einfach als einen über die Abwesenheit von Krankheit definierten Normalzustand, sondern als dynamischen Prozess der Wechselwirkung zwischen Belastungsfaktoren (Stressoren) und Ressourcen. Zwischen Gesundheit und Krankheit besteht demnach kein strikter Gegensatz, sondern ein fließender Übergang in Form eines Kontinuums. Ein Individuum ist somit nicht ausschließlich »krank« oder »gesund«, sondern befindet sich je nach Lebenssituation entweder näher am einen oder anderen Pol.

Für besonders bedeutsam erklärt die Salutogenese das Gefühl der Kohärenz, das sich in einem dynamischen Gefühl des Vertrauens oder der Stimmigkeit ausdrückt (lateinisch *cohaerere* für »zusammenhängen«). Kohärente Menschen empfinden nach Antonovsky die Prozesse des Lebens als verstehbar und bewältigbar. Sie erleben eigenes Handeln als sinnhaft und bedeutsam.

Die Kohärenz, das Gefühl des Vertrauens in einen Sinn, kann mit dem Einsatz von Heilpflanzen gefördert werden. Bei Symptomen einer chronischen Müdigkeit zum Beispiel kann der Löwenzahn eingesetzt und dadurch der Stoffwechsel angeregt werden. Das Wesen von Löwenzahn (»Wandlung, Anpassungsfähigkeit, Fluss der Lebensenergie«) kann dem Betreffenden zeigen, dass er durch weniger Auflehnung gegen bestimmte Hierarchien oder Gesetze, durch ein besseres Anpassungsvermögen an seine Lebensumstände mehr Lebensqualität, mehr Sinn zu gewinnen vermag.

Wichtig im Leben von Menschen mit psychischen und körperlichen Herausforderungen ist die Einsicht und das Vertrauen in eine mögliche »Kursänderung«, in eine »Richtungsänderung«. Durch die positive Erfahrung erhält die in der Krankheit liegende Herausforderung einen Sinn. Das Gespräch zwischen dem erfahrenen Therapeuten und dem Ratsuchenden, in dem diese Möglichkeiten aufgezeigt werden, kann zu einem Kohärenzgefühl führen. Es entsteht ein »Raum« zwischen zwei Menschen, der von Vertrauen und gegenseitigem Respekt erfüllt ist.

Für den Therapeuten wie für den Patienten ist die wohlwollende Wahrnehmung wichtig. Wie sind Körperhaltung, Mimik, Gestik und Sprache des Patienten? Spricht er langsam, stockend, ja schleppend, kann dies zum Beispiel der Ausdruck einer großen Müdigkeit oder Depression sein.

Es ist von Vorteil, den Menschen auch in der Perspektive der Zeit wahrzunehmen. Was hat er in der Vergangenheit erlebt? Wie waren die ersten Jahre seines Lebens, die Beziehung zur Mutter, zu den Eltern? Denn die ersten Lebensjahre prägen den noch jungen Menschen. Kann er ein Urvertrauen aufbauen in der Geborgenheit der liebevollen Beziehung? Alles, was erlebt wird, ist innerlich im Menschen »verdichtet« vorhanden, es bildet den Ausdruck des Körpers und der Seele. Die Psychosomatik spricht von psychischen Prozessen, die den Körper, das Organsystem prägend beeinflussen (griechisch *psychḗ* für »Hauch, Atem, Seele« und *sõma* für »Körper«).

Bei der Anamnese, der Erfassung der Vorgeschichte einer Krankheit nach Angaben des Kranken, wird die aktuelle Umgebung des Menschen mituntersucht (griechisch *anámnēsis* für »Erinnerung«). Bestehen gute vertrauensvolle Beziehungen zu Partnern in der Familie, der Schule, am Arbeitsplatz, fühlt sich der Mensch sicher. Speziell wichtig für den heranwachsenden jungen Menschen ist die Konstanz in der Beziehung. Besteht beim ratsuchenden Menschen eine verlässliche, unterstützende Beziehung zu einem oder mehreren Menschen?

Zunächst erwähnen Ratsuchende meist körperliche Symptome: Verdauungsbeschwerden, Nervosität, Müdigkeit infolge von Schlafstörungen, hormonelle Störungen wie Menstruationsbeschwerden, Zyklusanomalien, klimakterische Beschwerden. Danach wird gemeinsam nach dem Zeitpunkt des Beginns gesucht: Seit wann bestehen die Beschwerden? Häufig sind sie akut. Es ist jedoch oft so, dass viele Personen bereits wissen, dass hinter ihren Schmerzen eine länger zurückliegende Geschichte steht, die so abgespeichert ist, wie sie damals empfunden wurde. So kann die Melisse bei einer nervösen Verstimmung mit oder ohne Herzbeschwerden durch das Wesen »Besänftigung, Weichheit, Milde« das Harmoniebedürfnis stillen und Unruhezustände mildern. Kinder, die zu »Heimweh« neigen, wenn sie einige Zeit von den Eltern getrennt sind, können mithilfe der Melisse den ersten Schritt »weg von zu Hause« wagen, bei Freunden übernachten oder die Angst vor dem ersten Schultag überwinden.

Heilpflanzen vermitteln Mut, Zuversicht, Nervenkraft, Schlaf, Geduld, Sanftmut, die Kraft des »Jetzt«, Abgrenzungskraft, Umhüllung, Wachheit, Anteilnahme, Aufrichtekraft, Reinigung. Sie lösen Schockzustände, fördern die Gelassenheit, die Reifung, die Aufnahmefähigkeit, die Beziehungsfähigkeit. Sie sind blutreinigend, verdauungsfördernd, auswurffördernd stimmungsaufhellend und tröstend.

Allgemeine Hinweise

Bitte beachten Sie, dass in den folgenden Ausführungen in der Regel die Urtinkturen der Pflanzen gemeint sind, wenn Therapiebeispiele und so weiter beschrieben werden.
Bei den Erfahrungsberichten in Ich-Form handelt es sich meist um Fälle aus der Praxis von Hildegard Kalbermatten (HK). Wenn es um Beispiele von Roger Kalbermatten geht, sind sie mit »(RK)« gekennzeichnet.

Die Namen und spezielle Details in den Erfahrungsberichten sind aus Gründen des Personenschutzes geändert, die Sachverhalte sind aber authentisch.
Mit den Therapiebeispielen und Indikationen sind wie gesagt keine allgemeinen Therapieempfehlungen gemeint. Die phytodynamische Therapie ist wie die Homöopathie eine Individualtherapie.

Wege zu Wissen und Erkenntnis

Die ersten drei Pflanzen, deren Signatur und Wirkung wir beschreiben, beziehen sich auf die bereits erwähnten unterschiedlichen Wege zu Wissen und Kenntnis. Erstens kann man Wissen durch Lernen erwerben, zweitens Kenntnis durch Erfahrung und drittens durch die Signatur. Das Lernen und die Erfahrung führen uns zur Erkenntnis von Ursache und Wirkung. Die Signatur führt uns zur Erkenntnis des Wesens. Für die Erkenntnis von Ursache und Wirkung wollen wir die Herbstzeitlose als Beispiel anführen und für die Erkenntnis der Signatur die Wilde Möhre. Da jede Erkenntnis ein Weg aus der Einheit in die Polarität ist, wählen wir als dritte Pflanze den Baum Ginkgo biloba, der diesen Prozess symbolisiert.

Die Erkenntnis von Ursache und Wirkung – die Herbstzeitlose

Signatur

Die Herbstzeitlose (Colchicum autumnale) gehört zur Familie der Zeitlosengewächse. Für die Herstellung der Urtinktur werden die unterirdischen Knollen verwendet, doch wegen ihrer Giftigkeit nur in homöopathischen Verdünnungen.

Die Besonderheit der Herbstzeitlose ist die Latenzphase zwischen dem Erscheinen ihrer Blüten im Herbst und ihrer Früchte im Frühling. Im Gegensatz zum Efeu, der etwa gleichzeitig blüht und Früchte bildet, verschwindet die Herbstzeitlose im Winter vollständig von der Erdoberfläche. Der Fruchtknoten, also jenes Organ der Blüte, aus dem die Früchte und Samen hervorgehen, befindet sich zur Blütezeit unter der Erde, sodass nur die anderen Blütenteile, das heißt die Kron- und Staubblätter, sowie die Narbe über der Erde liegen und sichtbar sind. Die stängellose Blüte scheint direkt auf der Wiese zu »sitzen«. Nach dem Verwelken der befruchteten Blüte ist während des ganzen Winters nichts mehr von dieser Pflanze zu sehen. Die Knolle und der befruchtete Fruchtknoten befinden sich unter der Erde, außer Sicht. Erst im nächsten Frühling erscheinen die lanzettlichen Blätter (die dem Bärlauch ähnlich sind) und die Fruchtkapseln. Dann werden die Fruchtreife und die Samenbildung abgeschlossen. Wer dies nicht irgendwie mitbekommen oder selbst untersucht hat, wird keinen Zusammenhang zwischen den Blüten und Früchten erkennen.

Interpretation

Wenn man die Befruchtung einer Blüte als Ursache und die Frucht als Wirkung betrachtet, ist es offensichtlich, dass die Signatur der Herbstzeitlose eine Besonderheit im Verhältnis von Ursache zu Wirkung anzeigt. Normalerweise weiß jedes Kind, dass aus einer Apfelblüte ein Apfel entsteht, doch bei der Herbstzeitlose ist diese Beziehung nicht so einfach ersichtlich. Der Zusammenhang zwischen Ursache (gleich Blüte) und Wirkung (gleich Frucht) ist nicht deutlich erkennbar, erstens, weil keine sichtbare Verbindung besteht, und zweitens, weil ein großer Zeitraum dazwischenliegt.

Die Erkenntnis von Ursache und Wirkung ist eine der wesentlichsten Leistungen des Denkens. Nicht nur in Wissenschaft und Forschung steht die Suche nach der Erkenntnis von Kausalitäten im Vordergrund, sondern in praktisch allen Lebensbereichen. Erst wenn man die Folgen (Wirkungen) einer Tat (Ursache) im Voraus kennt, kann man gezielt handeln, um erwünschte Resultate zu erzielen. Wenn Ursache und Wirkung in einer raschen zeitlichen Abfolge stehen, ist der Zusammenhang leicht und schnell erkennbar. Es gibt jedoch viele Bereiche, in denen die Verkettung von Ursache und Wirkung nicht augenscheinlich ist, sei es, weil lange Zeiträume dazwischenliegen, sei es, weil die Gesetze, die den Zusammenhang herstellen, im Verborgenen wirken. Im Allgemeinen kann der Zusammenhang zwischen Ursache und Wirkung auf der rein materiellen Ebene, also in der Physik oder Chemie, viel einfacher und klarer erkannt werden als auf der Ebene des Lebens, also in der Biologie, Medizin, Psychologie und Soziologie.

Berühren wir hier nicht das Menschheitsproblem schlechthin? Verschaffen wir uns nicht oft einen kurzfristigen Vorteil auf

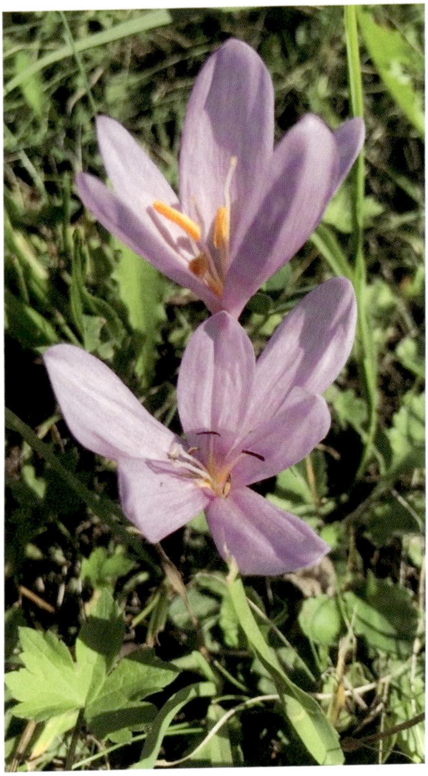 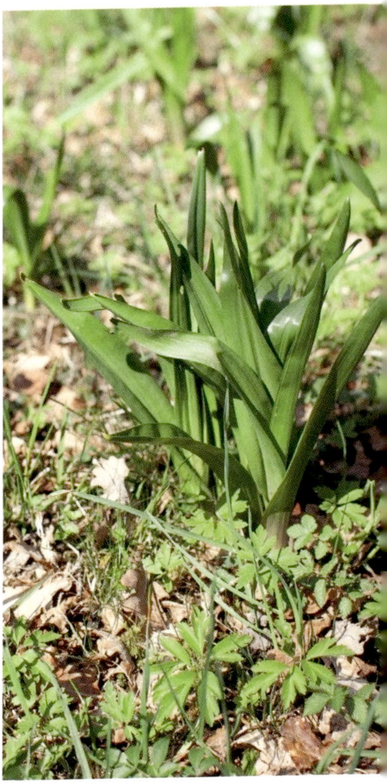

Kosten oder zum Schaden der Natur oder anderer Menschen? Das tun wir so lange, wie wir uns der Langzeitfolgen unserer Handlungen nicht bewusst sind. Diese Unwissenheit kann sich nur deshalb so lange und hartnäckig halten, weil auf unsere Taten oft keine unmittelbare Reaktion erfolgt. Vielfach erfahren wir erst nach langer Zeit am eigenen Leib eine ähnliche Situation wie jene, die wir anderen zugefügt haben, doch meistens ist es dann sehr schwierig, einen kausalen Zusammenhang zu einer unserer früheren Aktionen zu erkennen. Es besteht keine offensichtliche ursächliche Verknüpfung. Das Gesetz von Ursache und Wirkung wirkt anscheinend im Verborgenen.

Das Gesetz von Ursache und Wirkung, das auch das Gesetz des Gleichgewichts oder des Ausgleichs der Polaritäten ist, arbeitet so präzise wie ein Uhrwerk mit seinem Pendel und seinen Rädern. Jeder Schaden, den wir der Natur oder anderen Menschen zufügen, fällt früher oder später auf uns zurück und gereicht uns zum Nachteil. Das hat nichts mit Moral oder göttlicher Strafe zu tun, sondern es handelt sich um ein objektives Naturgesetz, das in allen Bereichen Gültigkeit hat, von der Materie über die Biologie bis ins

Die Herbstzeitlose blüht im Herbst.

Ihre Blätter erscheinen im Frühling.

Seelische. Dieses Naturgesetz ist so klar und eindeutig wie das bekannte »Actio gleich Reactio« aus der Physik.

Erfahrungsbericht

Damit meine (RK) eigene Erfahrung mit der Herbstzeitlose richtig eingeordnet werden kann, muss ich über meine Forschungen im Zusammenhang mit homöopathischen Arzneimittelprüfungen berichten.

In der Homöopathie gilt die sogenannte Simile-Regel, die da lautet »Ähnliches möge durch Ähnliches geheilt werden« *(Similia similibus curentur)*. Man kann dieses Prinzip auf verschiedene Arten definieren, doch im Kern beschreibt es das erwähnte Gesetz von »Actio gleich Reactio«. Mit anderen Worten: Jede Substanz hat zwei entgegengesetzte Wirkungen auf einen Organismus: eine Primärwirkung (Aktion) und eine Sekundärwirkung (Reaktion). Streng genommen dürfte man nur die Primärwirkung als die Wirkung der Substanz bezeichnen, denn die Sekundärwirkung ist die Antwort, die Reaktion des Organismus. Praktisch heißt das, jede Substanz kann, je nach Dosis, sowohl bestimmte Krankheitssymptome verursachen als auch genau die gleichen Krankheitssymptome heilen. Die gleiche Substanz kann also zum Beispiel Hustenreiz verursachen (meistens in höherer Dosis) wie auch Hustenreiz lindern (meistens in tieferer Dosis). Man wendet dieses Gesetz gezielt an, um Kenntnis über die Wirkungsweise einer Substanz zu erhalten, die man in der Homöopathie einsetzen will. Ein gesunder Proband beobachtet genau, welche Symptome nach der Einnahme der zu prüfenden Substanz bei ihm auftreten, damit man später die gleiche Substanz (meist in homöopathischer Verdünnung) bei Kranken mit ähnlichen Symptomen anwenden kann.

Ich selbst habe zahlreiche solcher Arzneimittelprüfungen durchgeführt, und deshalb war und ist der Zusammenhang zwischen der Einnahme einer Gift- oder Heilpflanze und ihrer Krankheitssymptome erzeugenden Primärwirkung in meinem Bewusstsein tief verankert.

Doch als ich das erste Mal eine Tinktur aus Herbstzeitlosenknollen herstellte, war alles anders. Ich war mir natürlich der hohen Giftigkeit dieser Pflanze sehr bewusst und habe mit den äußersten Vorsichtsmaßnahmen gearbeitet. Ich trug nicht nur Handschuhe, sondern versuchte auch zu vermeiden, den Geruch des Produktionsansatzes einzuatmen, was natürlich nicht ganz möglich war.

Etwa zwei Stunden nach Abschluss der Arbeiten begann sich in meiner Lendengegend ein ziehender Schmerz bemerkbar zu machen, der mit der Zeit immer stärker wurde. Die Schmerzen nahmen während zwei Tagen zu, aber ich hatte keine Ahnung von der Ursache. Ich fragte mich, ob ich in den letzten Tagen eine schwere Last gehoben hatte oder ob eine andere Ursache zu diesen Schmerzen führte. Erst nach drei langen Tagen fiel es mir wie Schuppen von den Augen, und ich erkannte, dass dies die Symptome der Giftstoffe der Herbstzeitlose waren, die ich offensichtlich über die Atemwege aufgenommen hatte.

Wie war es möglich, dass ich als erfahrener Arzneimittelprüfer drei Tage benötigte, um diesen Zusammenhang zu erkennen, den ich bei jeder anderen Arznei- oder Giftpflanze jeweils innerhalb von Sekundenbruchteilen erkannt hätte?

Nach der Schilderung der Signatur und ihrer Interpretation können wir verstehen, dass die Erkenntnis des Zusammenhangs von Ursache und Wirkung zum Kernthema, zum Wesen dieser Arzneipflanze gehört. Und wie wir bereits dargelegt haben, macht eine Heilpflanze ihr Wesen oft durch das Gegenteil, durch ein Ungleichgewicht erkennbar. Ein solches Ungleichgewicht zeigt bei einer Pflanze aber keinen Nachteil oder keine Krankheit an, sondern ein Thema, für das die Pflanze eine Antwort bereithält. Deshalb bedeutet das Verbergen oder Verdunkeln der Erkenntnis von Ursache und Wirkung die Vermittlung einer besonderen Wesenskraft, gerade diesen Zusammenhang zu beleuchten. Die Herbstzeitlose ist ein wunderbares Mittel auf dem Weg der Erkenntnis von Ursache und Wirkung.

Ein Anwendungsgebiet dieser Heilpflanze sind die Symptome der Gicht. Das ist eine schmerzvolle Form von Rheuma und führt zu einer starken Einschränkung der Beweglichkeit.

Wir haben gezeigt, dass Information (gleich Ursache) nur durch Bewegung zu einer Wirkung wird. Somit wird auch die therapeutische Wirkung der Herbstzeitlose aus der Signatur ableitbar. Der Zusammenhang zwischen einer purinreichen Ernährung und der Disposition zu Gicht ist heute erkannt. Könnte es sein, dass dieser Zusammenhang von Betroffenen oftmals ausgeblendet wird?

Derselbe Zusammenhang zwischen Ursache und Wirkung erscheint auch im homöopathischen Arzneimittelbild. So heißt es in einem homöopathischen Repertorium bei den Symptomen unter anderem: »... beginnt einen Satz und weiß am Ende nicht mehr, was er sagen wollte ...« (Metzger 1993).

Colchicin, ein aus der Herbstzeitlose gewonnenes Alkaloid, wird aufgrund seiner erbgutverändernden Wirkung (Hemmung der Meiose) sowohl in der biologischen Forschung als auch in der landwirtschaftlichen Züchtung angewendet. Die Biologen und Agronomen unter den Lesern möchten wir anregen, den Zusammenhang zwischen dieser toxischen Wirkung und dem geschilderten Wesen selbst nachzuvollziehen.

Die Mitte und das Ganze – die Wilde Möhre

Signatur

Das charakteristische Merkmal der Familie der Doldenblütler (Apiaceae oder Umbelliferaceae), zu der die Wilde Möhre (Daucus carota) gehört, ist der doldenförmige Blütenstand. Eine Dolde besteht aus zahlreichen, meist weißen Blüten, die einen kugelförmigen Blütenschirm bilden.

Man nimmt an, dass aus der Wilden Möhre und einer anderen Möhrenart die Gartenmöhre gezüchtet wurde. Im Gegensatz zur orange gefärbten Gartenmöhre ist die Wurzel der Wilden Möhre

Der Mittelpunkt im Blütenstand der Wilden Möhre.

Unten Umstülpung und Zentrierung beim Verblühen.

weißlich blass und spindelförmig. Doch was bei der Gartenmöhre an Farbe in der Wurzel steckt, das scheint bei der Wilden Möhre auf wenige Blüten in der Mitte des ansonsten weißen Blütenstandes konzentriert zu sein. Diese Mittelblüten von wenigen Millimetern Durchmesser, die in ihrer Gesamtheit auch als die »Möhrenblüte« bezeichnet werden, sind von so intensiv dunkelroter Farbe, dass sie beinahe schwarz erscheinen. Das gibt der weißen Dolde einen markanten Mittelpunkt, der durch eine leichte Vertiefung der Möhrenblüte gegenüber den anderen zusätzlich betont wird. Bei keiner anderen Art dieser Familie ist die Mitte der Dolde so deutlich ausgezeichnet.

Beim Verblühen stülpen sich die Dolden um wie ein Schirm im Sturm und bilden kleine »Vogelnester«, die das charakteristische, unverwechselbare Bild der Wilden Möhre im Herbst prägen. Diese Umstülpung entsteht durch die Krümmung der randständigen Blütenstiele zur Mitte hin.

Die Blüten und Blätter sind reich an ätherischem Öl mit einem herb-aromatischen Duft und Geschmack, der ein wenig an die Gartenmöhre erinnert. Die Pflanze ist anspruchslos, und man findet sie häufig auf Ruderalflächen (das sind meist brachliegende Rohbodenflächen), in Magerwiesen, Buntbrachen (das sind mehrjährige, mit einheimischen Wildkräutern angesäte [Acker]Flächen) und an Wegrändern.

Interpretation

Das Ganze kann nur von der Mitte aus erkannt werden. Durch den markanten Mittelpunkt in ihrer Dolde bringt die Wilde Möhre ihr Wesen, die *Zentrierung,* in einer beinah plakativ wirkenden Signatur zum Ausdruck. Ein weiterer Hinweis auf die zur Mitte hinführende Kraft sind die umgestülpten, verwelkenden Blüten, die wie »Vogelnester« aussehen. Alles an dieser Pflanze ist auf die Mitte ausgerichtet.

Was bedeuten Zentrierung und Mitte? Bekannt ist der Satz: Das Ganze ist mehr als die Summe seiner Teile. Was ist dieses

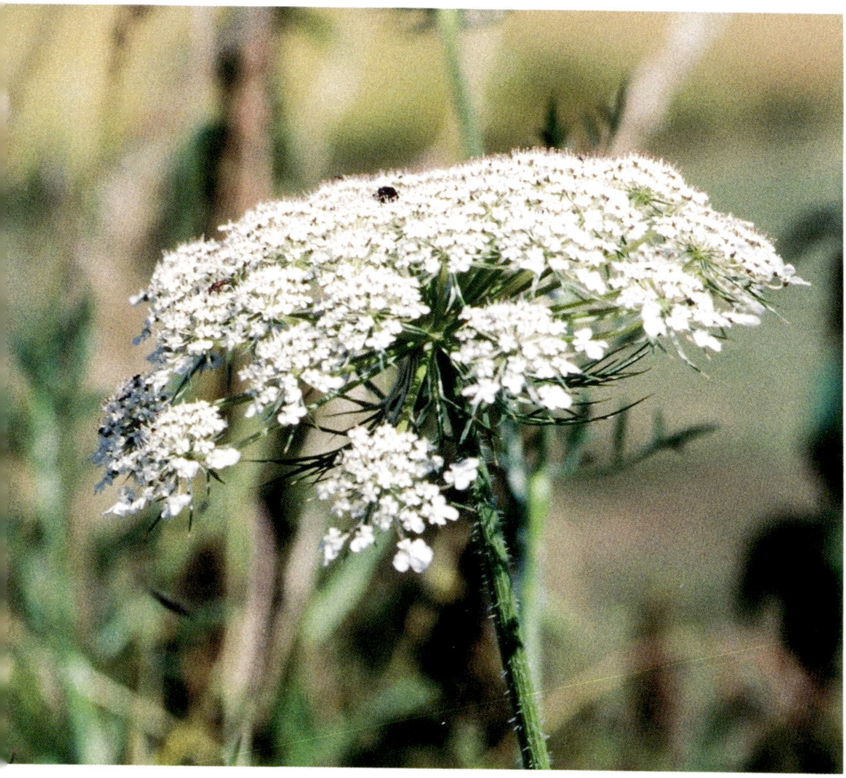

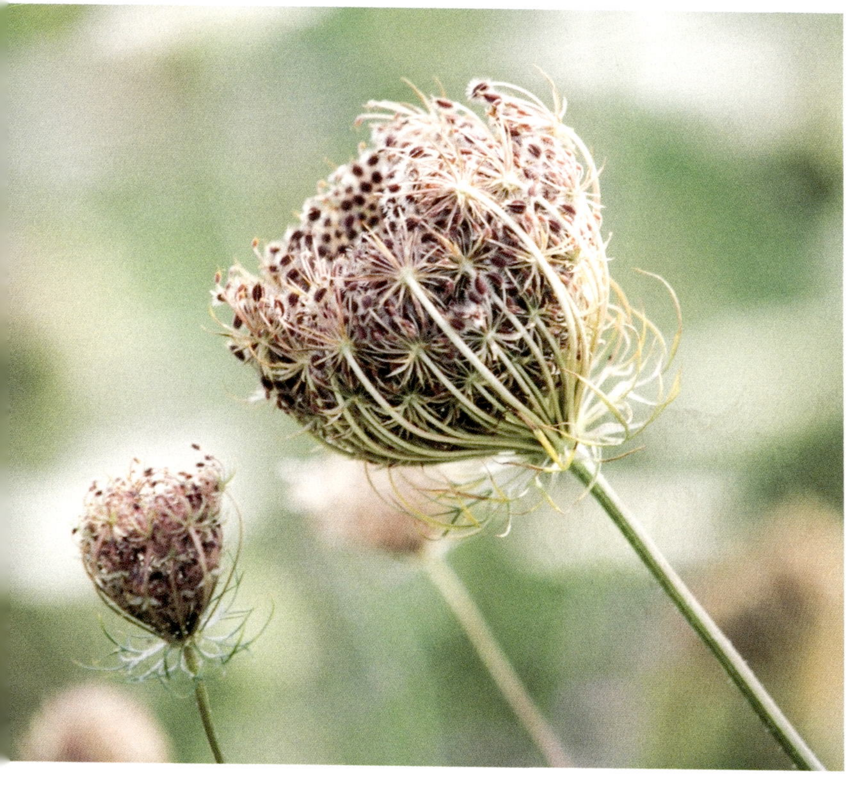

»Mehr«, das die Teile zu einer Einheit fügt? Es ist die Mitte, die das Ganze bestimmt und leitet. Bei einer pflanzlichen oder tierischen Zelle zum Beispiel liegt die Mitte im Zellkern. Er ist die zentrale Leitungsinstanz, der bedeutungsmäßige Mittelpunkt der Zelle, auch wenn er meistens nicht in ihrer geometrischen Mitte liegt. Dort befindet sich die DNA, die für den Stoffwechsel verantwortlich ist. Doch die Form des Organismus wird nicht durch die DNA geprägt, sondern durch die transzendente Information, die mit der DNA zusammenwirkt und diese steuert. In der Mitte, im Zellkern, kommen also alle leitunggebenden Fäden zusammen.

Das gilt nicht nur für die Biologie, sondern auch für die mentale Fähigkeit, ein Ganzes beziehungsweise das Wesentliche zu erkennen. Das Wesentliche einer Sache kann nur von der Mitte aus verstanden werden. Es ist ein Erkennen von Mitte zu Mitte. Die eigene Mitte erkennt die Mitte dessen, was betrachtet wird.

Beim Menschen ist das Organ für den Verstand im Kopf und für den Instinkt im Bauch, doch das Organ der Mitte liegt im Herzen. Nur wenn der Kopf mit dem Herzen verbunden ist, wenn der Mensch aus dieser Mitte des Herzens denken kann, wird er den Sinn einer Sache erkennen können, dann wird er die Zeichen und Signaturen verstehen, die das Leben bereithält und schreibt.

Dies unterstreicht auch das bekannte Zitat aus dem *Kleinen Prinzen* von Antoine de Saint-Exupéry: »... man sieht nur mit dem Herzen gut. Das Wesentliche ist für die Augen unsichtbar« (Saint-Exupéry 1956).

Die Wilde Möhre ist ein Symbol für das Erkennen aus der Mitte, und sie vermittelt deshalb die Kraft und Klarheit, das Wesentliche zu erkennen.

Erfahrungsbericht

Die Entdeckung der Wilden Möhre war mein (RK) Schlüsselerlebnis für die Erforschung der Signaturen von Heilpflanzen. Zuvor hatte ich lange nach einem Schlüssel gesucht, wie die Signaturen gelesen und interpretiert werden können. Seit meiner Jugend davon überzeugt, dass die äußere Gestalt einer Heilpflanze Aufschluss über ihren inneren Kern gibt, und nicht befriedigt durch die zur Verfügung stehende Literatur, suchte ich lange nach einem eigenen Zugang zum Verständnis der Signaturen. Auf ausgedehnten botanischen Streifzügen durch Feld und Wald prüfte ich alles. Ich erforschte auch die Wirkung der Heilpflanzen, indem ich Teile von ihnen einnahm und aufmerksam beobachtete, in welchen Organen und wie sie in meinem Körper wirkten. Das erforderte zweierlei: erstens eine umfassende Kenntnis der giftigen Pflanzen, um keinen Schaden durch Überdosierung zu nehmen, und zweitens eine geschulte Sensibilität für die Wirkung von Heilpflanzen, verbunden mit Objektivität, um nicht Erwartung mit Wirkung zu verwechseln.

Auf einem dieser botanischen Streifzüge lernte ich völlig zufällig die Wirkung der Wilden Möhre kennen. Doch dies war nur deshalb möglich, weil ich an diesem Tag in einer Verfassung war, die man als diffus oder nicht zentriert bezeichnen könnte. Ich war nicht richtig bei der Sache, viele Gedanken, was alles noch zu erledigen wäre, schweiften durch den Kopf, und es gab keine Ordnung, keinerlei Prioritäten. Infolgedessen war meine psychische Energie auf einem tiefen Niveau. Im Kopf war mehr Nebel als Klarheit.

Schon auf dem Heimweg begriffen, entnahm ich, eher zufällig als bewusst, einer Wilden Möhre, die am Wegrand stand, ein kleines Stück der Blütendolde und aß es. Bis zu diesem Tag hatte ich mich nicht direkt mit dieser Pflanze beschäftigt, und ich hatte die Blüte auch nicht in der Absicht gegessen, mich nun eingehend mit ihr auseinanderzusetzen. Ich hatte also keinerlei Erwartung an diese Pflanze gestellt, doch die Wirkung, die ich nach etwa fünf bis zehn Minuten erfahren hatte, war absolut phänomenal. Mein »nebliger« Zustand im Kopf hatte sich radikal verändert. Wenn man ein Bild dafür gebrauchen wollte, könnte man den Unterschied zwischen meinem Zustand vor und nach der Einnahme mit dem Unterschied zwischen dichtem Nebel und völlig klarem Himmel vergleichen.

Als ich nach dieser starken Erfahrung wieder zurück zur Pflanze ging, war mir der Zusammenhang zwischen der Wirkung und der Signatur sofort klar. Das war meine erste Erkenntnis einer Signatur. Sie war so intensiv, dass ich mir sagte, diese Pflanze schreie es geradezu in den Himmel, wozu sie gut sei, und ich wunderte mich, dass dieser Zusammenhang nicht schon lange zuvor von jemandem erkannt worden war.

Einheit und Polarität – der Ginkgo

Signatur

Der Ginkgo (Ginkgo biloba) ist ein Baum, der im 18. Jahrhundert aus Asien eingeführt wurde und oft in Parks und Gärten gepflanzt wird. In erdgeschichtlichen Perioden waren Vertreter dieser Familie auch in Europa heimisch, wie aus Funden von Fossilien hervorgeht, doch Ginkgo biloba ist die einzige überlebende Art dieser archaischen Familie.

Arzneilich verwendet werden die Blätter, die auch das besondere Merkmal dieses Baumes sind. Das Einzigartige am Ginkgo sind die zweilappigen Blätter und die Art der Verzweigung der Blattnerven, die sich von allen anderen Pflanzen unterscheidet. Die »normale« Struktur der Blattnerven ist entweder parallelnervig (bei den einkeimblättrigen Pflanzen) oder netznervig (bei den zweikeimblättrigen Pflanzen).

Beim Ginkgoblatt hingegen entspringen die ersten beiden Blattnerven am Grund des Blattes, dort, wo der Blattstiel in die Blattspreite übergeht. Nach einer gewissen Strecke teilen sich die beiden ursprünglichen Nerven in zwei, und nach einer weiteren Strecke teilen sich die vier der zweiten »Generation« jeweils wieder in zwei und so weiter. Diese Art der Teilung führt zu dem charakteristischen Umriss des Blatts mit den zwei Lappen, der einem Querschnitt des Gehirns mit den beiden Hirnhemisphären ähnlich sieht.

Interpretation

Wenn man den Punkt am Blattgrund, an dem die ersten beiden Blattnerven entspringen, als den Ursprung betrachtet, erkennt man im Verlauf der Nerven eine Entwicklung, die durch eine wiederholte Zweiteilung gekennzeichnet ist. Beschreitet man den Weg von der Peripherie des Blatts zum Ursprung, erkennt man eine wiederholte Vereinigung von zwei Blattnerven zu einem.

Trennung und Vereinigung, Analyse und Synthese sind die Grundprinzipien des Denkens und damit jeder schöpferischen Tätigkeit des Menschen.

Erschaffen heißt erkennen. Erkennen bedeutet erstens differenzieren, analysieren, trennen: Ein Ganzes wird in Teile zerlegt, indem Unterschiede, Gegensätze und Polaritäten bewusst wahrgenommen werden. Erkennen bedeutet zweitens synthetisieren, verbinden: Neue Zusammenhänge und Verbindungen zwischen Teilen werden erkannt, eine neue Ganzheit, eine neue Schöpfung wird geschaffen.

Bei diesem Prozess des Trennens und Verbindens (die Alchemie spricht von »Solve et coagula«) stellt sich immer die *eine* fundamentale Frage: Bleibt die Verbindung zum Ursprung bei der Trennung erhalten, so wie wir das am Ginkgo erkennen? Denn beim Ginkgoblatt ist auch der letzte Blattnerv mit dem Ursprung verbunden. Wie lautet die Antwort?

Wenn das, was der Mensch durch sein Denken erschafft, mit dem Ursprung, dem Quell allen Lebens, verbunden ist, sind die Polaritäten im Gleichgewicht. Wenn aber die Verbindung mit dem Ursprung verloren geht, degenerieren und bekämpfen sich die Polaritäten, die eigentlich dazu bestimmt wären, harmonisch zusammenzuwirken. Ein Blick in die Weltsituation mit ihren zerstörerischen Aspekten genügt, um eine Antwort auf die oben gestellte Frage zu erhalten.

Ginkgo symbolisiert das wahre Denken mit dem Trennen und Verbinden seiner Blattnerven, die immer mit dem Ursprung verbunden sind. Es ist das wahre schöpferische Denken und Wirken,

Nervenstruktur des Ginkgoblatts: von der Einheit in die Polarität.

Rechts Ginkgobaum.

das in Einheit mit der ganzen Schöpfung und in Verbindung mit dem Quell des Lebens steht. Was auf diese Weise gedacht und geschaffen wird, trägt die Kennzeichen des Lebendigen. Was ohne diese Verbindung produziert wird, ist in seinem Kern bereits tot.

Schaffen wir als Menschheit die Umwendung noch rechtzeitig, oder werden wir durch den äußeren Wandel aufgerieben? Ginkgo hat viele geologische Umwälzungen überlebt – ein Zeichen der Hoffnung?

Ginkgo biloba

Dieses Baums Blatt, der von Osten
Meinem Garten anvertraut,
Giebt geheimen Sinn zu kosten
Wie's den Wissenden erbaut.

Ist es Ein lebendig Wesen,
Das sich in sich selbst getrennt?
Sind es zwey die sich erlesen,
Dass man sie als Eines kennt?

Solche Fragen zu erwiedern
Fand ich wohl den rechten Sinn,
Fühlst du nicht an meinen Liedern
Dass ich Eins und doppelt bin?

Johann Wolfgang von Goethe

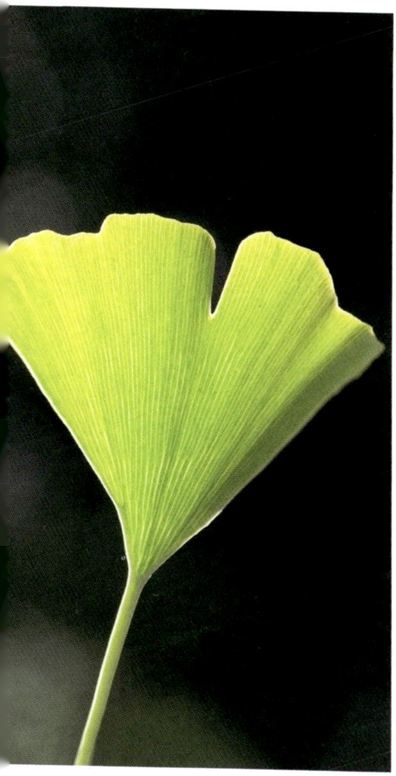 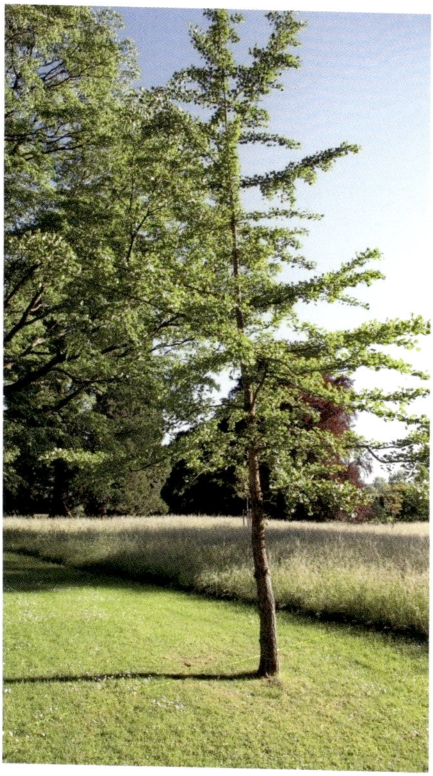

Erfahrungsbericht

Tabea ist 38, ihre zwei Kinder sind vierzehn und sechzehn Jahre alt. Nun möchte Tabea wieder in ihrem Beruf als Sekretärin arbeiten, denn ihre Kinder verbringen inzwischen den ganzen Tag in der Schule. Sie beginnt, Stellenanzeigen zu lesen, und wird dabei von ihrem Partner – dem Vater ihrer Kinder – zur Rede gestellt. Er möchte nicht, dass sie arbeitet, und schlägt vor, ihr »Taschengeld« zu erhöhen. Aber Tabea lehnt dankend ab. Sie möchte lieber wieder öfter unter Menschen sein, das Leben im Einfamilienhaus am Stadtrand ist ihr zu ruhig geworden, der Haushalt ist rasch erledigt, und sie fühlt sich noch fit genug, um einer herausfordernden Arbeit nachzugehen.

»Ich will mich noch mal unter Beweis stellen, ich brauche mehr zwischenmenschliche Kontakte, und ehrlich gesagt möchte ich meinem Partner zeigen, dass ich auch zum Unterhalt der Familie beitragen kann«, erzählt sie bei der ersten Begegnung. Sie saß mir gegenüber und berichtete sichtlich bewegt von Schwindelattacken und Kopfschmerzen.

»Wir haben vorgestern Abend innerhalb der Familie über meinen Wunsch diskutiert, einen Job zu suchen und wieder einer Arbeit nachzugehen. Damit löste ich bei Rolf eine Krise aus; er kann mich nicht verstehen und stellt sich ganz dagegen; die beiden Kinder finden meine Idee toll, sie unterstützen mich.«

An diesem Abend kam es zur ersten Schwindelattacke. Tabea legte sich hin und schlief kurz ein. »Ich erwachte und wollte auf die Uhr sehen. Doch das Zifferblatt drehte sich vor meinen Augen. Ich setzte mich auf und bemerkte sofort, dass sich der ganze Raum um mich drehte. Mein Magen rebellierte, rasende Kopfschmerzen stellten sich ein. Am anderen Morgen war es besser. Als ich Rolf am Abend meinen Entschluss bekräftigte, stieß ich auf eine Wand; er wollte nicht darüber sprechen, seine Haltung bleibe dieselbe, meinte er.«

Ich schlage Tabea eine längere Einnahme von Ginkgotropfen vor. Der Ginkgo fördert die zerebrale Durchblutung und steigert die Vitalität. Wir besprechen auch das Wesen von Ginkgo: »Einheit von Bild und Spiegelbild, Gleichgewicht der Polaritäten.«

Meine Gesprächspartnerin stimmt lebhaft zu: »So ist es auch bei Mann und Frau, genau das möchte ich erreichen, eine Gleichstellung und Gleichberechtigung zwischen uns, zwischen Rolf und mir!«

Leider führte die Geschichte von Tabea zu einer Trennung. Rolf will seine Familie ernähren und ihr etwas bieten, er kann den Wunsch seiner Frau, sich wieder im Beruf zu bewähren, nicht verstehen und annehmen. Tabea reagiert mit Schwindelattacken und nun auch mit Migräne. Doch sie will durchhalten und nimmt weiter Ginkgo ein. Sie fühlt sich nach einigen Wochen besser, schreibt Bewerbungen und findet bald darauf eine Arbeitsstelle.

Heute, zehn Jahre später, leitet die aufgeschlossene und mutige Frau das Sekretariat eines Unternehmens in der Stadt, sie ist sehr zufrieden. »Der Ginkgo hat mir gezeigt, dass ich meiner Intuition folgen muss; ich bin überzeugt, dass jeder Mensch, wenn er wirklich will, seinen Weg findet, um sich weiterzuentwickeln.«

Die alchemistischen Prinzipien Sulfur, Merkur und Sal

Es folgen nun drei Beispiele von Pflanzen, die die drei alchemistischen Prinzipien Sulfur, Merkur und Sal repräsentieren, welche wir im vorderen Teil des Buches besprochen haben.

Sulfur: Willenskraft – der Bärlauch

Signatur

Der Bärlauch (Allium ursinum) gehört zu den Lauchgewächsen wie die Zwiebel, der Lauch oder der Knoblauch. Arzneilich werden die Blätter vor der Blüte verwendet. Er bildet im Frühjahr große, dichte Bestände in lichten Laubwäldern. Die Blätter haben ein würziges, scharfes Aroma und werden oft in Salaten verwendet oder als »Pesto« zubereitet. Das scharfe Aroma von Bärlauch, ebenso wie jenes von Knoblauch, stammt von schwefelhaltigen Verbindungen.

Das besondere Merkmal des Bärlauchs sind seine Blätter, die sich umwenden, sodass jene Seite, die als die obere erscheint, eigentlich die untere ist. Dies kommt durch eine botanische Besonderheit zustande: Die Bärlauchblätter entspringen am Grund der Zwiebel, seitlich und nicht in der Mitte wie die Blüten. Jedes Bärlauchblatt entspringt also auf einer bestimmten Seite der Zwiebel, doch noch im jungen Entwicklungsstadium wölbt es sich, beinah über die Zwiebel hinweg, auf die gegenüberliegende Seite. Deshalb wird jene Fläche des Blatts, die ursprünglich als Oberseite angelegt ist, zur Blattunterseite. Und die ursprüngliche Unterseite des Blatts, die normalerweise dem Boden zu- und dem Licht abgewandt ist, wendet sich zum Licht, sodass sie die Hauptfunktion der Photosynthese übernimmt.

Interpretation

Die grünen Blätter der Pflanze sind die Organe des Stoffwechsels. In ihnen findet die Photosynthese statt, die Umwandlung von Licht- in chemische Energie und Lebenskraft. Die Photosynthese ist

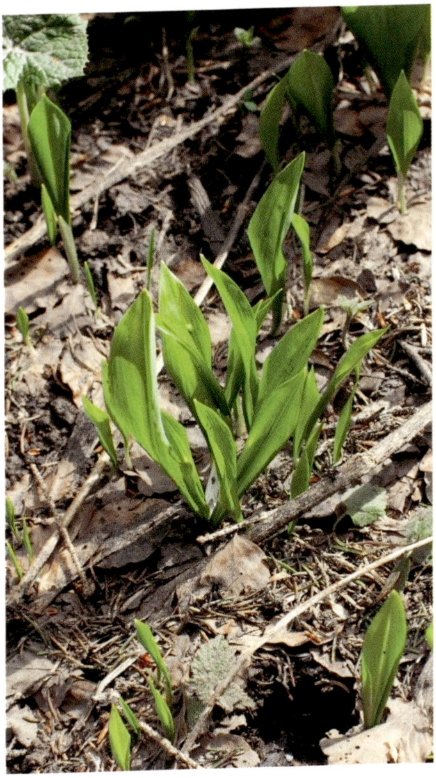

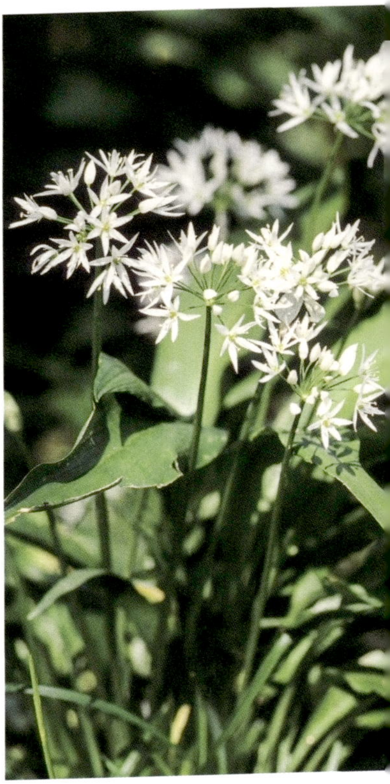

der wichtigste Teil des Stoffwechsels einer Pflanze. Die Blätter repräsentieren somit das Leben und die Lebens- ebenso wie die Willenskraft.

Beim Menschen liegt das Zentrum des Stoffwechsels und der Lebenskraft in den Bauchorganen, wo die aufgenommene Nahrung verdaut und in chemische Energie und Lebenskraft umgesetzt wird. Im Nervengeflecht der Bauchregion, dem »Bauchhirn«, ist ein wesentlicher Teil des biologischen Gedächtnisses verankert.

Unsere Organe und unser Körper sind Formen, Lebensformen. Doch sie sind einem natürlichen Alterungsprozess und einer Degeneration unterworfen und sterben. Deshalb müssen durch die Reproduktionsprozesse immer wieder neue Lebensformen erzeugt werden, damit sich das Abenteuer Leben fortsetzt. Warum sind die Alterung und Degeneration völlig natürliche Prozesse, die höchstens verzögert, aber nicht verhindert werden können?

Dies ist so, weil die Bildung eines Körpers, einer Form im Grunde ihres Wesens bereits ein »Sterbeprozess« ist. Leben bedeutet Bewegung, Veränderung. Tod ist Erstarrung, ist Stillstand, das Ende von Bewegung und Veränderung. Der Stoffwechsel, die mate-

Die Oberseite des Bärlauchblatts wird zur Unterseite.

Seine Blüten »verzaubern« den Frühlingswald.

rielle Ausdrucksform von Leben, ist die geordnete Bewegung der Moleküle, die vor allem durch ihre Umwandlungsprozesse zum Ausdruck kommt. Die Verlangsamung des Stoffwechsels bedeutet Degeneration, der Stillstand ist Tod.

Wir haben bereits erklärt, dass alle Formen durch Bewegungen entstehen. Die Bewegung, die zu den Formen der Lebensorganismen, also ihren Körpern führen, ist der Stoffwechsel. Es wurde auch erklärt, dass Formen, obwohl sie durch Bewegungen entstehen, nur durch die Erstarrung der Bewegung (oder mindestens durch die teilweise Erstarrung) zu einer stabilen Form werden können. So entstehen die Körper der Lebewesen dadurch, dass sich an gewissen Stellen Stoffwechselprodukte ablagern, also aus der Bewegung und damit aus dem Leben »herausfallen«. Deshalb ist die Bildung eines Körpers, einer Form, so widersprüchlich dies auch klingen mag, immer mit dem »Ersterben« von Leben, also mit einer Verlangsamung von Bewegung verbunden.

Dieser Verlangsamungsprozess beginnt bereits bei der Geburt, ja eigentlich schon bei der Zeugung, und setzt sich während der ganzen Lebensphase eines Organismus fort, bis die dadurch hervorgerufene Degeneration zum Erlöschen des Metabolismus führt.

Kommen wir nach diesen allgemeinen Gedanken über Leben und Tod zurück zum Bärlauch. Was bedeutet die Umwendung der Blätter, die Umwendung jener Organe der Pflanze, die das Leben in reinster Form repräsentieren?

Es ist ja nicht so, dass bei einem Pflanzenblatt beide Seiten »gleichberechtigt« sind. Es gibt die der Sonne zugewandte Seite, die den Hauptteil der Photosynthese übernimmt, und es gibt die der Sonne abgewandte Seite, die sich mit dem übrigbleibenden Licht begnügen muss. Die Oberseite ist somit eindeutig die »lebendigere« Seite, jene, die mehr dem Leben und ihrem Metabolismus zugewandt ist. Wenn nun ein solcher Wechsel der Seite stattfindet, so kann man dies wie einen neuen Impuls interpretieren. Zuerst war während einer kurzen Zeit die ursprüngliche Oberseite dem Leben zugewandt, doch nun wird das Blatt gewendet, was zu einem neuen, kräftigen Lebensimpuls, einem Stoffwechselimpuls führt. Ist es deshalb nicht einleuchtend, dass Bärlauch traditionell bei degenerativen Erkrankungen eingesetzt wird?

Auch auf der psychischen Ebene kann Bärlauch als Impulsmittel betrachtet werden, wenn die innere Beweglichkeit und Vitalität infolge zunehmend starrer Strukturen weniger wird. Die Wesenskraft des Bärlauchs kann ein natürliches Gleichgewicht zwischen Vitalität und Struktur wiederherstellen.

Bärlauch symbolisiert somit eine Lebens- und *Willenskraft*, die nicht durch das strukturierende Denken begrenzt wird und daher eine starke Entfaltung und Dynamik ermöglicht. In diesem Licht kann auch die leicht blutdrucksenkende Wirkung von Bärlauch gesehen werden, denn hoher Blutdruck ist oft ein Ausdruck einer mentalen Überstrukturierung.

Erfahrungsbericht

»Ich mache mir Sorgen um meinen Partner«, eröffnet Melanie das Gespräch. »Peter ist sehr sportlich, er war in seiner Jugend Leichtathlet und trainiert auch heute noch täglich nach der Arbeit. Seine Ernährung ist vorbildlich, er ist schlank, raucht nicht, und trotzdem ist sein Blutdruck zu hoch. Die blutdrucksenkenden Medikamente nimmt er nicht mehr, die Einnahme verursachte ihm Schwindel und Magenkrämpfe.«

Peter, ein pensionierter Lehrer, ist 66 Jahre alt. Ich spreche mit ihm über sein vergangenes Berufsleben, über Arbeitsdruck und über die Herausforderungen in der Arbeit mit jungen Menschen.

Menschen, die lange Zeit unter beruflichem Leistungsdruck stehen, fällt es oft schwer, sich nach der Pensionierung nicht mehr durch Leistung zu definieren. Die Herausforderung einer zu bewältigenden Arbeitsfülle wirkt noch nach. Als Pensionär hat Peter keinen Zeitplan, keine dringende Verabredung mehr. Die täglichen Interventionen zur Problemlösung fallen weg. Die Betreuung und Förderung von jungen Menschen waren herausfordernd, aber auch befriedigend. Die Bilder dieser erlebnisreichen, verantwortungsvollen Jahre sind alle im Gedächtnis gespeichert und noch präsent.

Die hohe Leistung, die dem Leben den »Kick« gab, weicht der »Untätigkeit«. Der »Eustress« (gesunde Herausforderung) macht dem »Distress« Platz, dem negativen Stress, der durch das Verlustgefühl entsteht, da keine täglichen Aktivitäten und Entscheidungen mehr gefordert sind.

Bei Peter stieg der Blutdruck bereits einige Monate vor der Pensionierung, und zwar ohne äußeren Anlass. »Ich fühlte mich eigentlich immer fit und gesund durch Laufen, Radfahren und Wandern.«

Der mögliche Zusammenhang zwischen dem negativen Stress infolge seiner Pensionierung und dem hohen Blutdruck wird Peter jedoch während des Gesprächs klar. Wir sprechen über den Einsatz von Heilpflanzen zur Unterstützung seiner Gesundheit bei gleichzeitiger Einnahme der Blutdruckmedikamente. Die Mistel passt nicht zu Peter, meint er selbst.

Der Bärlauch, der ebenfalls leicht blutdrucksenkend wirkt, entspricht ihm viel besser. »Ich mag den Geschmack von Bärlauch, ich sammle jedes Frühjahr Bärlauch mit meiner Frau, um daraus ein schmackhaftes Pesto herzustellen.«

Das Wesen von Bärlauch – »Expansionskraft, Dynamik, Macht« – spricht den jugendlich wirkenden Pensionär an. »Das ist auch *mein* Wesen«, meint er, »ich verspüre noch viel Dynamik in mir.«

Der Bärlauch entfaltet seine Wirkung bei Peter nach vier Monaten. Danach besprechen wir den Gelben Enzian, um die vielen Bilder und Erlebnisse aus seinem Berufsleben verdauen zu können. »Mich spricht die aromatische Bitterkeit des Enzians sehr an«, meint Peter beim nächsten Gespräch, »ich mag das Bittere, mein Befinden hat sich auch deutlich verbessert.«

Blühendes Bingelkraut.

Merkur: Polarität und Bewegung – das Bingelkraut

Signatur

Bingelkraut (Mercurialis perennis), das zur Familie der Wolfsmilchgewächse (Euphorbiaceae) gehört, ist zweihäusig. Das heißt, die weiblichen und männlichen, kleinen gelbgrünen Blüten sind auf getrennten Pflanzen. Das im Frühling blühende Bingelkraut bildet in lichten Laubwäldern dichte Bestände und überdauert den Winter mit einem verzweigten Wurzelgeflecht. Auch nach der Blütezeit bleiben die Blätter noch bis in den Herbst erhalten. Der Stängel ist unten kahl, und die Blätter sind im oberen Teil zu einem Büschel zusammengedrängt, sodass die Pflanze wie ein kleines, bis etwa zwanzig Zentimeter hohes Bäumchen aussieht, mit einem »Stamm« und einer »Baumkrone«. Ein dichter Bestand von Bingelkraut gleicht einem kleinen »Wald«.

Die frisch ausgegrabenen Wurzeln sind weiß, doch beim Trocknen verwandelt sich die Farbe in ein intensives Indigoblau. Auch beim Sammeln oder Verarbeiten verfärbt sich der an den Händen haftende Pflanzensaft nach dem Trocknen tiefblau.

Presst man den Saft aus der Pflanze und stabilisiert ihn mit wenig Alkohol, ist er zunächst braun. Doch nach einigen Monaten hat sich dieser Saft des Bingelkrauts in eine tiefrote transparente Flüssigkeit verwandelt, vergleichbar rotem Wein.

Interpretation

Das Bingelkraut mit dem vielsagenden lateinischen Gattungsnamen »Mercurialis« bringt in seiner Signatur auf eindrückliche Weise das merkurielle Wesen zum Ausdruck. Die Bedeutung von Merkur als verbindendem Prinzip zwischen Sulfur und Sal wurde bereits behandelt. Ergänzend kann hinzugefügt werden, dass in der Mythologie Merkur (beziehungsweise Hermes) als der »Himmelsbote« bezeichnet wurde, der die Welt der »Götter« mit jener der Menschen verbindet und somit ständig in Bewegung ist.

Das Prinzip »Merkur« verbindet sowohl das Geistige mit dem Körperlichen als auch die beiden Polaritäten Yin und Yang. Diese

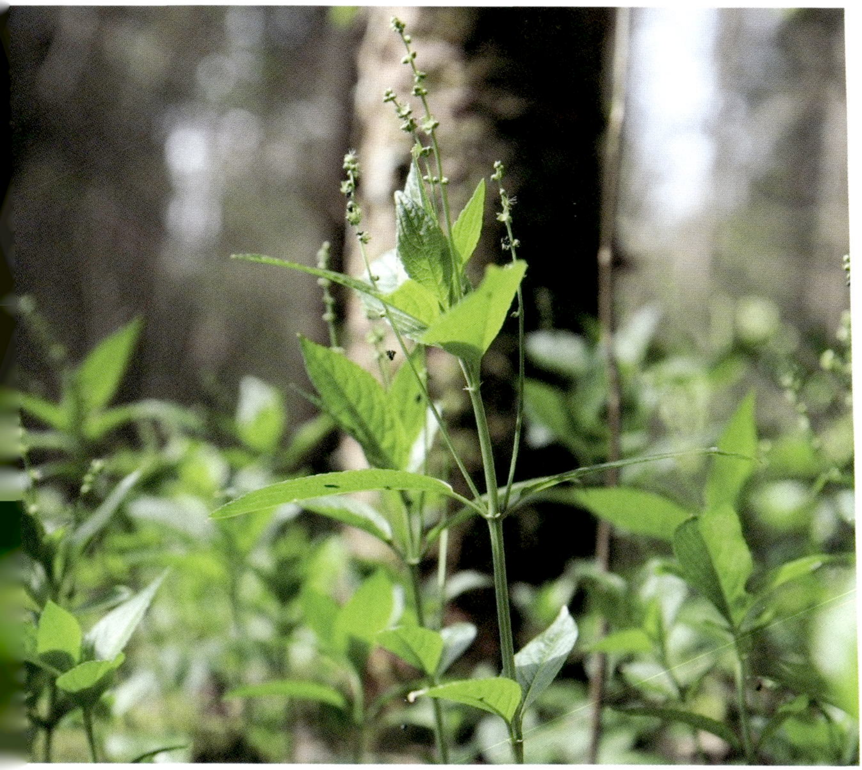

verbindende Kraft kommt in Merkmalen der Signatur zum Ausdruck: Die Pflanze ist zweihäusig; das heißt, die beiden Polaritäten Yin und Yang sind auf verschiedene Pflanzen verteilt. Obwohl dies nicht üblich ist bei Pflanzen, ist es keine Ausnahme. Auch die Brennnessel ist zweihäusig, um ein anderes Beispiel zu erwähnen. Doch in Verbindung mit dem charakteristischen Farbverhalten von Bingelkraut gewinnt die Zweihäusigkeit an Bedeutung. Die Verwandlung eines in der frischen Pflanze farblosen Stoffs, je nach Bearbeitung, in einen roten oder blauen Farbstoff ist vielsagend. Rot und Blau repräsentieren die Polaritäten Yang (Feuer) und Yin (Wasser). Wird die Pflanze getrocknet, was einem Feuerprozess gleichkommt, entsteht die Farbe Blau, die das Wasser symbolisiert. Gewinnt man den Presssaft, was einem Wasserprozess entspricht, entsteht die Farbe Rot, die Feuer symbolisiert. So werden die Polaritäten Yin und Yang kreuzweise miteinander verbunden.

Ein weiteres Merkmal ist die »Baumform« der Pflänzchen. Der Baum ist die Merkur-Pflanze par excellence, denn der Wald ist einer der wesentlichsten Faktoren für die Instandhaltung des Wasserkreislaufs, der die Bedingung für das Leben auf dem Festland ist.

Erfahrungsbericht
An einem warmen Vorsommertag im Juni steht eine junge Mutter mit ihrem etwa achtjährigen Jungen an der Rezeption eines Hotels in den Alpen. Der kleine Junge reibt sich unaufhörlich die Augen und schnieft mit der Nase. Ich nehme wahr, dass bei ihm die Augenbindehaut stark angeschwollen ist. Offensichtlich reagiert er auf das hohe, blühende Gras der umliegenden Wiesen mit starkem Juckreiz. Die Mutter bittet die Rezeptionistin um Notfalltropfen für ihr Kind.

Ich (HK) gebe mich als Fachperson für Pflanzenheilkunde zu erkennen und schildere in kurzen Sätzen die Wirkung von Mercurialis, dem Bingelkraut, bei allergischen Augenbindehaut- und Schleimhautreaktionen. Zufälligerweise trage ich ein Fläschchen davon in meiner Tasche.

Die Mutter des Kindes willigt ein, und ich gebe dem Jungen fünf Tropfen Mercurialis D6 auf die Zunge (D6 bedeutet sechs »Verdünnungen« der Urtinktur jeweils im Verhältnis 1 zu 10 [D vom lateinischen *decem* für »zehn«]). Er beruhigt sich sofort und entfernt seine Hände aus der Augenregion. Nach nur dreißig Sekunden sehen die Augen bereits besser aus, die geschwollene Bindehaut bildet sich langsam zurück, und nach drei bis fünf Minuten sehen die Augen des Kindes wieder »normal« aus. Der Juckreiz ist verschwunden.

Gegenüber den anderen in diesem Buch erwähnten pflanzlichen Heilmitteln, die alle therapeutisch – das heißt heilend, ausheilend – wirken, hilft Mercurialis D6 nur im Akutfall. Auch auf Symptome der Nasenschleimhaut, die anschwillt und juckt, und auf die Auswirkungen des Smogs, der im Sommer die Luft der großen Städte durchdringt, wirkt Mercurialis zuverlässig und schnell. Das Mittel muss nach einer gewissen Zeit wieder eingenommen werden, wenn die Situation es erfordert. Der Heuschnupfen oder allergische Schnupfen wird dadurch nicht ausgeheilt, aber die Symptome werden für eine gewisse Zeit eliminiert.

Sal: Struktur – der Schachtelhalm

Signatur

Der Ackerschachtelhalm (Equisetum arvense) ist wie alle Schachtelhalmgewächse (Equisetaceae) eine archaische Pflanze und steht in der Evolution am Übergang zwischen Mineral- und Pflanzenreich. Dies kommt sowohl durch den hohen Mineralstoffgehalt als auch durch seine Form zum Ausdruck, die völlig auf die tragende Struktur, das Gerüst reduziert ist. Die Mineralstoffe bestehen zu einem für Pflanzen unüblich hohen Anteil an Kieselsäure. An dieser Pflanze gibt es nichts »Überflüssiges«, sondern praktisch nur die Stängel der Haupt- und Seitentriebe. Dieses »Skelett« aus Haupt- und Nebenachsen ist durch markante Knoten stark gegliedert. Die Blätter sind auf kurze, stängelumfassende Blattscheiden in den Knoten reduziert. Schachtelhalm hat aufgrund seiner Position in einer frühen Evolutionsstufe noch keine Blüten, sondern die Fortpflanzung vollzieht sich mittels eines Generationenwechsels. Im März erscheinen die kleinen, fruchtbaren Frühjahrstriebe mit ihren sechseckigen Sporangien-(Sporenbehälter-)Trägern. Die meisten kennen vom Schachtelhalm nur die sterilen Sommertriebe, die als Heilpflanzen verwendet werden.

Interpretation

Das Wesen des Schachtelhalms ist in der Signatur direkt und deutlich erkennbar und erfordert keine umfangreiche Interpretation. Daraus kann auch die Entsprechung zum Sal-Prinzip abgeleitet werden, das beim Menschen dem Nerven-Sinnes-System (und dem Denken) entspricht, dessen Zentrum im Kopf lokalisiert ist. Auch der hohe Siliciumgehalt des Schachtelhalms spricht für diese Zuordnung (Silicium als Informationsträger).

Der Bezug zur Wirkung auf der körperlichen Ebene kann ebenfalls aus der Signatur abgeleitet werden. Schachtelhalm wird in der Pflanzenheilkunde als Nierenmittel eingesetzt. Die Niere ist das strukturierteste Organ des Körpers und reguliert den Salzhaushalt.

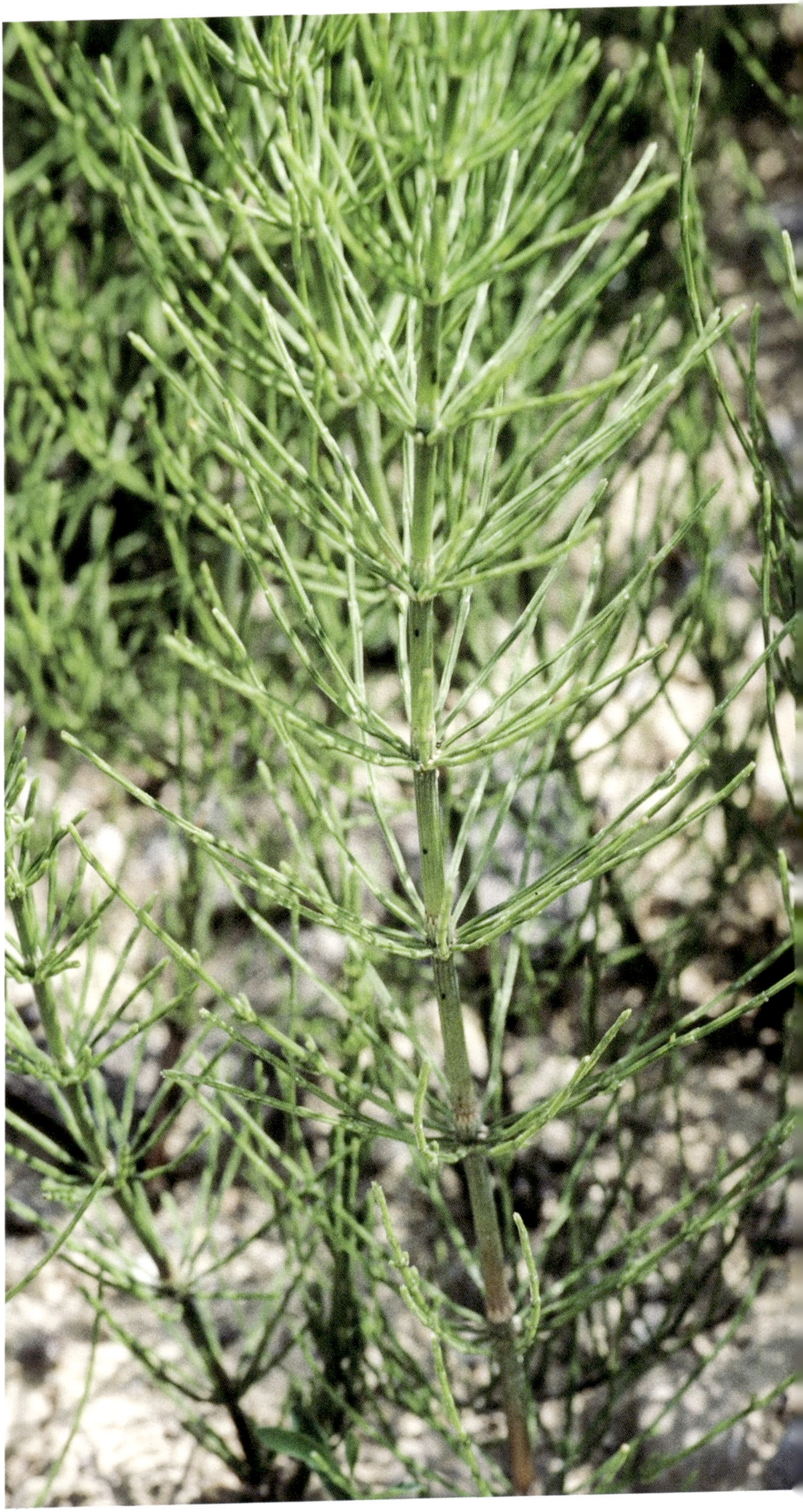

Die sterilen Sommertriebe des Schachtelhalms.

So erkennen wir im Schachtelhalm eine Heilpflanze, die auf die Nierenfunktion anregend und auf der physischen und mentalen Ebene klärend und strukturierend wirkt.

Erfahrungsbericht

Lisa schildert mir ihre Situation. Sie ist 43 Jahre alt, verheiratet und kinderlos. Sie leidet seit vielen Jahren an Endometriose. Die Wucherungen der Gebärmutterschleimhaut verhindern bis heute eine Schwangerschaft. Das wuchernde Gewebe wurde bereits durch operative Eingriffe entfernt, bildet sich jedoch zyklisch wieder von Neuem. Lisa ist berufstätig, sie arbeitet mit viel Engagement als Pflegefachfrau. Vor einiger Zeit besuchte sie einen Kurs in ganzheitlicher Pflanzenheilkunde. Sie möchte auch für ihre eigenes Wohlbefinden Heilpflanzen einsetzen.

Wir besprechen eine Auswahl an Pflanzen: Schachtelhalm, Frauenmantel und Löwenzahn. Der Schachtelhalm mit seinem Wesen »Gliederung, Strukturierung, Klarheit der Gedanken« spricht Lisa besonders an: »Diese Pflanze besticht nicht durch Duft oder eine besonders schöne Blüte, sie bildet nur Stängel und Seitentriebe!«, stellt sie beobachtend fest.

Ich erkläre Lisa, dass der Schachtelhalm eine strukturierende Wirkung auf Bindegewebe, Haut und Schleimhaut ausüben kann. Diese Möglichkeit fasziniert sie. Lisa spricht auch über ihre berufliche Situation, die ihr sehr viel Organisationstalent und Strukturierung abfordert. »Das strukturierte Denken habe ich nicht in die Wiege gelegt bekommen, ich muss mich täglich darin üben und mich fokussieren.«

Lisa beginnt mit der Einnahme von Schachtelhalm und ist nach drei Monaten überzeugt davon, dass es ihr dank dessen viel besser geht. Zusätzlich empfehle ich ihr den Frauenmantel und den Löwenzahn, da wir beide wissen, dass eine Behandlung mit Heilpflanzen bei hormonabhängigen Prozessen viel Geduld erfordert. Der Frauenmantel soll, gemeinsam mit dem leberaktivierenden Löwenzahn, bewirken, dass sich Lisas Situation normalisiert.

Ein halbes Jahr später berichtet Lisa: »Ich habe auch mein Essverhalten unter die Lupe genommen. Es wurde mir dabei bewusst, dass ich in den Pausen oft Süßigkeiten esse und zu viel Kaffee trinke. Nun achte ich zusätzlich auf mein Säure-Basen-Gleichgewicht. Ich bin auch von der Wirkung des Trios Schachtelhalm, Frauenmantel und Löwenzahn vollkommen überzeugt. Meine Beschwerden halte ich mit diesen Maßnahmen ›in Schach‹.«

Pflanzen für die Phase des Aufbaus

Es folgt nun die Besprechung einiger Pflanzen, die eine Funktion in der Phase des Aufbaus der Psyche haben. Wir erinnern daran, dass sich in jeder Lebenslage und auf jeder Ebene die Phasen *Aufbau, Bewahrung* und *Metamorphose* immer wiederholen.

Der Aufbau der Hülle des Lebens – der Frauenmantel

Signatur

Die runden, grundständigen Blätter des Frauenmantels (Alchemilla vulgaris) sind in der Knospe und im jungen Stadium zu einem trichterförmigen Fächer gefaltet. Im Grund des Trichters sammelt sich, je nach Witterung, oft ein großer, silbern schimmernder »Tautropfen«. Dieses Wasser stammt nicht nur vom Regen oder Tau, sondern bei hoher Luftfeuchtigkeit scheiden die Blätter an ihren Rändern Wasser aus (Guttation, vom lateinischen *gutta* für »Tropfen«), das im Blattgrund aufgefangen wird. Alchemisten sammelten dieses Pflanzenwasser, da sie in ihm besondere Kräfte vermuteten.

Entsprechend dem Familienmerkmal der Rosengewächse (Rosaceae) hat auch der Frauenmantel einen oberständigen Fruchtknoten. Das heißt, der ganze Fruchtknoten liegt oberhalb des Blütenbodens. Doch da der Blütenboden beim Frauenmantel in der Mitte becherförmig vertieft ist, wird der Fruchtknoten vom Blütenbecher umhüllt beziehungsweise ist in ihm eingebettet.

Der Frauenmantel pflanzt sich meist ungeschlechtlich fort. Obwohl die Staubbeutel (zwar meist verkümmerte) Pollen tragen, bilden sich die Samen ohne Befruchtung aus.

Interpretation

Die Analogie zwischen der Signatur von Frauenmantel und den weiblichen Reproduktionsorganen und -prozessen ist nicht zu übersehen.

Diese spezifische Frauenpflanze steht im Zeichen der Bildung einer Hülle, in der neues Leben entstehen kann. Sowohl das Blatt

Der Frauenmantel sammelt einen Guttationstropfen in seinem »Blatttrichter«.

Der Fruchtknoten ist in eine Vertiefung des Blütenbodens eingebettet.

als auch der Blütenbecher bilden eine Hülle. Das heißt, die Lebenskraft und das Bewusstsein sind auf die Empfängnis und Fruchtbildung ausgerichtet.

Jedes neue Leben entsteht in der Geborgenheit und dem Schutz einer Hülle. Sie bietet nicht nur Geborgenheit und Schutz, sie bedeutet auch Verborgenheit. Denn außer den Reproduktionsprozessen, die ihre erste Phase in der Verborgenheit eines dunklen Innenraums haben, muss jeder Anfang eines neuen Werks so lange im Schutz einer diskreten Verschwiegenheit getragen werden, bis es genügend stark ist, um ans Licht treten zu können.

Das Wesen des Frauenmantels vermittelt eine unterstützende Kraft beim weiblichen Zyklus. Alchemilla regelt und begleitet alle hormonellen Prozesse, die sich im Laufe des Lebens einer Frau vollziehen, und steht für die Bejahung des Frauseins.

Erfahrungsbericht

Selina ist beim Eintritt der Menstruation vierzehn Jahre alt. Sie ist unglücklich darüber und findet, diese Tage im Monat seien peinlich. Zunächst bleibt sie während der ersten zwei Tage zu Hause und meldet sich von der Schule ab. Sie leidet unter Krämpfen und Schmerzen. Beim ersten Gespräch äußert Selina, sie möchte keine Frau sein und nicht wie ihre Mutter werden. Sie empfindet ihre Mutter als autoritär und hart, sie interessiere sich nur für ihr Berufsleben und nicht für ihre Familie.

Ich spüre, dass Selina einen inneren Konflikt durchlebt, und vermute einen Ablösungsprozess. Das Gespräch mit Selinas Mutter Petra zeigt mir ein deutliches Bild: Sie ist sehr besorgt um die einzige Tochter. Sie macht ihr viele Vorschriften und schenkt ihr wenig Vertrauen. Für Petra ist Selina zu extravertiert, zu sehr mit ihrer äußeren Erscheinung beschäftigt, sie arbeitet zu wenig für die Schule und führt einen Umgang mit »dubiosen Gestalten«. Petra fühlt sich machtlos und ärgert sich darüber, dass sich Selina ihrer Kontrolle immer mehr entzieht. Die Situation scheint verfahren zu sein.

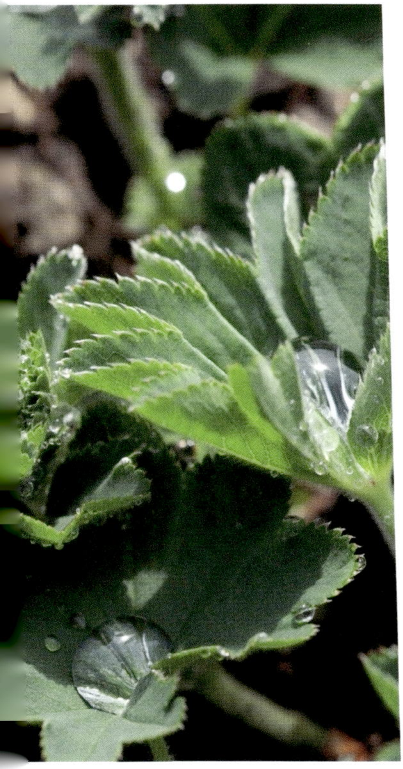 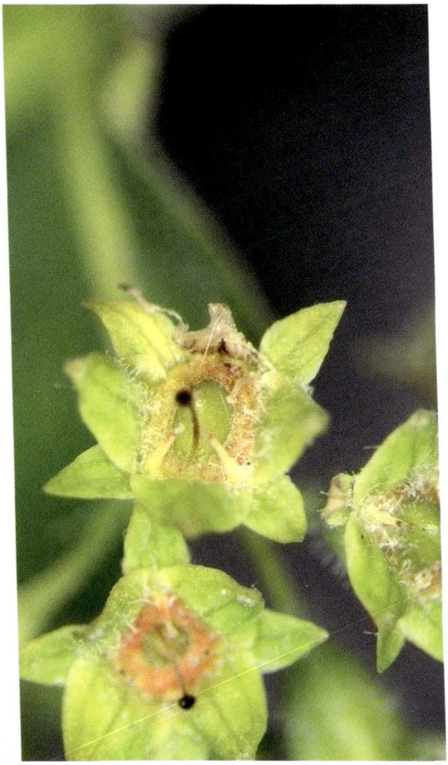

Als erste Maßnahme schlage ich Selina den Frauenmantel vor. Sie könnte sich Gedanken machen über die Frau, die sie jetzt ist und die sie werden möchte, und vielleicht sogar Tagebuch führen dazu.

Nach zehn Wochen höre ich von Petra, dass Selina dem Menstruationsthema nun mit etwas mehr Gelassenheit begegnet, die Schmerzen während den »Tagen« sind immer noch etwas unangenehm für Selina, die Situation zwischen Mutter und Tochter hat sich nicht wesentlich verbessert. Als zweite Maßnahme erhält Selina die Kamille mit dem Wesen »Geborgenheit, Sanftmut, Mütterlichkeit«. Im Wesen dieser Pflanze soll die junge Frau die Aufforderung sehen, sich selbst Mutter zu sein, also die Mutter zu verinnerlichen und nicht mehr zu bekämpfen, was sie außerhalb als »Bemutterung« empfindet. Die Kamille wirkt krampflösend, leicht schmerzlindernd und seelisch ausgleichend. Für Petra selbst, die nun über Verdauungsprobleme klagt und immer noch mit der Angst um ihre Tochter ringt, passt der Lavendel mit dem Wesen »Klärung, Reinigung, Transzendenz«. Der Lavendel könnte Petra helfen, ihre Angst aufzulösen, besser zu verdauen und mehr innere Ruhe zu entwickeln.

Lichtdurchflutete Kamille.

Nach fast einem Jahr begegne ich Mutter und Tochter wieder. Es erstaunt und freut mich, dass die beiden Frauen mit einer warmen, gelösten Ausstrahlung vor mir stehen und davon berichten, dass sie sich wieder gut verstehen.

Selina sieht, inzwischen fünfzehn Jahre alt, ihrer Mutter sehr ähnlich, das ist auffallend: «Der Frauenmantel begleitet meinen Zyklus, ich beginne jeweils zwei Wochen vor der ›Mens‹ mit der Einnahme und setze ihn danach ab. Die Kamille benötige ich nun nicht mehr.«

Petra fügt lachend hinzu: »Ich habe mich wieder aufgefangen, es geht mir besser. Ich war in meinen Jugendjahren sehr sportlich. Wir machen nun gemeinsam Sport, Selina und ich, wir laufen zweimal pro Woche, das Training macht uns Spaß und verbindet uns.«

Mutter und Tochter wirken zufrieden.

Die Dämpfung von Schmerzempfindungen – die Kamille

Signatur

Die Echte Kamille (Matricaria recutita) gehört zur Familie der Korbblütler (Asteraceae oder Compositae). Alle Blütenteile – die weißen Zungen- und die gelben Röhrenblüten – sind seidenfein und glatt, sodass sie das Licht mehr als andere Blüten reflektieren und der Pflanze eine speziell lichtvolle Ausstrahlung vermitteln.

Ein besonderes Erkennungsmerkmal der Kamille ist der hohle Blütenboden. Im Laufe der Entwicklung wölbt sich die oberste Schicht des Blütenbodens kegelförmig nach oben und bildet einen Hohlraum.

Die doppelt fiederschnittigen Abschnitte der Kamillenblätter sind so schmal, dass die Blattfläche und dadurch die Photosynthese stark reduziert ist. Die Kamille scheint also nicht darauf ausgerichtet zu sein, möglichst viel Licht zu assimilieren und es in Glucose und Lebenskraft umzuwandeln. Das Licht wird eher reflektiert als assimiliert.

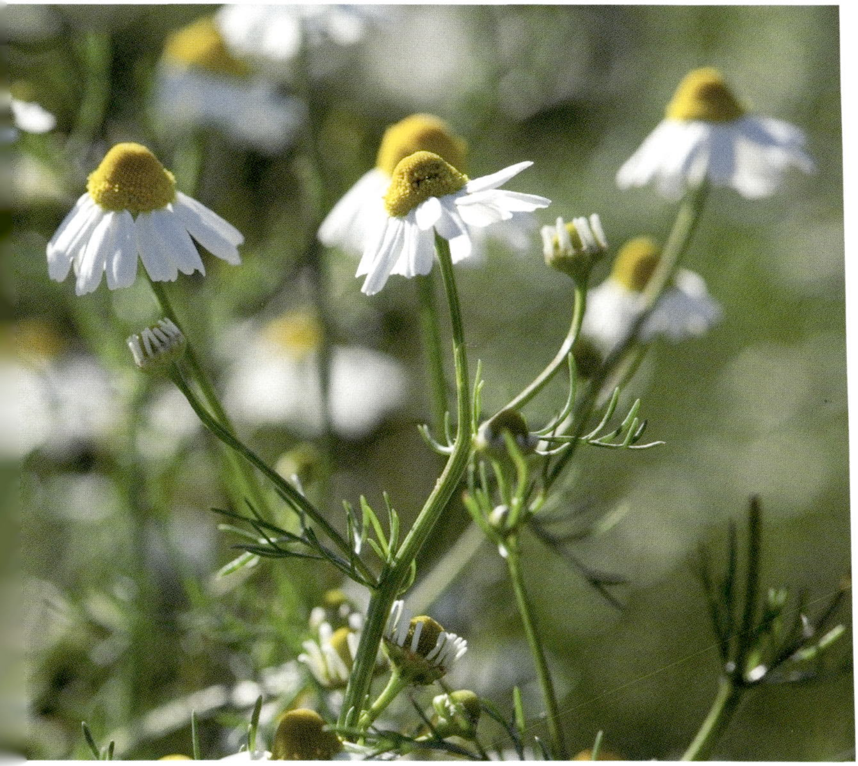

Bei der Gewinnung des in der Pflanze ursprünglich farblosen ätherischen Öls durch Wasserdampfdestillation verfärbt es sich blau. Man spricht deshalb vom »Kamillen-Blauöl«.

Interpretation

Die schmalen Blattabschnitte wirken wie Antennen, wie Fühler; das heißt, die Pflanze erweckt den Anschein, dass sie ganz auf »Empfang« und Empfindung programmiert ist. Wie ein Gegenpol dazu wirkt der hohle Blütenboden, der wie ein Luftpolster einen abfedernden, dämpfenden Charakter hat.

Das ätherische Öl, das sich durch eine chemische Reaktion mit heißem Wasserdampf blau färbt, ist ein starkes Indiz für eine ausgeprägte Yin-Qualität. Bei der Pflanze insgesamt dominiert die weibliche Polarität: die Antennen, die eine gesteigerte Empfänglichkeit für Wahrnehmung symbolisieren, das Weiche des Blütenbodens und das Blau des ätherischen Öls in Verbindung mit Wasser.

Die Kamille vermittelt mütterliche Geborgenheit und Schutz. Ein Neugeborenes wird aus der dunklen Geborgenheit ans grelle Licht der Welt gebracht. Das Licht wird zuerst als schmerzvoll empfunden. Es braucht einen Schutz, eine Dämpfung, einen Filter. Die Kamille ist nicht nur ein Mittel für kleine Kinder, sie vermittelt überall dort Dämpfung, wo eine gesteigerte Empfindlichkeit besteht.

Die Kamille lässt viele Menschen staunen, nicht nur, was ihre Blätter betrifft, die wie mit »Fühlern« ihre Umgebung wahrnehmen, sie verbreitet bereits im Frühsommer einen intensiv warmen Duft, der anziehend wirkt. Diese Wärme des Aromas wirkt auf die Seele von Menschen, die sich mit Schmerzen quälen, seien es Zahn-, Bauchschmerzen oder andere unangenehme Körpergefühle. Durch die Einnahme der Kamille wirkt dieser Schmerz nicht bis in das Gemüt, bis in die Psyche. Die Wärme der Kamille wirkt besänftigend und beruhigend.

Erfahrungsbericht

Anna schildert mir ihre Situation. Die siebzigjährige Parkinson-Patientin ist in ärztlicher Betreuung, und es geht ihr so weit gut. Sie möchte nun einige begleitende Probleme meistern, möglichst mit Heilpflanzen. Sie hat eine nervöse Verdauung, leidet unter Obstipation und unter »saurem Aufstoßen« nach dem Essen. Starke Schweißausbrüche machen ihr zu schaffen, sie muss sich mehrmals täglich frischmachen und die Kleider wechseln. Diese Umstände ringen Anna viel Geduld ab, da ihre Hände zittern und ihre Bewegungen eingeschränkt sind durch die Krankheit. Auch ihre Schlafqualität lässt zu wünschen übrig, sie liegt oft einige Stunden wach.

Wir sprechen über die Kamille, die Anna gut kennt. Das Wesen der Kamille – »Geduld, Sanftmut und Geborgenheit« – lässt sie zustimmend nicken. »Das möchte ich wieder lernen, manchmal fehlt mir die Gelassenheit, um mit meinen Beschwerden besser umgehen zu können«, seufzt sie. Sie wählt die Kamille und will sich zwei Monate später wieder melden.

Lange lässt eine Nachricht von Anna auf sich warten. Nach einem halben Jahr höre wieder von ihr. »Alles geht langsam bei mir«, sagt sie. »Der Verdauungstrakt hat sich beruhigt, der Stuhlgang hat sich gebessert, und auch die Schweißausbrüche sind seltener geworden, ich kann nur noch ein gelegentliches Schwitzen feststellen, ohne dass ein Kleiderwechsel notwendig ist, und ich schlafe wieder besser, seit ich die Kamille einnehme.« Anna ist sehr erleichtert über diesen Fortschritt, sie möchte weiterfahren mit der Einnahme von Kamille: »Es ist die passende Pflanze, die alle meine Beschwerden lindert«, meint sie im Brustton der Überzeugung.

Die Heilung der verletzten Hülle – die Ringelblume

Signatur

Die Ringelblume (Calendula officinalis) strahlt aufgrund ihrer warmen Orangetöne und ihres balsamischen Dufts eine intensive Wärme und Vitalität aus und vermittelt viel Freude im Garten. Doch bei näherem Betrachten erkennt man, dass die starke Ausstrahlung der Ausgleich eines Mangels an Fruchtbarkeit im Inneren der Blütenkörbchen (Familie der Körbchenblütler [Asteraceae oder Compositae]) ist. Nur die Zungenblüten in der äußeren Ringfläche sind fruchtbar, die Röhrenblüten in der Mitte des Körbchens hingegen bilden einen unfruchtbaren inneren Kreis.

Aus den fruchtbaren Randblüten entwickeln sich ringelförmige Samen, die durch ihre unterschiedliche Größe und ihre Wachstumsrichtung zur Mitte die unfruchtbare Stelle manchmal vollständig verschließen.

Schneidet man eine Blüte ab, scheidet der Stängel eine Flüssigkeit aus, die sich verfestigt und die Schnittstelle innerhalb kürzester Zeit wieder verschließt. Auch die Blätter scheiden einen balsamischen, klebrigen Stoff aus, weshalb man die Ringelblume auch als »pflanzliche Drüse« bezeichnen könnte.

Interpretation

Die Signatur der Ringelblume spricht eine deutliche Sprache. Das Wesen der Pflanze vermittelt die Kraft, eine verletzte Hülle wieder

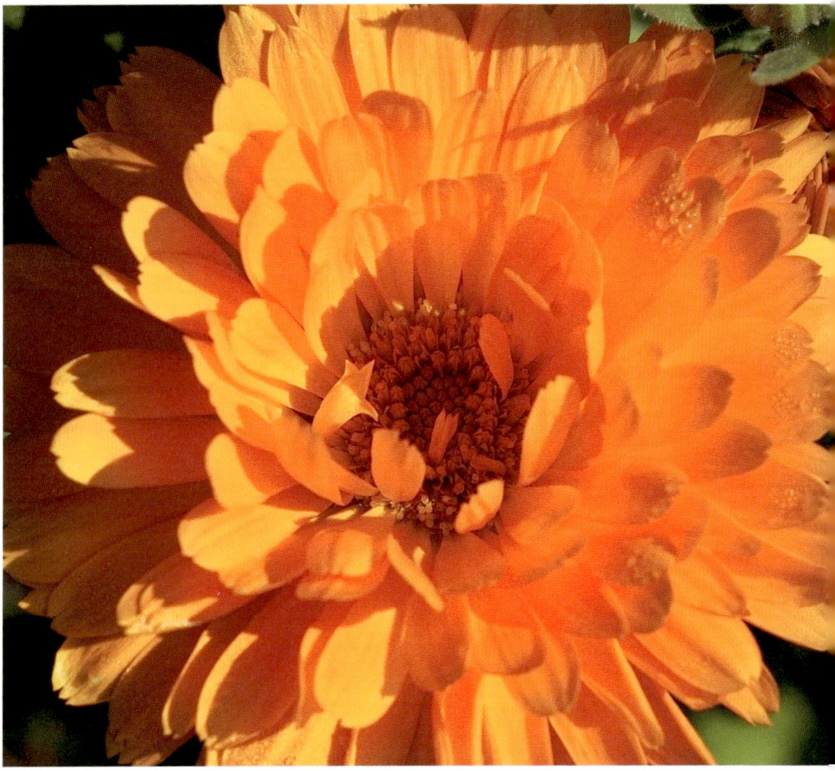

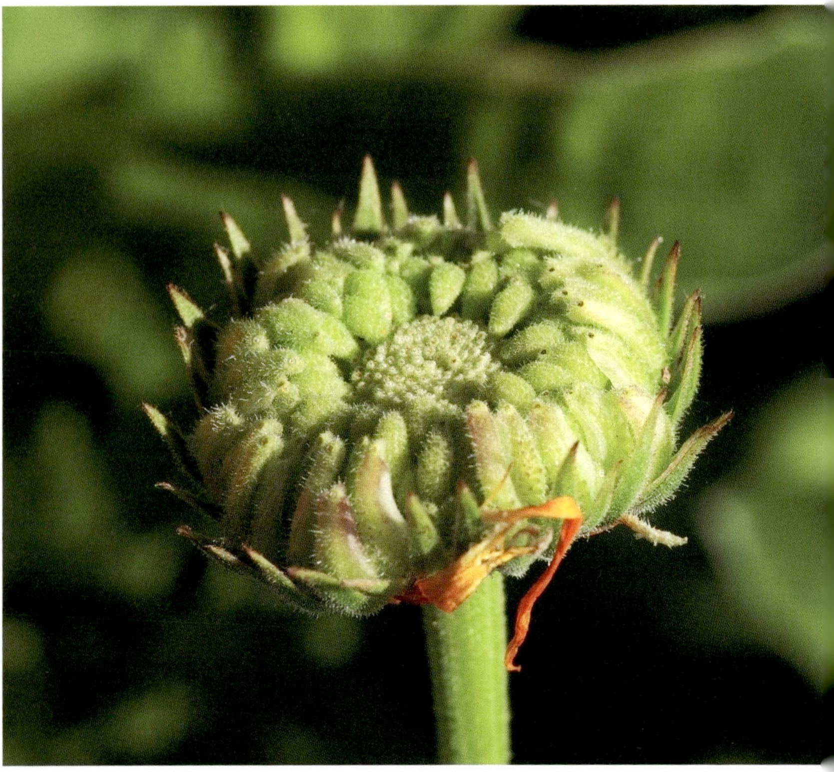

Ringelblumen – strahlende Energie.

Die Früchte der Ringelblume verschließen die »Wunde«.

zu verschließen beziehungsweise den Wundheilungsprozess zu fördern. Außerdem wird durch die Ringelblume das lymphatische System unterstützt.

Die Ringelblume schafft eine Verbindung zwischen der physischen Ebene und jener der Lebenskräfte. Denn die Heilung und Wiederherstellung einer verletzten Hülle kann nur von der Ebene ausgehen, die der physischen übergeordnet ist.

Erfahrungsbericht

Maria lebt allein, sie ist geschieden und hat zwei Töchter. Die Mittfünfzigerin reduziert ihr Arbeitspensum, um mehr Zeit für ihre vier Enkelkinder zu haben. Nach einem Monat im neuen Arbeitsmodus wird Maria krank, sie fühlt sich seit einigen Tagen sehr müde, Gliederschmerzen und Fieber stellen sich ein. Der Arzt diagnostiziert das Pfeiffer'sche Drüsenfieber.

Nach drei Wochen finden wir Zeit für ein Gespräch. Maria fühlt sich extrem müde, Halsschmerzen und Fieber sind verklungen, die Abgeschlagenheit bleibt. Zur Unterstützung im Prozess der Ausheilung empfehle ich Maria die Ringelblume, die einen Bezug zur Drüsenfunktion aufweist. Das klebrige Sekret, das die ganze Pflanze überzieht, könnte darauf hinweisen, dass die Pflanze selbst eine Drüsenfunktion übernimmt. Außerdem wirkt die Ringelblume auf das Lymphsystem aktivierend.

Nach weiteren vier Wochen fühlt sich Maria wesentlich besser, aber immer noch ohne Energie, was einen Rückschluss auf die Lebertätigkeit zulässt. Ich bespreche mit ihr den Einsatz von Bitterstoffen. Bitterstoffe wirken allgemein tonisierend und regen den Energiestoffwechsel an. Zudem wirken die Bitterstoffe immunstimulierend. Maria nimmt nun die Mariendistel ein, welche deutlich sichtbar eine Leberschutzpflanze ist, die die Leberzellen regeneriert und vitalisiert.

Maria kann nach fünf Wochen von einer spürbaren Steigerung ihres Energiehaushalts berichten. Längere Spaziergänge sind nun möglich, und die Arbeiten im Haus fallen ihr wieder leichter.

Der Sonnenhut, Schutz durch strahlende Schönheit.

Die unbewusste Abwehrfähigkeit – der Sonnenhut

Signatur

Der Sonnenhut (Echinacea purpurea) gehört zur Familie der Korbblütler (Asteraceae oder Compositae). Arzneilich verwendet werden die oberirdischen Teile der blühenden Pflanze. Der Gattungsname »Echinacea« ist abgeleitet vom griechischen *echĩnos,* was »Igel, Seeigel« bedeutet. Charakteristisch ist der kegelförmig aufgewölbte Blütenboden mit seinen spitzen, stacheligen Spreublättern, die der Blüte einen igelhaften Charakter verleihen. Die purpurfarbene »Blütenkrone«, die durch die randständigen Zungenblüten gebildet wird, ist im Stadium der Vollblüte vollständig nach unten gerichtet und verschließt den Blick auf die grünen Hüllblätter. Die Pflanze enthält in allen Teilen einen leicht lokal anästhesierenden Stoff, der sich beim Zerkauen der Blätter als leichtes Kribbeln bemerkbar macht.

Interpretation

Der Zusammenhang zwischen dem griechischen Namen, der Signatur und der immunstimulierenden Wirkung dieser Pflanze ist so offensichtlich, dass für ein Echinacea-Präparat schon einmal mit dem Bild eines Igels für die Schutzwirkung geworben wurde.

Was sagt diese schützende Wesenskraft über die Beziehung zur Psyche des Menschen aus?

Im Zusammenhang mit dem Aufbau der Psyche haben wir von zwei Arten von Schutz gesprochen. In der ersten Entwicklungsphase müssen schädliche Einflüsse durch einen äußerlichen Schutz abgewendet werden. In einer weiter fortgeschrittenen Entwicklungsphase dienen äußerliche Widerstände und Angriffe dazu, das eigene System – sei es der Körper, sei es die Psyche – zu stärken, um sich aus eigener Kraft wehren zu können.

Wir möchten diese zweite Phase des Selbstschutzes noch weiter differenzieren: Es gibt einen Schutzmechanismus, der ohne das bewusste Dazutun funktioniert, und es gibt ein bewusstes Sich-zur-Wehr-Setzen. Es ist logisch, dass das Immunsystem zum ersten

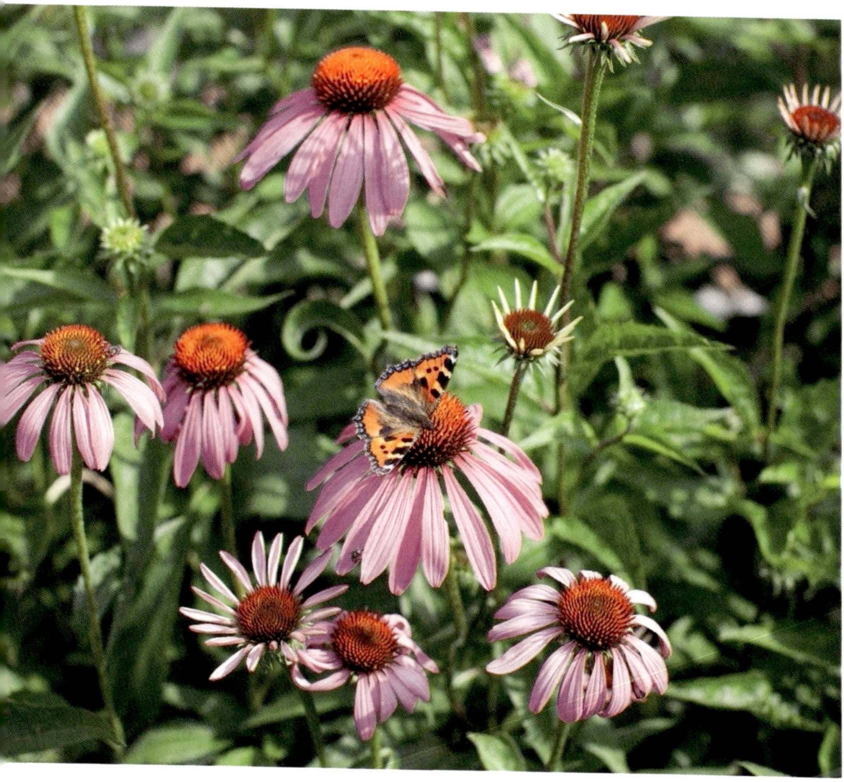

Mechanismus gehört. An der stacheligen Signatur der Blüten des Sonnenhuts ist leicht erkennbar, dass das eine Pflanze ist, die sich schützen kann. Doch es gibt andere Pflanzen, die in ihrer Signatur ebenfalls einen deutlichen Bezug zu Schutz und Abgrenzung haben, wie zum Beispiel die Mariendistel. Woran erkennt man nun, dass es sich beim Sonnenhut um den unbewussten Schutz des Immunsystems handelt, und was bedeutet diese Wesenskraft auf der psychischen Ebene?

Wir sind der Meinung, dass der Unterschied zwischen beiden Arten von Schutz dadurch erkenntlich wird, dass die Abwehr im ersten Fall nicht verletzend ist, im zweiten Fall jedoch, bei der bewussten Abwehr, eine aggressive Komponente im Spiel ist, die durchaus verletzend sein kann oder eventuell sogar sein muss.

Beim Sonnenhut erkennen wir bei den Spreublättern eine Härte, die – wenn man mit dem Handballen dagegendrückt – einen stimulierenden Reiz hinterlässt, jedoch keine Stiche verursacht. Auch die Krone, die sich ganz nach unten wendet, spricht die Sprache des passiven Schutzes. Man könnte diese Gestalt mit einem Schirm assoziieren.

Ebenfalls richtet der leicht anästhesierende Inhaltsstoff unsere Aufmerksamkeit darauf, dass eine bestimmte Sinneswahrnehmung gedämpft wird, was eher mit der Eigenschaft »unbewusst« als mit »bewusst« verbunden ist.

Erfahrungsbericht

Jan (45) ist Heilpraktiker, seine Praxis ist gut frequentiert. Er arbeitet mit einer Kollegin zusammen, die ihn einige Stunden pro Woche unterstützt.

Bei einem Gespräch setzt er unvermittelt an: »Kannst du mir bitte einen Rat geben? Ich bin sehr ausgelastet, und die Warteliste für neue Kunden ist lang. Meine Selbsteinschätzung geht deutlich in die Richtung mangelnde Abgrenzung. Ich praktiziere Yoga und meditiere täglich, aber die Patientendossiers lassen mich oftmals über lange Zeit nicht los. Obwohl ich die Mariendistel seit zwei Jahren sporadisch einnehme, gelingt mir die Abgrenzung gegenüber den Problemen meiner Klienten nicht genügend. Am Abend lasse ich den Tag noch einmal an mir vorbeiziehen und denke dabei bereits wieder über die folgenden drei Tage Praxistätigkeit nach. – In der letzten Zeit fühle ich mich oft etwas angeschlagen, was sich in einer belegten Stimme, einem Engegefühl im Hals und leichten, einseitigen Ohrenschmerzen äußert. Mein Immunsystem ist intakt, daran liegt es nicht.«

Jan wirkt auf mich gelassen und ruhig, nicht überlastet, aber nachdenklich. Ich versuche, mich in seinen Schilderungen zurechtzufinden. Der Begriff »Schutzhaut« steigt in meinen Gedanken auf, ich teile meinem Gegenüber diesen Begriff mit.

Jan nickt zustimmend: »Ja, eine Schutzhaut könnte ich gebrauchen, ein psychisches Immunsystem, das alles Unnötige an mir hinunterfließen lässt, mit reinigender Wirkung. Ich stelle mir manchmal vor, dass alles belastende Wissen beim Händewaschen wegfließt. Doch leider bleibt es bei dieser Vorstellung.«

»Du hast mich um einen Rat gebeten«, werfe ich ein, »ich empfehle dir, den Sonnenhut einzunehmen. Er lässt dich die Schutzhaut fühlen, die du benötigst. Außerdem schützt er dein Immunsystem. Er wirkt also psychisch und physisch protektiv.«

Jan ist überrascht, er kennt den Sonnenhut sehr gut, wendet die Tropfen bei sich selbst aber nur selten an. »Das ist eine gute Idee! Die Indianer haben den Sonnenhut als große Schutzpflanze verehrt, ich beginne sofort mit der Einnahme.«

Nach zwei Wochen schon erhalte ich eine Nachricht. »Ich habe den Sonnenhut noch nie so nah an mich herankommen lassen, ich bin noch immer überrascht, denn ich begegne dieser Pflanze nun auf ganz neue Weise.«

Der Sonnenhut ist nicht neu in der europäischen Naturheilkunde, er hat eine lange Tradition. Vielleicht ist er *zu* bekannt, er ist der Inbegriff der Heilpflanze und wirkt ansprechend in Gestalt und Farbe. Aber wie oft tritt das Naheliegende, gut Bekannte in den Hintergrund! Jan hat sich besser organisiert. Seine Praxis ist nun einen Tag pro Woche geschlossen.

Zubereitungen aus Sonnenhut werden bei rezidivierenden (das heißt in Abständen wiederkehrenden) Infekten zur Stimulierung der unspezifischen Immunabwehr angewendet.

Die bewusste Abwehrfähigkeit – die Mariendistel

Signatur

Die Mariendistel (Carduus marianus) ist eine ausdrucksvolle, bis zu zwei Meter große Pflanze, der man sich nur vorsichtig zu nähern vermag, da die Blattränder und die Spitzen der Blütenhüllblätter (Familie der Korbblütler [Asteraceae oder Compositae]) mit äußerst scharfen Dornen bewehrt sind. Die Nerven der stark gewellten Blätter verlaufen in deutlichen Vertiefungen und werden von hellen Streifen gesäumt, sodass die verbleibenden grünen Blattflächen wie Inseln im Geflecht aus weißen Bahnen liegen.

Die mittleren Röhrenblüten legen sich nach dem Verblühen radial zur Peripherie hin um und verkleben, sodass sie ein beinah

Die Mariendistel weiß sich abzugrenzen.

Unter dem dichten »Strohdach« reifen die Früchte heran.

wasserdichtes kegelförmiges Dach bilden, unter dessen Schutz die schwarzbraunen Früchte heranreifen. Diese werden zur Herstellung der Arzneizubereitungen verwendet.

Interpretation

Die beschriebenen Merkmale prägen die Mariendistel zu einer starken Persönlichkeit, die ihre unverwechselbare Individualität bewahrt, indem sie sich angemessen abzugrenzen vermag.

Es handelt sich dabei um eine aktive, bewusste Abgrenzung im Gegensatz zum Sonnenhut, der sich nicht über einen bewussten Willensakt, sondern über das Immunsystem gegenüber schädlichen äußeren Einflüssen abgrenzt.

Organisch besteht ein Bezug zu den aufbauenden Funktionen der Leber.

Erfahrungsbericht

Alex ist Betriebsleiter in einer mittelgroßen Firma, er ist vierzig Jahre alt. Auch seine Frau ist berufstätig, die Familie hat zwei Kinder. Alex leidet seit fünf Jahren unter Tinnitus, der unregelmäßig, manchmal nur einseitig auftritt. Er bezeichnet sich als »austherapiert«, nimmt momentan ein Ginkgo-Präparat ein, doch dieses zeigt nicht die erwartete Wirkung. Ich eröffne das Gespräch mit der Frage: »Wie fühlen Sie sich gerade jetzt?«

Alexander beginnt zögernd: »Ich bin müde und erschöpft. Das Ohrensausen hat einen Zusammenhang mit meiner Müdigkeit. Unsere Firma ist gewachsen, meine Aufgabe wird immer komplexer, ich kann am Abend zu Hause schlecht ›abschalten‹ und fühle mich am Morgen nicht erholt.«

Die Arbeit im Agrarsektor macht Alex Freude, weil er darin auch seine persönlichen Ideale verwirklichen kann. Doch am Abend ist er müde und möchte sich zurückziehen. Seine acht- und zehnjährigen Kinder spielen und tollen durchs Haus, das Ganze eine Spur zu laut für ihren Vater. Seine Frau möchte sich am Abend mit ihm unterhalten und von ihrem eigenen Berufsalltag erzählen.

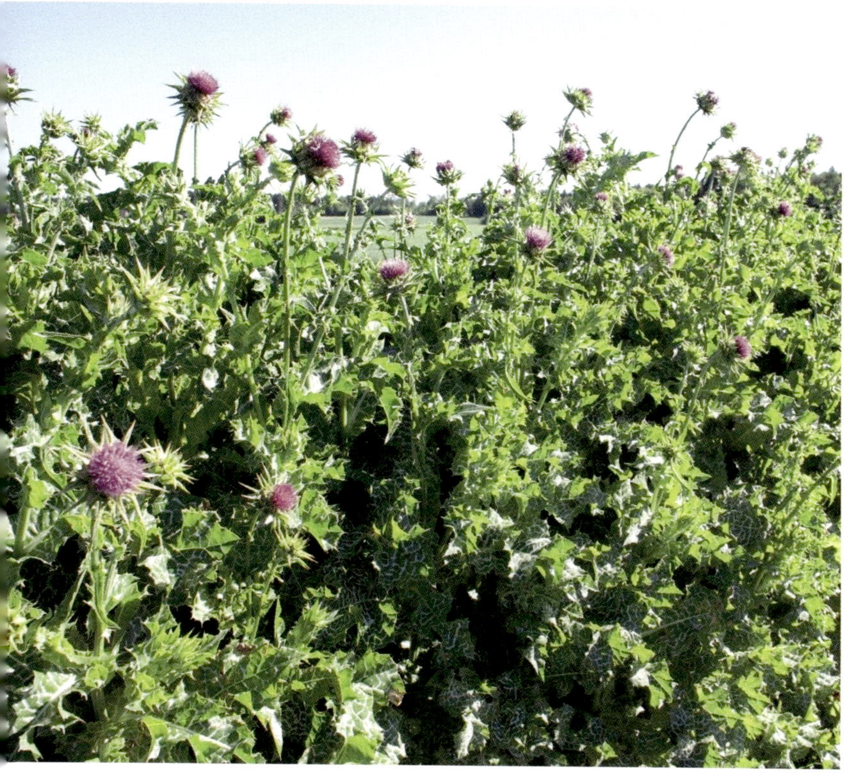

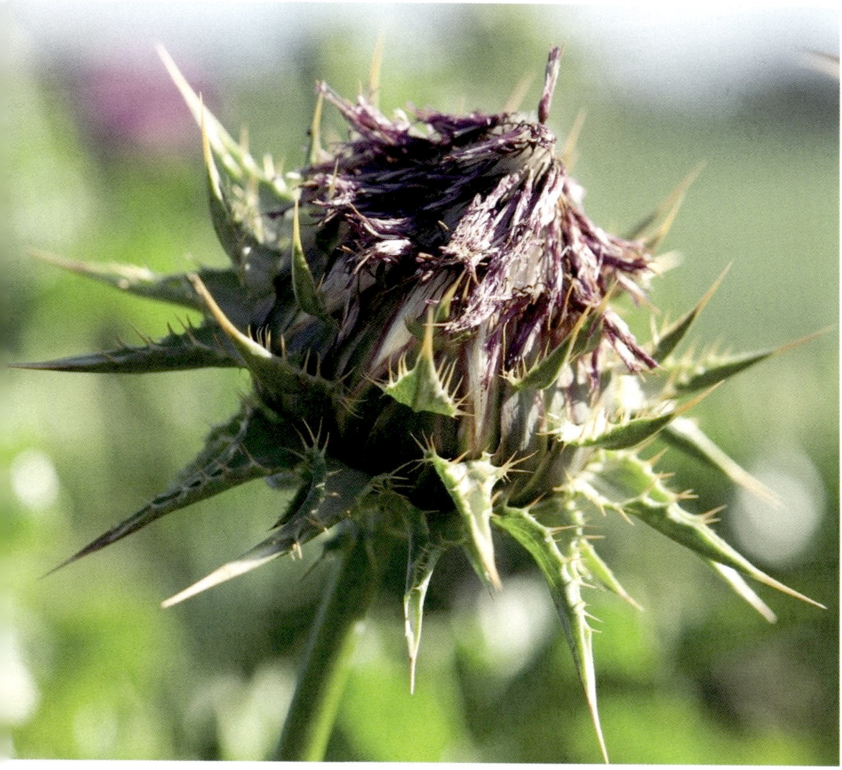

»Alles wird mir immer mehr zur Last, ich liebe meine Familie, mein Beruf ist vielseitig, doch alles wächst mir mehr und mehr über den Kopf«, seufzt der Familienvater.

Alex wirkt auf mich sensibel, seine Worte sind sorgfältig gewählt, man würde in ihm eigentlich eher einen Gelehrten vermuten – mit seinen schmalen Händen und der hohen Stirn.

Beim weiteren Gesprächsverlauf stellt sich heraus, dass Alex unter einem empfindlichen Verdauungstrakt und Leberstörungen leidet. Der in Fachkreisen bekannte Satz »Die Müdigkeit ist der Schmerz der Leber« scheint auf Alex zuzutreffen.

In der nächsten Viertelstunde besprechen wir die Mariendistel mit ihrem Wesen der Abgrenzung und des Schutzes. »Ich kenne die Pflanze aus dem Kräuteranbau eines Freundes. Eindrücklich ist die Abwehrhaltung dieser Heilpflanze, die nur mit Handschuhen geerntet werden kann«, fügt Alex hinzu. Stress wirkt sich bei vielen Menschen auf Magen und Leber aus, auch Tinnitus ist oft eine Reaktion auf Stress. Für Alex macht es Sinn, dass er eine Leberpflanze, speziell die Mariendistel, einnimmt.

Ich erhalte nach circa acht Wochen eine Rückmeldung von Alex: »Ich bin sehr dankbar für diesen Richtungswechsel in der Behandlung meiner Gesundheitsstörungen. Es geht plötzlich vorwärts, ich bin weniger schlapp und müde; ich möchte die Mariendistel weiter einnehmen.«

Ein Jahr ist vergangen seit unserem Erstgespräch. »Ich bin ein anderer Mensch heute«, berichtet Alex. »Ich habe meine Arbeit neu organisiert, so bleibt mir mehr Zeit für meine Familie. Der Tinnitus ist seit einiger Zeit ganz verschwunden.«

Die Verankerung der Wurzel des Lebens – der Storchschnabel

Signatur

Pflanzen sind, abgesehen von wenigen Ausnahmen, generell mit der Wurzel fest in der Erde verankert und dadurch in der vertikalen Achse gehalten. Dies trifft auf das Ruprechtskraut (Geranium robertianum), wie der Storchschnabel auch genannt wird, nicht zu.

Seine Wurzel ragt zwischen fünf und fünfzehn Millimeter über die Erdoberfläche hinaus in die Luft, bevor sie in den Stängel übergeht. Doch dieses kurze Wurzelstück ist so weich wie eine dünne Schnur und vermittelt überhaupt keine Stabilität. Der Stängel ist also nicht solid mit der Wurzel verbunden, sodass die Pflanze gar nicht aufrecht stehen könnte, hätte sie nicht eine Strategie entwickelt, um diesen »Mangel« zu kompensieren. Die Kompensation besteht darin, die untersten Blattstiele nach dem Absterben der Blätter kräftig nach unten, zur Erde hin wachsen zu lassen, um sich mit ihnen auf dem Boden abzustützen. Diese Pflanze ist somit nicht auf die übliche Art und Weise in der Erde verwurzelt und verankert, sondern hat eine völlig unübliche »Haltevorrichtung« entwickelt, um sich in der senkrechten Position zu halten. Dies ist ein einzigartiges und sehr starkes Zeichen einer besonderen Kraft.

Interpretation

Die unübliche Art der »Verankerung« des Storchschnabels richtet unsere Aufmerksamkeit auf die Wurzel des Menschen, auf seine Verankerung im Leben. Jeder Mensch bildet in seiner frühen Kindheit die Wurzeln für sein ganzes späteres Leben. Die Wurzeln entsprechen dem Element Erde und dem Körper, der Grundlage, auf der er sein Leben lebt und abstützt.

Doch auch dann, wenn die Wurzeln in der Kindheit gut ausgebildet worden sind, können sie in späteren Jahren durch Extremsituationen angegriffen werden, sodass die physische oder psychi-

Blühender Storchschnabel.

Die Pflanze stützt sich mit umgeformten Blattstielen ab.

sche Lebensgrundlage erschüttert wird. Traumatische Erfahrungen wie Unfälle oder Übergriffe und Gewalt physischer oder psychischer Art, von Umständen oder anderen Menschen verursacht, können die Lebensgrundlage nachhaltig beeinträchtigen und schwerwiegende körperliche und psychische Blockaden auslösen. Es sind Schrecknisse, Traumata, die im Moment des Erlebens nicht verarbeitet werden können, da sie zu heftig sind und man sich ihnen nicht gewachsen fühlt. Doch diese Erfahrungen werden nicht vergessen – sie bleiben im biologischen Gedächtnis gespeichert (zum Beispiel im kollagenen Bindegewebe), bis …, ja bis sie eines Tages wieder ins Bewusstsein geholt und aufgearbeitet werden. Bis dahin bilden sie in den meisten Fällen mehr oder weniger schwerwiegende Blockaden, die so weit gehen können, dass sie auch die Atmung und damit die Verankerung der Psyche im Körper beeinträchtigen. Im Moment der traumatischen Erfahrung stockt der Atem, und dies hat einen bleibenden Einfluss auf die »Inkarnation« des Seelischen im Körper.

Man könnte durch Traumen ausgelöste Blockaden auch mit einem Stau der Lebenskraft vergleichen. Im gesunden Zustand fließt die Lebenskraft in Bahnen wie ein Fluss in seinem Bett. Durch eine starke Erschütterung wird der Zusammenhang aus der Bahn verworfen, und der Lebenskräftefluss wird gestaut, blockiert, oder er versickert. Dies ist vergleichbar mit der Unterbrechung des Flusses in einer Wurzel, die geknickt wird, was auch als eine Entwurzelung gesehen werden kann.

Der Storchschnabel zeigt in seiner Signatur eine Wesenskraft, die mit einer solchen Verwerfung, mit einer solchen Entwurzelung umgehen kann, indem sie das Verdrängte, Vergessene wieder ins Bewusstsein zurückholt und Kraft zur bewussten Verarbeitung vermittelt.

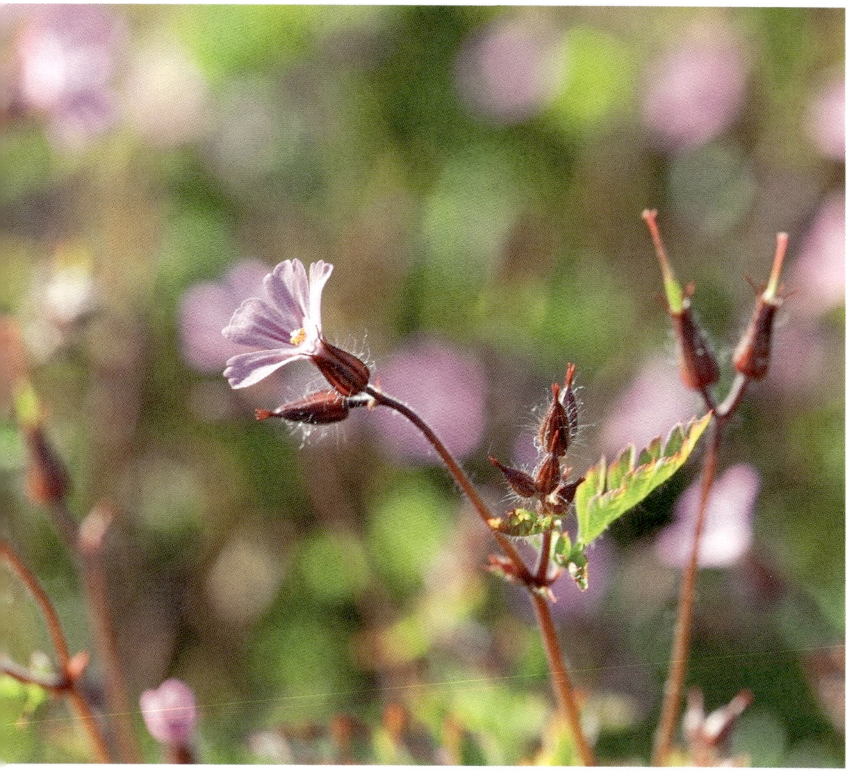

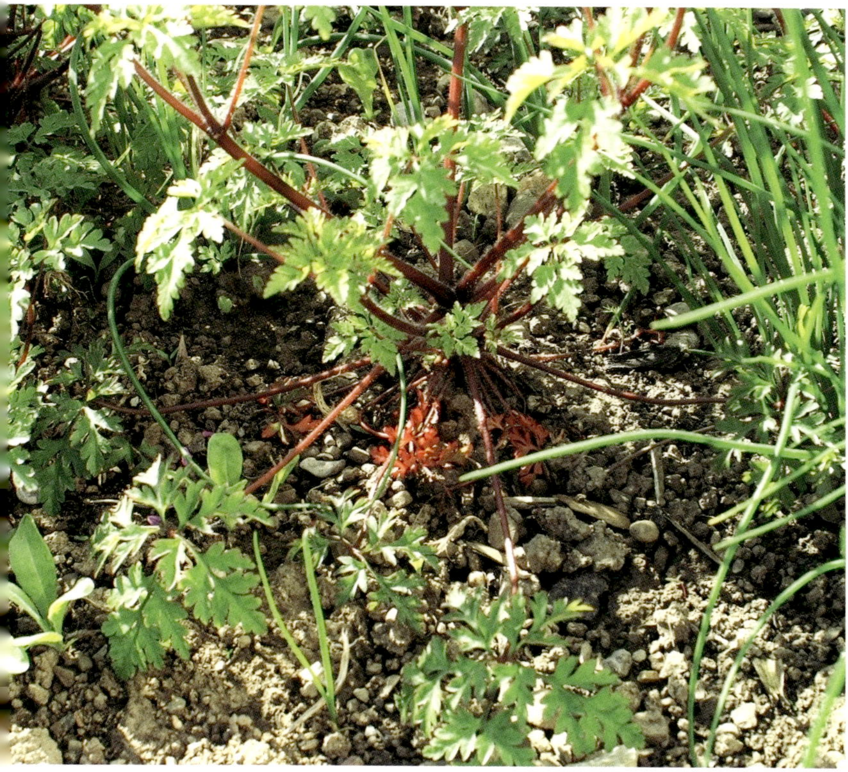

Erfahrungsberichte

FALLBEISPIEL 1

Obwohl das Ruprechtskraut früher eine geschätzte Heilpflanze bei verschiedenen Indikationen war, ist es im 20. Jahrhundert praktisch in Vergessenheit geraten. Durch die Entdeckung der Lösung von Blockaden durch Traumen wurde sie in den letzten 25 Jahren aber wieder zu einer der bedeutendsten Heilpflanzen.

Das Ruprechtskraut begleitet mich (RK) seit meiner Kindheit wie keine andere Pflanze. Die Erinnerung an eine Situation, in der meine Aufmerksamkeit auf ein kümmerliches Exemplar in einem Hinterhof der Zürcher Altstadt gerichtet war, ist noch lebendig. Ich war etwa acht Jahre alt und »fragte« das Pflänzchen, wozu es wohl gut sei. Damals konnte mir niemand etwas darüber sagen, nicht einmal den Namen erfuhr ich.

Jahre später, Mitte der Achtzigerjahre, ich arbeitete damals als Chemiker beruflich mit Arzneipflanzen, waren wir mit unseren drei Kindern und einer befreundeten Familie auf einer Bergwanderung. Da der Weg infolge eines Erdrutschs verschüttet war, mussten wir durch unwegsames Gelände und kamen unfreiwillig direkt an einem Bienenhaus vorbei.

Die befreundete Frau wurde von einer Biene in den Kopf gestochen. Panik brach aus, denn sie war Allergikerin. Ihr wurde gesagt, dass der nächste Bienenstich tödlich wäre, wenn sie nicht Adrenalin gespritzt bekäme. Wir waren zwei Wanderstunden vom nächsten Dorf entfernt, und damals gab es noch keine Handys, um den Hubschrauber herbeizurufen. Ärztliche Notfallversorgung war vollkommen ausgeschlossen.

Im Vertrauen auf die Hilfe durch die Natur suchte ich in der Umgebung nach den mir bekannten Heilpflanzen gegen Insektenstiche, ohne Erfolg. Da sagte ich mir, wenn es das Schicksal will, wird es in der Umgebung etwas für die Frau geben. Ich stellte mich intuitiv auf die Situation ein und begann erneut zu suchen, aber diesmal ohne die Vorstellung einer bestimmten Pflanze. Als ich ein einzelnes Ruprechtskraut sah, glaubte ich eine »magnetische« Verbindung zwischen ihm und der Frau wahrzunehmen. Sofort pflückte ich es, bereitete durch Kauen einen Brei und rieb ihn auf die Stichstelle ein.

Die Symptome (Herzrasen, Atemnot, Schmerzen, Schwellungen) begannen sich nach kürzester Zeit abzuschwächen. Eine halbe Stunde später setzten wir die Wanderung fort, der Puls war normal, die Schmerzen und die Schwellung waren vollständig abgeklungen. Die Freundin wollte natürlich wissen, welche Pflanze ihr so großartig geholfen hat. Auf dem ganzen Weg haben wir kein anderes Ruprechtskraut mehr gefunden (und auch am Ort des Bienenstichs war es das einzige Exemplar).

Es ist von vielen Forschern und Heilpflanzenkundigen überliefert, dass Neuentdeckungen oft durch phänomenale, an »Wunder« grenzende Erfahrungen gemacht werden. Wie wenn das Schicksal jemandem etwas unbedingt zeigen möchte. Das heißt aber nicht, dass die neu entdeckte Wirkung immer so phänomenal ist. Wenn ich heute in dieser Situation wäre, würde ich auch den Hubschrauber herbeirufen. Man soll das Schicksal nicht herausfordern. Welch ein Glück, dass es in den Achtzigern noch keine Handys gab!

FALLBEISPIEL 2

Eine weitere phänomenale Erfahrung mit dieser Pflanze machte ich (RK) Jahre später. Anfang der Neunzigerjahre, schon mit dem Aufbau unserer Heilmittelfirma beschäftigt, war ich oft in der ganzen Schweiz unterwegs, um unser neues Verfahren und die Mittel vorzustellen. In einem kleinen Nebenraum einer Apotheke in Genf waren die Apothekerin und etwa fünfzehn Mitarbeiterinnen versammelt. Eine war noch verspätet, sie war als Geschworene (Laienrichterin) ans Gericht in Genf gerufen worden und sollte eigentlich schon zurück sein. Wir warteten eine Viertelstunde, doch dann begann ich mit der Präsentation.

Etwas später kam dann die Erwartete und blieb zunächst, sich entschuldigend, in der Tür stehen. Da legte sich unmittelbar eine bleierne Lähmung über alle Anwesenden, und niemand konnte mehr ein Wort sprechen. Sie sagte, sie käme direkt vom Gericht, von einem Mordprozess. Die detailliert geschilderten Umstände des Mords seien schrecklich gewesen, sagte sie. Ihre Lähmung hat sich auf alle übertragen, niemand konnte etwas sagen.

Intuitiv nahm ich ein Fläschchen mit der Geranium-robertianum-Urtinktur und gab es ihr in die Hand. Unmittelbar darauf löste sich ein großer Teil des »bleiernen Mantels«. Nach dem Öffnen des Fläschchens und der Aufforderung, daran zu riechen, löste sich die Blockade vollständig, und ich konnte mit meiner Präsentation weitermachen.

Bis zu dieser Erfahrung in Genf war ich der Meinung, das Ruprechtskraut wäre ein wirksames Mittel gegen Insektenstiche. Dann aber wusste ich um seine wahre Potenz. Seither haben Hildegard und ich in unzähligen Seminaren über die Wirkung dieser mächtigen Heilpflanze gesprochen. Heute hat Geranium robertianum international einen festen Platz in der Behandlung von posttraumatischen Symptomen.

Etwa 25 Jahre nach der geschilderten Erfahrung begegnete ich zum ersten Mal wieder der Besitzerin der Apotheke in Genf während eines Seminars. In der Pause fragte ich sie, ob sie sich noch an diese Begebenheit erinnere. Sie bestätigte begeistert und sagte, seit dem Tag gehe sie nicht mehr ohne Geranium-Urtinktur in ihrer Tasche aus dem Haus. Ich berichtete, dass ich die Erfahrung in ihrer Apotheke schon wohl über hundertmal in meinen Seminaren erzählt hatte, und ich fragte sie, ob sie einverstanden wäre, wenn ich sie darum bitten würde, dass sie selbst diese Geschichte nach der Pause, wenn diese Pflanze an der Reihe wäre, erzählen würde. Sie war einverstanden.

Ich hatte sonst nichts mit ihr abgesprochen, und man weiß ja, wie einem das Gedächtnis manchmal Streiche spielen kann. Wenn man über Jahre die gleiche Geschichte erzählt, wird sie mehr oder weniger angepasst, damit sie besser ins Konzept passt. Ich war also wie auf Nadeln in der Erwartung ihrer Version dieses für die Entdeckung dieser Pflanze so wichtigen Ereignisses. Die

Apothekerin erzählte also ihre Version der Geschichte … und es war *exakt* die gleiche wie die, die ich seit 25 Jahren erzählte und die ich hier wiedergegeben habe!

FALLBEISPIEL 3

Ein junges Paar mit einem dreijährigen Kind wünscht sich innig ein zweites Kind und Geschwister für ihren kleinen Sohn.

Svenja ist dreißig. Sie möchte schwanger werden, doch die zweite Schwangerschaft stellt sich nicht so leicht ein, wie sie sich das vorstellte. Sie will wissen, ob sie zusätzlich etwas zur Empfängnisbereitschaft tun kann. Die Gynäkologin hatte ihr vor einem halben Jahr den Frauenmantel empfohlen, die Einnahme brachte jedoch keinen Erfolg.

»Wie haben Sie die Schwangerschaft und Geburt Ihres ersten Kindes erlebt?«, frage ich (HK) sie.

Svenja wirkt überrascht von dieser Frage, doch dann nimmt ihr Gesicht einen nachdenklichen Ausdruck an. »Die Schwangerschaft war problemlos, ich habe bis vier Wochen vor der Geburt gearbeitet, es ging mir sehr gut. Doch die Geburt war für mich sehr schwierig und schmerzhaft. Frühmorgens um halb fünf trafen wir im Krankenhaus ein, die Wehen waren noch unregelmäßig, aber heftig. Es dauerte dann noch mehr als zehn Stunden, bis Tim endlich in unseren Armen lag.«

Svenja wird bei dieser Schilderung bewusst, dass die Angst vor einer erneuten langwierigen Geburt die Empfängnisbereitschaft blockieren kann. Sie steht ganz offensichtlich noch immer unter dem Schock der langen, schmerzhaften Stunden während der letzten Geburt. Sie formuliert es so: »In den Momenten, in denen ich das zweite Kind herbeisehne, tauchen die Bilder des verzweifelten Wartens auf das Ende der Wehen im Geburtshaus weder auf, und Gefühle der Angst durchfluten mich. Könnte das ein Hindernis für die Erfüllung unseres Wunsches sein?«

Ich berichte Svenja von meinen Erfahrungen mit dem Storchschnabel, bei kurz oder lange zurückliegendem Schockerlebnis. Es sind innere Bilder, die nicht wirklich losgelassen werden können, die aus dem Unterbewussten aufsteigen und beunruhigend oder beängstigend wirken. In der Traumatisierung wird die Person von Emotionen überwältigt, und das Geschehene wird verdrängt. Das verdrängte Erlebnis bildet eine seelische Blockade. Die Einnahme von Storchschnabel löst die Blockade und lässt zu, dass die abgespaltenen Seelenanteile sich wieder mit dem Bewusstsein verbinden. Durch die Verarbeitung der traumatisierenden Umstände kehrt das Vertrauen in den Fluss des Lebens, in die eigene Fähigkeit der Bewältigung von Schmerz und Leid zurück.

Svenja nimmt den Rat dankbar an. Drei Monate später berichtet sie von ihrer zweiten Schwangerschaft. Die ganze Familie freut sich auf das ersehnte Kind.

FALLBEISPIEL 4

Daniel ist neun Jahre alt, ein sensibles, intelligentes Kind. Sport ist nicht sein Hobby, und er steht etwas einsam auf dem Pausenplatz. Plötzlich trifft ihn ein harter Ball am Kopf, er dreht sich um und wird im selben Moment überrannt von einigen Kindern, die dem Ball nachjagen.

Diese Gefahr aus dem Nichts, die Überraschung durch den harten Schlag, der plötzlich auftretende starke Schmerz an der sensiblen Körperstelle, der Sturz auf den Boden hinterlassen in Daniel einen schockartigen Zustand. Unbeteiligt am wilden Spiel, ganz in seiner eigenen Welt versunken, trifft ihn das Geschehen tief in seiner sensiblen Kinderseele. Es fließen keine erlösenden Tränen, die auf sein Gemüt lösend hätten wirken können, der Schock sitzt zu tief. Die Pausenglocke holt ihn in die Realität zurück, und er setzt sich etwas verwirrt an seinen Platz im Schulzimmer.

Zu Hause fällt Daniel seiner Familie auf. Er wirkt blass, fühlt sich nicht wohl, und die Mutter bringt ihn frühzeitig ins Bett. Daniel übergibt sich plötzlich, alles dreht sich vor seinen Augen.

Am nächsten Morgen wird Daniel vom Kinderarzt untersucht, der eine leichte Hirnerschütterung feststellt und dem Kind

Bettruhe verschreibt. Nach und nach erfahren die Eltern die Umstände des Vorfalls auf dem Pausenplatz. Die Mutter fragt in der Apotheke nach und erhält die Storchschnabel-Urtinktur.

Daniel reagiert schnell auf die lösende Kraft des Storchschnabels, er schläft einige Stunden tief und erwacht mit Durst und etwas Appetit. Das schockierende Erlebnis auf dem Pausenplatz wird Schritt für Schritt durch das gemeinsame Gespräch mit den Eltern, durch Erzählen und Verstehen aufgelöst. Daniel erhält drei Tage später Besuch von einigen Ballsportlern aus seiner Klasse. Er kann wieder lachen.

FALLBEISPIEL 5

Die Sozialtherapeutin Lea betreut in einem Flüchtlingszentrum Migrantinnen. Sie berichtet von einer sechzehn Jahre jungen hochbegabten Frau aus einem Kriegsgebiet, die seit kurzer Zeit im Auffangzentrum lebt. »Nora hatte Eltern und Familie im Krieg verloren und wurde als Kriegswaise bei uns aufgenommen. Aufgrund ihres Sprachverständnisses und ihrer bisherigen Schulbildung konnte Nora innerhalb kurzer Zeit die Prüfung ans staatliche Gymnasium absolvieren, sie integrierte sich gut in der Klassengemeinschaft.«

Ein Jahr verstrich, alles schien gutzugehen, doch die junge Migrantin kann die Schule bald nicht mehr besuchen, ihre Konzentrationsfähigkeit und Leistungen nehmen stark ab. Plötzlich auftretende Träume bringen die schockierenden Erlebnisse aus dem Krieg in ihr Gedächtnis zurück. Sie erlebt jede Nacht schreckliche Bilder und erwacht schweißgebadet.

Die zuständige Psychologin spricht von einer posttraumatischen Belastungsstörung. Nora wird psychologisch betreut, kann aber nicht mehr am Unterricht teilnehmen, da sie an massiven Konzentrationsstörungen und chronischer Müdigkeit leidet.

Lea möchte die junge Frau mit Heilpflanzen unterstützen. Wir sprechen über eine Auswahl von geeigneten Pflanzen und ihre Wirkungen und entscheiden uns für den Storchschnabel. Nach einer Woche schläft Nora etwas besser und ruhiger.

Kurze Zeit später bittet Nora um einen Farbkasten und beginnt ihre Traumbilder zu malen. Es gelingt ihr, ihre Gefühle in intensiven Farben und Formen stark und kräftig auszudrücken. Auch in der Gesprächstherapie fällt es ihr langsam leichter, Gefühle und Erlebnisse zu verbalisieren. Während der nun folgenden Trauerphase wird Nora mit der Passionsblume begleitet und unterstützt. Die Jugendliche schreibt ihre Geschichte und die Erlebnisse ihrer Familie nieder und beginnt mit Unterstützung von Lea, im Internet nach überlebenden Verwandten und Freunden zu suchen.

Einige Monate später berichtet Lea, dass Nora den Unterricht am Gymnasium wiederaufnehmen konnte.

FALLBEISPIEL 6

Jens ist Student. Er fragt nach einer Heilpflanze, die seinen Zustand verändern und verbessern könnte. Seit der Rückkehr von den Tauchferien im Sommer quält und belastet ihn das Gefühl der Distanz zu seinem eigenen Körper.

Er erzählt: »Ich habe beim ›Freediving‹ im Mittelmeer für einige Sekunden einen akuten Sauerstoffmangel erlebt. Obwohl ich sofort von einem Care-Team behandelt wurde, besteht seither bei mir ein unangenehmes Gefühl, das mich Tag und Nacht begleitet. Ich habe beim Gehen das Gefühl zu schweben, ich glaube, ich bin nicht richtig in meinem Körper verankert seit diesem Erlebnis, ich kann mich nicht konzentrieren und erwache jede Nacht durch unangenehme Träume.« Jens schildert also ein Schockerlebnis, das sich im Moment des akuten Sauerstoffmangels ereignete und seine Spuren in Körper und Seele hinterließ.

Der Storchschnabel bringt Jens sein gesundes Lebensgefühl zurück, nach sechs Wochen kann er sich bereits wieder an den Vorlesungen beteiligen, seine Konzentrationsfähigkeit ist wieder intakt.

FALLBEISPIEL 7

Eine Ausbildung zum Orthopädietechniker befähigt David dazu, Prothesen herzustellen. Er hat Freude an seinem Beruf und möchte ihn sinnvoll ausüben.

Er bewirbt sich nach einiger Zeit beim Internationalen Komitee vom Roten Kreuz (IKRK) und reist schon bald in ein Kriegsgebiet, in dem er seine Arbeit aufnimmt. Jeden Tag wird er von jungen und älteren Menschen aufgesucht, für die er Prothesen fertigt und anpasst, um ihnen ein menschenwürdigeres Leben zu ermöglichen.

David wird mit vielen Schicksalen konfrontiert, er erlebt die Auswirkungen von Grausamkeiten der modernen Kriegsführung an Kindern und Erwachsenen in eindrücklichen Bildern. Sie haben den Krieg überlebt – die Beine oder Füße amputiert beziehungsweise durch Tretminen entrissen. Vielen von ihnen kann er mit einer Prothese helfen. Doch bald wird diese Arbeit für den jungen Mann zur Belastung.

Nach einigen Jahren kehrt David zurück in die Schweiz, erschöpft und depressiv. Die vielen Bilder von verletzten, traumatisierten Menschen sitzen fest in seinem Gedächtnis. David leidet an einer Erschöpfungsdepression, und es wird ihm Johanniskraut empfohlen, welches er dann auch ein halbes Jahr, aber ohne großen Erfolg einnimmt. Während ich seine Geschichte vernehme, rate ich zur Einnahme von Storchschnabel. Denn die vielen Kriegsverletzungen und -traumata bei den Menschen, die er kennengelernt und für die er gearbeitet hatte, prägten sich tief bei dem jungen Menschen ein, er fühlt sich nachträglich selbst traumatisiert.

David geht es nach einigen Wochen besser. Eine Gesprächstherapie hilft ihm zusätzlich weiter, die Bilder treten zurück, er kann sie mehr und mehr verarbeiten. Er nimmt danach eine zweite Ausbildung in Angriff, allerdings in einem anderen Beruf.

Auch nach dem Verblühen ist das Gänseblümchen noch schön.

Die Wiederherstellung der verlorenen Unschuld – das Gänseblümchen

Signatur

Das Gänseblümchen (Bellis perennis) gehört zur Familie der Korbblütler (Asteraceae oder Compositae).

Der botanische Name bedeutet »die ausdauernde Schöne«. Dies umschreibt tatsächlich den Kern ihres Wesens. »Ausdauernd«, weil man das ganze Jahr über, von Januar bis Dezember, blühende Gänseblümchen finden kann, und »schön«, weil sie tatsächlich immer schön aussehen, auch wenn sie verblüht sind. Im Gegensatz zu Gänseblümchen verlieren die meisten Pflanzen ihre Schönheit, wenn sie verwelken. Doch dem Gänseblümchen sieht man das Verblühen nicht an, weil die verwelkten weißen Zungenblüten sich sogleich vom Blütenkörbchen ablösen und weggeweht werden und weil sich der verbleibende Kranz der Hüllblätter und die entstehenden Früchte in der Mitte des Blütenbodens farblich auf die sie umgebende Wiese abstimmen und so praktisch unsichtbar sind. Deshalb haben die wenigsten je bewusst ein verblühtes Gänseblümchen wahrgenommen.

Interpretation

Damit eine Frucht heranreifen kann, muss die Blüte verwelken. Doch beim Menschen ist das Verwelken der Blüte des Lebens eher durch den Alterungsprozess als durch die Fortpflanzung bedingt.

Es gibt aber auch Befruchtung und Reife auf einer anderen Ebene. Jede neue Idee ist wie eine Blüte, die durch den Willen befruchtet und durch die Tat umgesetzt werden muss. Auf dem Weg zur Verwirklichung werden Widerstände, Rückschläge, Verletzungen und Leid erfahren, die das Resultat von unvermeidbaren Fehlern und Irrtümern sind. Fehler und ihre Folgen sind die wichtigsten Lernchancen des Menschen. Dadurch gehen zwar die Schönheit und »Unschuld« der noch unverwirklichten Idee verloren, doch es wird Raum geschaffen für die Frucht, für das konkrete

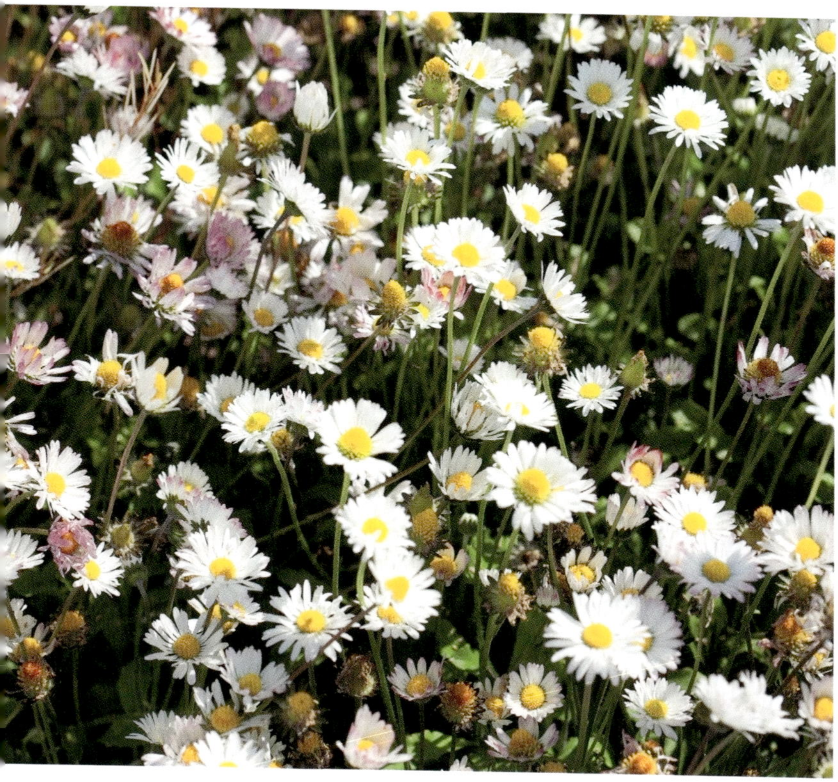

Resultat der Idee. Ebenso wichtig wie das Resultat sind aber der Gewinn an fachlicher Kompetenz und seelischer Reife, die auf dem Weg zur Umsetzung der Idee erworben wurden.

Doch was geschieht, wenn Verletzungen und Leid unschuldig erlitten werden, entweder so früh, dass die körperliche oder psychische Form noch nicht zur Blüte gekommen ist, oder wenn die Gewalt so heftig ist, dass die Widerstandskraft überwältigt wird? Dann hinterlassen diese Erfahrungen keine guten Früchte, sondern tiefe Narben.

Das Gänseblümchen verblüht und reift heran ohne Verlust an Schönheit, ohne »Makel«, und es hinterlässt auch im verblühten Stadium den Eindruck von Unversehrtheit und »Unschuld«. Das Gänseblümchen hat etwas Kindliches, symbolisiert die kindliche Phase vor der Geschlechtsreife. Dieses Pflänzchen scheint wie ein Gegenbild des oben beschriebenen Prozesses zu sein. Ist dies der Ausdruck eines Wesens, das Verletzungen heilen kann, die entweder im frühen Kindesalter oder im Zusammenhang mit der Sexualität oder den Sexualorganen entstehen können?

Die Erfahrung mit dieser kleinen, und doch so mächtigen Pflanze lehrt uns, dass ihr Wesen eine unterstützende Kraft vermittelt, um psychische Traumata nach Gewalterfahrungen im Kindesalter oder nach sexueller Gewalt in jeder Altersphase besser zu verarbeiten.

Erfahrungsberichte

Das Gänseblümchen wird auch »kleine Arnika (Bergwohlverleih) der Gebärmutter« und »kleine Arnika der Spielwiesen« genannt. Die winzige Pflanze, die von Kindern gepflückt und zu Sträußen oder zu Kränzen gebunden wird, ist eine sehr nützliche Heilpflanze. Bei Kindern, die sich während des Spiels verletzen, wirkt die Urtinktur – innerlich eingenommen – lindernd, vor allem bei stumpfen Traumen wie Verstauchungen, Prellungen, Zerrungen und bei Muskelkater. Das Gänseblümchen wirkt aber auch bei Frauenleiden wie Verletzungen der Gebärmutter und Uterusschmerzen.

Hebammen empfehlen, Gänseblümchen-Urtinktur vier Wochen vor der Geburt einzunehmen. Dadurch wird der Uterus vorbereitet auf seine Aufgabe der rhythmischen Kontraktionen der glatten Muskulatur während des Geburtsvorgangs. Nach der Geburt wirkt die Ringelblume auf die Geburtswunde, sie unterstützt die Heilung und das Verwachsen der Wunde.

FALLBEISPIEL 1

Die kleine Susi ist erst zweieinhalb Jahre, als sie am Spielplatz von ihrem großen Bruder auf die Schaukel gesetzt wird. Sie lacht begeistert und zeigt Freude am Hin und Her der Bewegung. Der Bruder, animiert von der Begeisterung der kleinen Schwester, möchte ihren Spaß steigern, zieht die Schaukel kräftig nach hinten und lässt sie los. Durch den heftigen Stoß vorwärts wird die kleine Susi von der Schaukel geschleudert und bleibt schreiend liegen.

Die Mutter kommt herbeigeeilt und nimmt Susi tröstend in ihre Arme. Mit Ausnahme von einigen Schürfwunden und blauen

Flecken ist das Kind unverletzt, es weint noch lange leise vor sich hin. Zu Hause legt sich die Kleine selbstständig hin und schläft sofort ein.

Die folgende Nacht ist für die Eltern sehr anstrengend: Susi schreit auch während des Schlafs und lässt sich nur schwer beruhigen. Das traumatisierende Geschehen auf dem Spielplatz scheint bis in ihre Träume hineinzuwirken. Sie schläft am Morgen etwas länger, erwacht aber gut gelaunt.

Susi wird vom Kinderarzt untersucht, und der stellt nichts Außergewöhnliches fest. Doch weitere unruhige Nächte folgen. Am Tag schläft das Kind jeweils nur während einer halben Stunde. Susis Mutter sucht nun eine schlaffördernde Heilpflanze für das Kind, damit die Familie in der Nacht wieder zur Ruhe kommt.

Auf meine Einschätzung des Geschehens hin empfehle ich folgende Heilpflanzen: Susi soll zwei Tropfen Gänseblümchen-Urtinktur am Morgen und zwei Tropfen Storchschnabel-Urtinktur am Abend in etwas Wasser einnehmen. Beide Pflanzen können bei traumatisierenden Erfahrungen eingesetzt werden. Gänseblümchen wirkt direkt auf den Körper, Storchschnabel löst den Schock auf der seelischen Ebene.

Die kleine Susi hatte also keine Schlafförderung im üblichen Sinn nötig, sie brauchte aber Hilfe bei der Auflösung ihrer körperlich-seelischen Schreckensbilder, um wieder gut schlafen zu können und sich sicher zu fühlen. Susi schläft in der nächsten Nacht ruhiger, nach drei weiteren Nächten schläft sie zum ersten Mal die ganze Nacht hindurch.

FALLBEISPIEL 2

Kerstin ist seit drei Jahren verheiratet. Die 26-jährige Frau ist gesund, wie auch ihr fünf Jahre älterer Partner. Beide haben gesicherte Arbeitsplätze, das Paar möchte gern Kinder. Eine Schwangerschaft stellt sich aber nicht ein. Kerstin hat die Pille nur kurze Zeit eingenommen, und beide warten sehnlichst auf den großen Moment. Das ausbleibende positive Schwangerschaftstest-Resultat

Der Blütenstand der Engelwurz bildet eine Kugel.

Die Wurzeln sind im Querschnitt sechseckig.

wird jedoch bald zu einer großen Belastung für das Paar. Beide begeben sich schließlich in ärztliche Beratung, erhalten aber die Antwort: »Körperlich ist alles in Ordnung bei Ihnen, einer Schwangerschaft steht nichts im Weg.«

Kerstin wünscht Unterstützung durch Heilpflanzen. Wir führen ein Gespräch über die Themen »Frau sein«, »Mutter werden«, »Beruf«, »Stress«, »Familiäre Wünsche« und ihre Erwartungen. Dabei spricht die junge Frau offen darüber, dass das Geschlechtsleben für sie immer auch ein Akt der Gewalt bedeute, selten könne sie sich dabei richtig entspannen. Sie habe immer das Gefühl, von ihrem Partner überwältigt zu werden. Sie fühle sich dadurch oftmals gestresst und unterlegen.

Wir stellen übereinstimmend fest, dass dies der Trigger ist, der gemeinsam mit ihrem Mann und der Gynäkologin besprochen werden sollte. Das Gänseblümchen – als »kleine Arnika der Gebärmutter« mit dem Wesen der Unberührtheit, aber auch der Widerstandskraft gegenüber Gewalt in jeder Form, sei diese objektiv oder subjektiv empfunden – wird das passende Mittel zur Unterstützung der jungen Frau.

Der seelische Freiraum und die Identität – die Engelwurz

Signatur

Die Engelwurz (Angelica archangelica) gehört zur Familie der Doldenblütler. Die unterirdischen Pflanzenteile, die für die Zubereitung von arzneilichen Extrakten verwendet werden, enthalten reichlich ätherische Öle mit einem starken, reinigenden Geruch.

Die Arten der Doldenblütler (Apiaceae) haben, wie der Familienname sagt, doldenförmige Blütenstände, die durch die regelmäßige Verzweigungsstruktur der Blütenstiele entstehen, sodass sich die vielen kleinen Einzelblüten zu Dolden vereinigen, die wie Regenschirme kugelförmig gewölbt sind (früherer Familienname: Umbelliferae [vom spätlateinischen *umbella* für »Sonnenschirm«]).

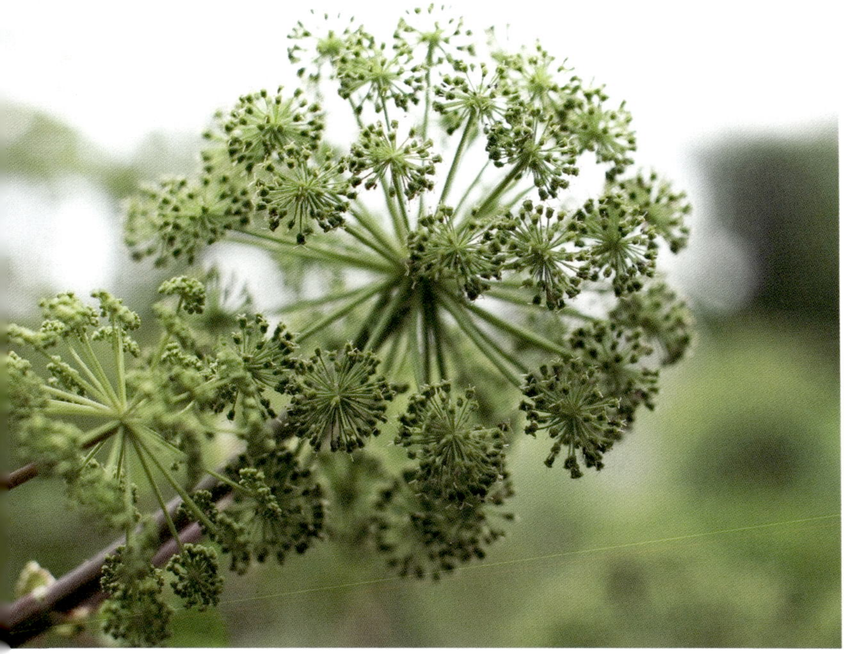

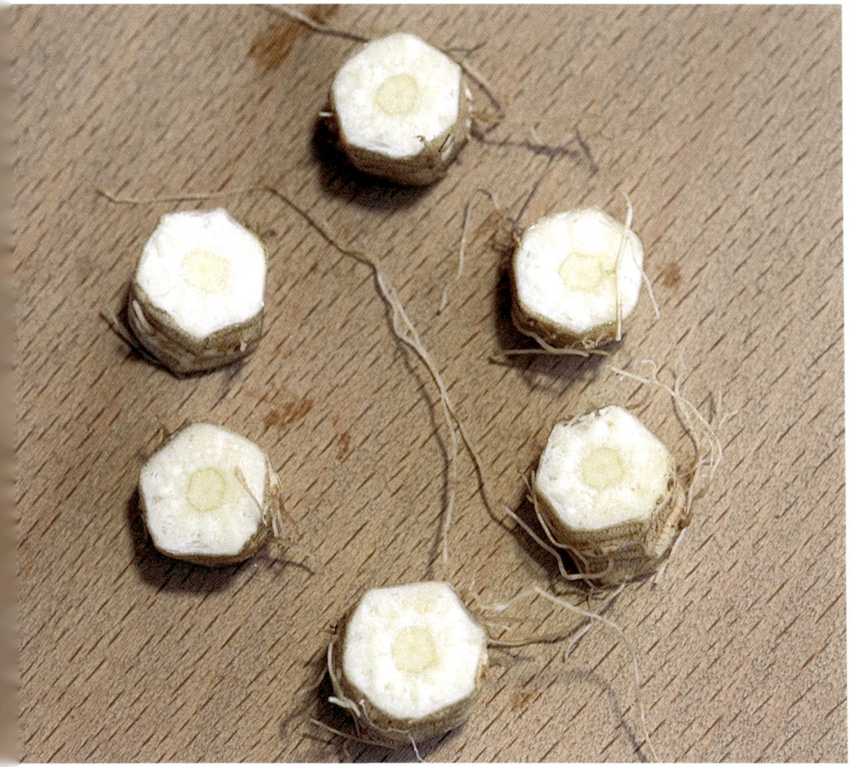

Die Dolden oder Schirme dieser Familie können als Teil einer Kugelfläche betrachtet werden.

Das Besondere an den Blütendolden der Engelwurz besteht darin, dass sie nicht nur einen Teil einer Kugelfläche bilden, sondern beinah vollkommene, ganze Kugeln. Die Engelwurz-Blütenstände bilden somit kugelförmige Hohlräume, was im Pflanzenreich einzigartig ist. Die Raumbildung kann als das charakteristische Merkmal bezeichnet werden, das nicht nur in den Blüten erscheint, sondern auch im hohlen Stängel und in den markanten Hüllblättern, die an den Stängelknoten gebildet werden und die die Blatt- und Blütenknospen wie mit einer schützenden Hülle umfassen.

Ein weiteres besonderes Merkmal ist der sechseckige Querschnitt der Wurzeln (siehe Bild Seite 201).

Interpretation

Ein Hohlraum ist ein Gefäß für Luft oder Flüssigkeit. Das Element Luft, das durch die Wechselwirkung von Yang (Feuer) und Yin (Wasser) entsteht, bildet das verbindende Glied zwischen dem geistigen und dem körperlichen Prinzip. Über die Luft wirkt die transzendente Information auf die immanente Information.

Eine Pflanze hat keine Hohlorgane, deshalb ist das geistige Prinzip nicht »drinnen« im Körper. Es wirkt aus dem Kosmos auf die Pflanze ein und bildet ihre äußere Form. Hohlräume bilden sich bei Pflanzen am ehesten aus Gründen der Stabilität im Stängel.

Bei Tieren und Menschen ist das geistige Prinzip im Körper integriert. Es wirkt charakterbildend auf seine innere, psychische und nicht formbildend auf seine äußere Gestalt. Doch damit dieser Integrationsprozess möglich wird, braucht es Hohlorgane wie die Lungen und das Herz. Diese beiden sind die »seelischen« Organe. Die Lunge ist ein Gefäß für die Luft, die das verbindende Glied zwischen dem Geistigen und dem Körperlichen bildet. Durch den Atem, dessen Rhythmus in Beziehung zum Herzrhythmus steht, inkarniert das Bewusstsein. Wenn nun die Blüte, die generell der Psyche entspricht, einen Innenraum bildet, kann dies als Beziehung zur Entwicklung der menschlichen Individualität interpretiert werden.

Damit das geistige Prinzip, das unsere Individualität bestimmt, sich mit der Psyche verbinden kann, muss nicht nur die Lunge von belastenden Schleimstoffen, sondern auch der psychische Innenraum von falschen Identifikationen frei sein.

Gehört das, womit ich mich identifiziere, wirklich zu mir? Wie oft identifizieren wir uns mit Eigenschaften von anderen und blockieren auf diese Weise unseren persönlichen seelischen Innenraum? Wir benötigen nicht nur einen Raum in unserer Psyche, der frei von falschen Identifikationen ist, wir brauchen auch äußere Hüllen. So ist zum Beispiel unsere Wohnung, unser Haus, das wir meistens mit viel Liebe und Hingabe gestalten, eine solche Hülle, ein Symbol für die Psyche. Doch wenn wir durch Ereignisse, die unsere Identität infrage stellen, aus der Bahn geworfen werden, kann es sein, dass wir keinen inneren oder äußeren Rückzugsort mehr haben.

Nur wenn der Mensch mit seiner Psyche in Harmonie lebt, kann er stark nach außen treten. Wer nicht bei sich selbst zu Hause ist, kann anderen nicht angstfrei begegnen. Mut gründet in innerer Einheit mit sich selbst. Angst entsteht durch Zwiespältigkeit und Zweifel. Wer sich zu sehr mit der Außenwelt identifiziert, verliert sein »Zuhause«, seinen Seelenraum.

Die Engelwurz ist eine große Schutzpflanze, die den Menschen wieder zu seinem Seelenraum, zu seiner eigenen Identität führen kann.

Der sechseckige Querschnitt der Wurzel ist ein weiteres Merkmal, das im genannten Sinn interpretiert werden kann. Wir regen jene Leser und Leserinnen, die mit der Symbolik der Zahlen und Geometrie vertraut sind an, den Zusammenhang herzuleiten.

Die Bedeutung des leeren Raums beziehungsweise des »Nichts« kommt auch in den folgenden Versen aus Laotses Tao Te King zum Ausdruck (Kapitel 11):

Dreißig Speichen umgeben eine Nabe:
In ihrem Nichts besteht des Wagens Werk.
Man höhlet Ton und bildet ihn zu Töpfen:
In ihrem Nichts besteht der Töpfe Werk.
Man gräbt Türen und Fenster, damit die Kammer werde:
In ihrem Nichts besteht der Kammer Werk.

Darum: Was ist, dient zum Besitz.
Was nicht ist, dient zum Werk.

Erfahrungsberichte

FALLBEISPIEL 1

Theresa ist eine gebildete Frau, reflektiert und selbstständig. Die 48-jährige Geschäftsfrau ist verheiratet, hat zwei Kinder (20 und 21), sie arbeitet in einer interessanten Branche und absolviert viele Weiterbildungen. Ihr Leben ist gut geplant, verläuft erfolgreich, und sie schaut optimistisch in die Zukunft.

Doch eines Tages steht die Welt um Theresa still. Die sonst immer gute gelaunte Frau berichtet in dramatischen Worten von ihrer Situation: »Eines Morgens, vor wenigen Tagen, gab mir mein Ehepartner seinen Auszug aus unserem Haus bekannt. Er zog zu einer Freundin, von der ich nie etwas geahnt, geschweige denn gewusst hatte. Einige Wochen zuvor waren unsere erwachsenen Kinder in ein Studentenwohnheim in einer entfernten Stadt gezogen. Mein Mann und ich haben die beiden noch beim Einrichten der Studentenwohnung unterstützt. Alles in meinem Leben hat sich innerhalb von wenigen Tagen verändert. Ich bin plötzlich allein und verstehe einfach nicht, wie all dies geschehen konnte.«

Theresa kann seit dem Weggang ihres Partners in der Nacht nicht mehr schlafen. Sie fühlt sich desorientiert, schutzlos und wagt sich nicht mehr aus dem Haus, um einzukaufen. Ihr Kopf gleicht einem Karussell mit Bildern, die sich immer schneller drehen, ihre Seele ist verwundet, Appetit, Lebensfreude und Tatendrang sind verschwunden. Sie hat das Gefühl, der Boden unter den Füßen sei weggebrochen. Beim Versuch, ihr Auto zu besteigen und loszufahren, wird sie von einer heftigen Panikattacke überfallen. Schweißbedeckt mit klopfendem Herzen und am ganzen Körper zitternd, verlässt sie ihren Wagen und kehrt ins Haus zurück. Eine Woche nach diesen Ereignissen wiederholen sich Panikattacke, Schweißausbruch und Herzrasen, als Theresa den Bus besteigen will, um zu einer psychologischen Beratung in die Stadt zu fahren.

Nun suchen wir gemeinsam nach einer Möglichkeit, um mithilfe von Heilpflanzen in diesem Prozess der Veränderung und Verunsicherung weiterzukommen. Theresa nimmt Engelwurz-Tropfen. Diese Pflanze ist bewährt bei Panikattacken und dem Gefühl, nicht mehr auf sicherem Boden zu stehen.

Der Rhythmus zwischen innen und außen, das Gleichgewicht zwischen Angst und Mut kann durch die große Heilpflanze gefördert werden. Diese Angststörung hatte eigentlich keine materielle Ursache, die Frau war zu diesem Zeitpunkt abgesichert. Die Angst erklärte sich dadurch, dass Theresa ganz unvorbereitet vor vollendeten Tatsachen stand. Sie wusste, dass die erwachsenen Kinder ausziehen würden, aber sie hatte nichts geahnt von der tiefen Entfremdung und dem Doppelleben ihres Partners. Diese Erkenntnis traf sie wie ein Schock. Zudem befand sie sich mit 48 mitten in den Wechseljahren, was sie bis dahin, nach eigener Aussage, »gut überspielen« konnte.

Nach vier Wochen geht es Theresa so weit wieder gut, dass sie einige Stunden arbeiten kann, Konzentrationsstörungen und kreisende Gedanken verhindern aber noch immer die Beendigung von liegengebliebenen Arbeiten. Zwischendurch hatte sie den Storchschnabel eingenommen, der Schock der Trennung saß tief. Der

Storchschnabel wurde für zwei Wochen eingesetzt, danach nochmals Engelwurz eingenommen. Theresa konnte nun regelmäßig in die Stadt fahren, wo sie eine Gesprächstherapie begann.

Heute ist Theresa sieben Jahre älter und trägt ihre neue Situation mit Humor. Sie meint, das Leben hätte ihr einen Weg aus dem Labyrinth des Erfolgsstrebens und der Selbstbestätigung gezeigt, sie ist sehr dankbar dafür.

FALLBEISPIEL 2

Monika möchte in der zweiten Lebenshälfte ihre Erlebnisse aus jüngeren Jahren aufarbeiten. »Ich will einige Dateien auf dem Speicherplatz meiner Seele löschen«, meint sie lächelnd. Sie zeigt sich im Gespräch als jugendlich gebliebene Person, die durch viele schwierige Lebenssituationen hindurch stets mit Kraft versuchte, »über Wasser zu bleiben, um wieder Atem zu holen«, wie sie betont.

Die Kindheit war geprägt vom frühen Tod der Mutter. Monika ersetzte sie mit dreizehn Jahren für ihre zwei Geschwister, führte den Haushalt nach der Schule und setzte alle ihre Bedürfnisse zugunsten ihrer Familie und den Erwartungen ihres Vaters zurück. Sie hatte keine Möglichkeit, sich mit Freundinnen zu treffen, denn die Arbeit zu Hause ließ keine Freizeitaktivitäten zu. In der Schule lernte Monika jedoch spielend leicht, was ihr den Zutritt zu einem höheren Bildungsweg ermöglichte.

Später lebte sie als selbstständig Erwerbende, die rund um die Uhr arbeitete, um ihre eigene Existenz aufzubauen. Als sie Ende dreißig ein Kind erwartete, war sie glücklich und freute sich auf das Familienleben. Doch ihr Partner starb infolge eines Verkehrsunfalls, als das gemeinsame Kind wenige Monate alt war.

Nun galt es, Kindererziehung und Berufstätigkeit in Einklang zu bringen. Monika hält kurz inne, bevor sie weiterspricht. »Meine Tochter starb mit achtzehn Jahren bei einem Unfall. Wieder traf mich das Verlusterlebnis schwer. Durch harte Arbeit versuche ich zu vergessen oder wenigstens zu ›verdauen‹, was mir bis heute nicht ganz gelingt.«

Verdauungsstörungen begleiten Monika auch körperlich, sie berichtet von einer Leberschwäche und einer venösen Stauungstendenz. Ein anhaltender Energiemangel führte sie zu einer Atemtherapie.

Die Engelwurz ist die erste Heilpflanze, die Monika auswählt. »›Engelwurz‹ fasziniert mich sehr, schon ihr Name verspricht viel«, sagt sie erfreut. »Ich finde im Wesen der Pflanze – ›Abgrenzung zwischen innen und außen, Verbindung zwischen oben und unten‹ – mein eigenes Lebensthema wieder.«

Nach vielen Wochen erzählt Monika, dass sich ihre Verdauung maßgeblich verbessert hat: »Die Bilder der Vergangenheit kreisen noch immer in mir, ich hoffe aber, dass ich dabei langsam gelassener werde.«

Wir sprechen über das »Vergessen« und den Unterschied zu »dankbarer Erinnerung«. Die Mariendistel mit dem Wesen »Abgrenzung, Schutz, Individualität« zur Unterstützung der Leber und später auch der Gelbe Enzian für die physische und psychische Verdauung runden die beratenden Gespräche mit Monika ab.

Die natürliche Existenzberechtigung – die Meisterwurz

Signatur

Die Meisterwurz (Peucedanum osthrutium, früher Imperatoria osthrutium) ist eine typische Bergpflanze, die wie die Engelwurz zur Familie der Doldengewächse (Apiaceae) gehört. Die Urtinktur aus der Wurzel hat einen durchdringenden, aromatischen Geruch und scharfen Geschmack.

Die Blütendolden weisen keine Abweichungen gegenüber den Hauptmerkmalen der Familie auf. Das Besondere finden wir in den Blättern der Meisterwurz. Erstens strahlen sie einen speziellen Glanz aus, an dem man die Pflanze sofort erkennt. Zweitens bilden die Teile des Blattes die Form eines (nicht geschlossenen) Trichters, sie sind also wie ein auf die Spitze gestellter Kegel nach oben geöffnet.

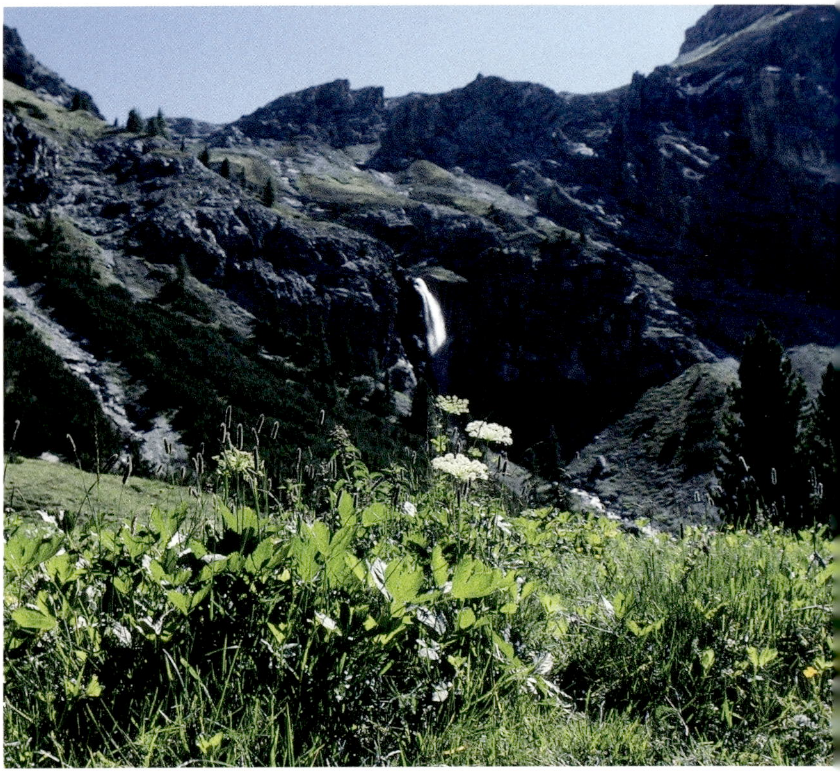

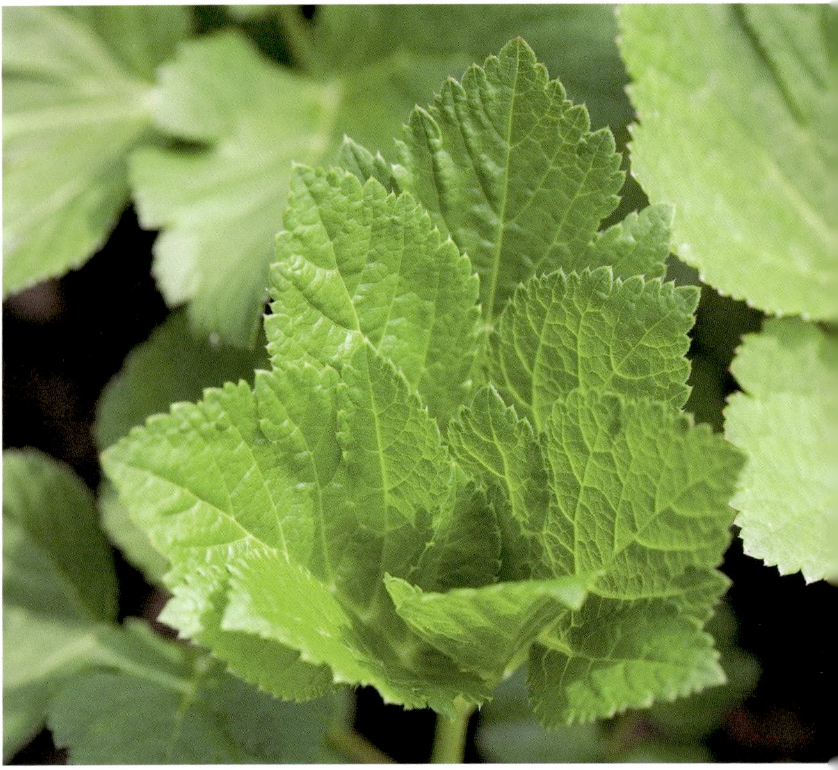

Die Meisterwurz – kraftvolle Ausstrahlung ohne »Show«.

Ihre Blätter öffnen sich nach oben.

Interpretation

Die Meisterwurz hat keine besonderen Eigenschaften, die eine eindeutige Interpretation aufgrund klarer Abweichungen von den Familienmerkmalen zulassen. Doch wenn wir uns dieser Bergpflanze intuitiv, innerlich wahrnehmend annähern, sind wir durch ihre meisterhafte Ausstrahlung und Kraft in Bann gezogen. Die Meisterwurz ist eine wahrhaft königliche Pflanze (lateinisch *imperatorius* für »den Imperator [Herrscher] betreffend, in der Art eines Imperators«). Sie verkörpert den Menschentyp, der sich durch eine natürliche Selbstsicherheit, durch ein angeborenes Selbstbewusstsein den inneren Seelenraum aus eigener Kraft von schädlichen Fremdeinflüssen fernhält. Die Meisterwurz vermittelt eine Kraft, die nach oben hin öffnet und so den Zugang zur wahren Identität des Menschen freihält. Diese den Brustkorb nach oben weitende Kraft kann man bei der Einnahme einiger Tropfen der Urtinktur erfahren.

Das Resultat der Wirkung der Meisterwurz ist ähnlich wie jenes der Wirkung der Engelwurz: Freihalten des inneren Seelenraums. Doch der Weg, auf dem dies erreicht wird, ist unterschiedlich. Die Kraft der Engelwurz reinigt und heilt nach erschütternden Erfahrungen, oder sie macht eine falsche Identifikation bewusst. Die Meisterwurz unterstützt und stärkt Menschen, denen es an innerer Kraft der selbstverständlichen Existenzberechtigung mangelt.

Darüber hinaus ist diese große Arzneipflanze auch ein wirksames Antidot bei Vergiftungen.

Erfahrungsbericht

Leander steht vor einer Entzugstherapie, Drogenkonsum dominierte das Leben des Dreißigjährigen während der letzten drei Jahre. »Es waren keine harten Drogen, ich drehe trotzdem fast durch, wenn ich meinen ›Stoff‹ nicht habe«, erzählt er. Leander kennt und schätzt aber auch Heilkräuter, er möchte sich als Vorbereitung der Entzugstherapie mit geeigneten Pflanzen auseinandersetzen.

»Kannst du mir erzählen, was dich dazu brachte, Drogen, Alkohol und Medikamente zu konsumieren?«, frage ich ihn.

Leander erzählt von einer Kindheit in der »Normalität« einer Arbeiterfamilie. »Seit ich denken kann, leide ich unter den Zwängen unserer Gesellschaft, alles muss der Norm entsprechen, Schule, Beruf, Familie, die Politik, alles bewegt sich in einem engen Rahmen, es gibt keine Freiheit«, moniert Leander. Hinter diesen Aussagen wird eine Sehnsucht nach Gerechtigkeit, ein Perfektionsstreben, aber auch sein mangelndes Selbstbewusstsein erkennbar. »Ich glaube, meine Eltern wollten mich nicht, ein drittes Kind war nicht vorgesehen, ich war zu Hause immer der Prügelknabe«, erzählt er mit bitterem Unterton.

Für Leander ist die Meisterwurz die richtige Pflanze. Ihr Wesen – »Selbstbewusstsein, Befreiung aus Einengung und Zwang« – passt zu seinen Aussagen über sich selbst. Es ist die fehlende innere Gewissheit der Existenzberechtigung, die Leander suchend machte und süchtig werden ließ. Die Meisterwurz zeigt in ihrer Gestalt das aufrechte Wachstum und die in einer empfänglichen Geste nach oben gerichteten Blätter. Sie ist gut verwurzelt in der Erde der Bergregionen oberhalb von 1000 Metern.

Wurzeln von Heilpflanzen entsprechen in ihrer Signatur der Herkunft und dem Körper des Menschen. Bei der Suchtthematik besteht oft eine unbewusste Ablehnung dem Körper und der eigenen Herkunft gegenüber. Das Seelenleben dominiert.

Der bittere, frisch-würzige Wurzelstock der Meisterwurz bildet ein machtvolles Gegengift gegen Stoffe, die auf den Körper belastend einwirken. Auch seelische »Gifte«, das heißt negative Gefühlshaltungen und Affirmationen, leitet die Meisterwurz ab.

Für Leander ist die Meisterwurz der Anfang zur Entgiftung und Entwöhnung. Er beginnt nach vier Wochen in motivierter Haltung die begleitete Entzugstherapie. Der Grüne Hafer unterstützt ihn in seinem Durchhaltewillen.

Nach einem halben Jahr schreibt Leander in einer Mail: »Die Meisterwurz ist meine wichtigste Heilpflanze. Ich habe den Eindruck, sie führt mich langsam, in kleinen Schritten, zu mir selbst zurück.«

Pflanzen für die Phase der Bewahrung

Die Bewahrung eines physischen oder psychischen Entwicklungszustands erfolgt durch eine Folge von Kreisläufen, die die gleichen vier Phasen wie ein Jahreskreislauf durchlaufen. Blockaden kann es an allen Übergängen zwischen den Phasen geben, der kritischste Punkt liegt jedoch zwischen der Reife und dem Abbau (Herbst). Vor allem auf der psychischen Ebene wird ein neuer Zyklus in der Regel durch den Abbau eingeleitet. Der Aufbau innerhalb des Kreislaufs des Bewahrens ist selten das Problem. Wenn es beim Aufbau eine Störung gibt, handelt es sich meistens um den Aufbau in der ersten Phase. Wenn der Kreislauf in der Phase des Bewahrens eines psychischen Zustands ins Stocken gerät, liegt es meistens an einer Störung des Abbaus, in der Regel durch das Festhalten an einem Zustand.

Damit berühren wir eine der Hauptproblematiken, die durch die Doppelnatur des Menschen hervorgerufen wird. Die Neigung zum Festhalten und der Mangel an Hingabe an den Kreislauf des Lebens mit seinen wechselnden Zuständen wird vor allem durch die Impulse des geistigen Prinzips im Menschen hervorgerufen, das im Bewusstsein einen Eindruck von Dauerhaftigkeit erweckt.

Durch die Kenntnis dieser Zusammenhänge wird klar, dass die Mehrheit der nachfolgend erwähnten Pflanzen Abbauprozesse anregt.

Wandlungsfähigkeit – der Löwenzahn

Signatur

Der Löwenzahn (Taraxacum officinale) gehört zur Familie der Korbblütler (Asteraceae oder Compositae) und wächst massenhaft auf nährstoffreichen Wiesen. Eindrücklich ist es, wenn seine gelben, sonnenhaften Blütenscheiben im Frühling fast gleichzeitig aufgehen. Der Stängel ist hohl, reichlich von Milchsaft durchflossen, und die Blätter sind unregelmäßig gelappt, keine zwei Blätter haben die exakt gleiche Form. Die Blattrosetten haben vor der

Blühender Löwenzahn – Sonnen auf der Frühlingswiese.

In der Blattrosette sind Staukräfte erkennbar.

Blüte eine leichte Wirbelform. Sie erwecken den Eindruck von angestautem Wasser. Wenn dann die Blütenstängel in rasantem Wachstumstempo nach oben schießen, ist es, wie wenn sich der Stau impulsartig gelöst hätte.

Das Bild der »gelben Löwenzahnwiesen« verändert sich nach der Blühphase markant in die kugelförmigen, silbergrauen, aus kleinen »Fallschirmchen« bestehenden Fruchtstände, die durch den Wind fortgetragen werden.

Interpretation

Wir finden nichts Starres und Fixiertes am Löwenzahn, alles deutet auf Wandlungs- und Anpassungsfähigkeit. Die ganze Pflanze ist weich, obwohl die »Zähne« der Blätter einen zackigen Eindruck erwecken. Es sind diese Zähne, die der jungen Blattrosette den Eindruck von Stauung verleihen. Doch zu gegebener Zeit löst sich der Stau, und alles ist im Fluss, insbesondere der Stängel. Die Anpassungsfähigkeit an verschiedenste Standorte und Höhenstufen ist bemerkenswert. Der Löwenzahn ist die Pflanze der Wahl bei Stauungen des Gallenflusses und zur Unterstützung der Leberfunktionen.

Auf der psychischen Ebene macht der Löwenzahn fixierte Gedankenbilder bewusst und unterstützt ihren Auflösungsprozess.

Erfahrungsbericht

Die sechzigjährige Christine stellt sich mir vor. Zu Beginn spricht sie von ihrer Mutter, die ihr noch immer das Leben mit Vorwürfen und Nörgeleien schwer macht. Die Bindung zwischen Mutter und Tochter dominiert ihr Leben und behindert nach wie vor ihre persönliche Entfaltung, denkt sie.

Christine bittet um Beratung wegen einer Leberstörung. Sie empfindet eine Last, einen Druck auf der Leber und fühlt sich oft nach dem Essen schlecht. In der Nacht schläft sie unruhig, erwacht regelmäßig nach 1.00 Uhr und findet danach längere Zeit keinen Schlaf mehr. Ich stelle Christine die Leberzeiten entsprechend der

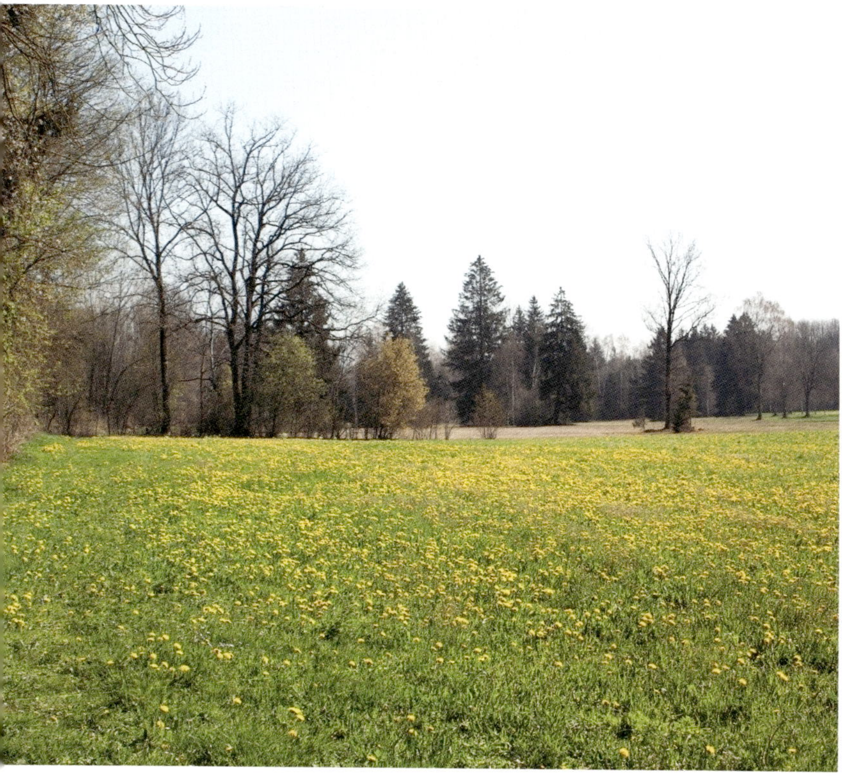

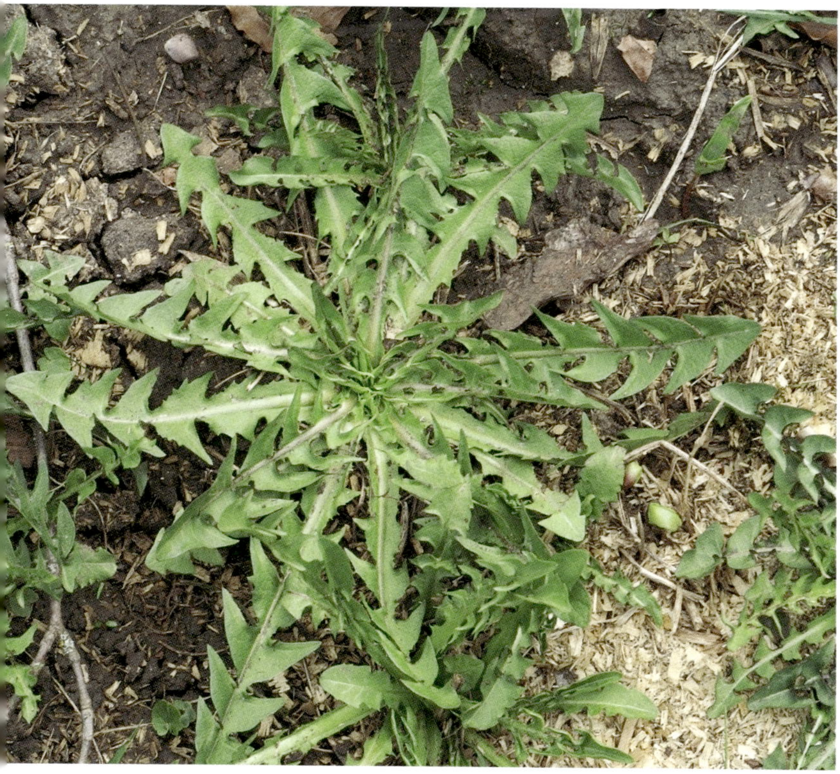

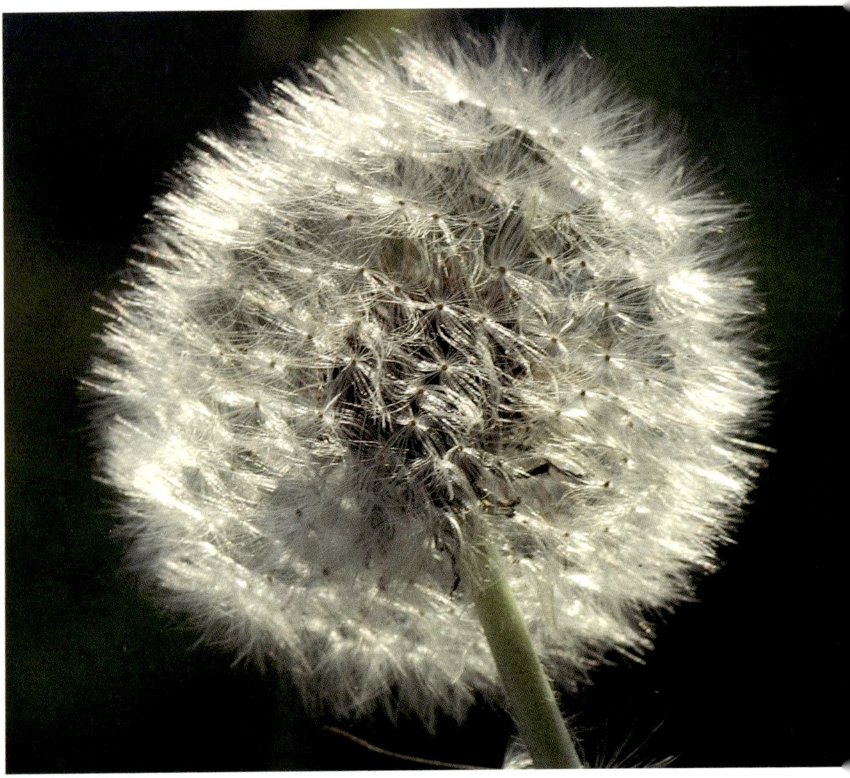

chinesischen Organ-Uhr vor, wonach die Leber zwischen 1.00 Uhr und 3.00 Uhr in der Nacht arbeitet.

Da sie in dieser Zeit häufig wach liegt, möchte Christine gern die Leber mit Heilpflanzen unterstützen. Zwei geeignete Pflanzen dazu sind der Löwenzahn und die Mariendistel. Christine fühlt sich vom Löwenzahn angesprochen, ihre Fixierung auf die Mutter ist ein Dauerthema, das sie belastet. Das Wesen von Löwenzahn – »Wandlung, Anpassungsfähigkeit, Fluss der Lebensenergie« – empfindet sie wie »Zauberworte«. Während der nächsten zwei Monate nimmt sie den Löwenzahn ein. Es geht ihr danach bereits etwas besser, sie schläft zeitweise sogar die ganze Nacht durch. »Die Wirkung der Leberbehandlung ist noch nicht bis in die Psyche spürbar, ich kann mich noch immer nicht gegen meine Mutter wehren«, beklagt sie sich beim nächsten Gespräch.

Ich erkläre Christine, dass die Einnahme von Heilpflanzen zwar auf die Organe wirkt, dass aber ihr selbst, durch die Beschäftigung mit dem Pflanzenwesen, ein psychischer Mangel bewusst werden kann.

Samenstand des Löwenzahns: Die Sonnen haben sich in Monde verwandelt.

Christine versteht mich sofort, sie möchte nun weitermachen mit der Mariendistel. Die Signatur zeigt die ganze, mit Stacheln bewehrte Pflanze in einer Haltung der Abgrenzung, die Mariendistel ist zudem auch eine große Schutzpflanze.

Interessant ist das nächste Gespräch mit Christine einige Monate später. Sie schläft nun seit kurzer Zeit, ohne in der »Leberzeit« zu erwachen. Die Verdauung ist wesentlich besser, den Druck in der Lebergegend spürt sie kaum noch.

Erstaunt und erfreut höre ich von einer veränderten Beziehung zu ihrer Mutter: »Es ist mir gelungen, meiner Mutter besser zuzuhören, aufmerksam, aber mit mehr Distanz. Sie war sprachlos und fragte mich dann nach meinem Befinden. Zum ersten Mal seit langer Zeit fragte sie mich danach! Die Streitereien sind heute kein Thema mehr. Meine Mutter nimmt jetzt ebenfalls die Mariendistel ein, sie ist sehr zufrieden damit.«

Offenbar haben es beide Frauen geschafft, sich gegenseitig ihren Freiraum zu lassen.

Gleichgewicht zwischen Auf- und Abbau – das Johanniskraut

Signatur

Am 24. Juni wird in gewissen Traditionen, die sich zum Teil bis heute gehalten haben, das Fest des Mittsommers begangen, der Johannistag, das Fest des Lichts, wenn die Sonne ihren höchsten Stand erreicht. Jenem Tag verdankt das Johanniskraut (Hypericum perforatum) seinen deutschen Namen, da es um diese Zeit in seiner höchsten Blüte steht. Die Kronblätter der »magischen« Heilpflanze sind goldgelb und leicht verdreht wie die Flügel eines Windrads, sodass sie mit etwas Fantasie mit einem Sonnenrad assoziiert werden können.

Nicht nur die Verdrehung der Kronblätter lässt einen Vergleich mit einem Windrad zu, sondern auch die Tatsache, dass jeweils die eine Seite gerade und die andere gewölbt ist. Das vermit-

Lichtvolle Blüten des Johanniskrauts.

Die Blüten»räder« haben unterschiedliche »Drehrichtungen«.

telt dem »Rad« eine spezifische »Drehrichtung«. Unterzieht man den »Drehsinn« einer näheren Untersuchung, stellt man ein interessantes und äußerst seltenes Phänomen fest. Die einen Blüten »drehen« nach rechts, also im Uhrzeigersinn, und die anderen nach links. Beide Drehrichtungen sind etwa gleichmäßig über einen Blütenstand verteilt.

Blüten mit leicht asymmetrischen Kronblättern, die als »drehend« interpretiert werden können, sind nicht selten, doch bei allen uns bekannten Pflanzen findet man jeweils nur Blüten mit der gleichen »Drehrichtung«. Die Mehrheit hat »rechtsdrehende« Blüten, zum Beispiel der Oleander, und nur eine kleine Minderheit hat »linksdrehende«, etwa das Kleine Immergrün.

Die zahlreichen Staubblätter des Johanniskrauts stehen fast senkrecht auf dem »Blütenrad« und sind zu wenigen Bündeln zusammengefasst. Gemeinsam mit den goldgelben Staubbeuteln wirken sie wie Strahlen und Funken, die von der »Sonnenscheibe« ausgehen.

Beim Zerquetschen der Blüten und Knospen des Johanniskrauts zwischen den Fingern tritt ein intensiv roter Farbstoff aus.

Der Stängel des Johanniskrauts ist zweikantig, sehr hart und überdauert den Winter (Familie der Hartheugewächse oder Hypericaceae). Die zahlreichen, kreuzweise gegenständigen Seitentriebe bilden auf der Spitze gestellte Dreiecke, die nach oben geöffnet sind und wie »empfangende« Arme wirken.

Die ovalen Blätter erscheinen aufgrund zahlreicher lichtdurchlässiger Exkretbehälter perforiert.

Interpretation

Das Gerüst aus Stängel und Seitentrieben des Johanniskrauts wirkt wie ein Bild von Stabilität und Balance, wie eine Waage, die sich im Gleichgewicht befindet. Das wahrscheinlich wichtigste Merkmal der Signatur besteht jedoch in den gleichmäßig verteilten »links-« und »rechtsdrehenden« Blüten, was auf ein Pflanzenwesen hinweist, das zwischen den beiden durch den Drehsinn angedeuteten Polaritäten ausgleichen kann.

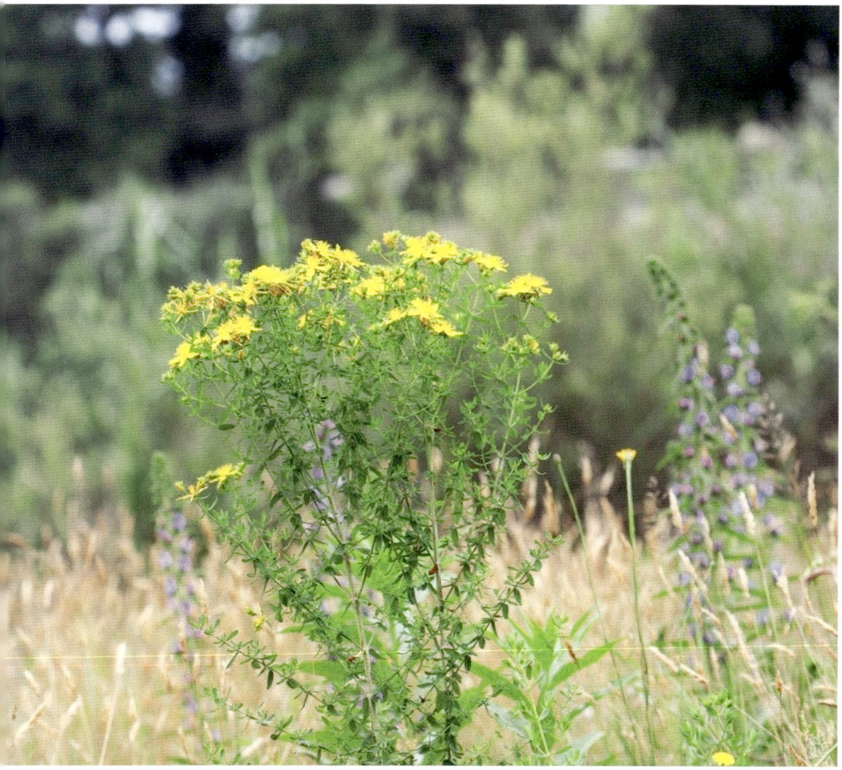

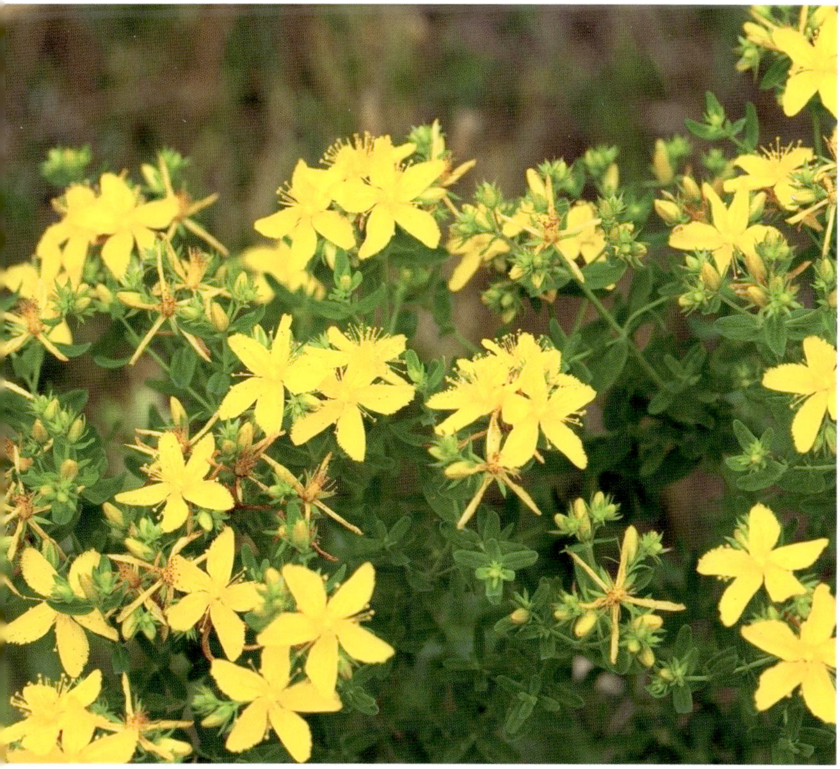

Wir verweisen nochmals auf die Bedeutung des Drehsinns: Rechtsdrehung bedeutet Aufbau; das heißt Information, Licht wird zu Form. Linksdrehung bedeutet Abbau; das heißt, die Form wird wieder aufgelöst, um eine Essenz zu bilden, die in einem nächsten Zyklus des Werdens wieder mit dem Archetyp in Verbindung treten kann. Zur Johanniszeit findet der Wechsel vom aufbauenden Teil des Jahres zum abbauenden statt. Das Johanniskraut blüht nicht zufällig in der Mitte des Jahres (auch andere Pflanzen blühen zu dieser Zeit), sondern weil dies zu seinem innersten Wesen gehört. Dann, wenn die Tage am längsten, die Lichtkräfte am intensivsten sind, entfaltet es seine sonnenhaften Blüten und scheint deren Lichtenergie wie mit Rädern aufzunehmen. (Man denke an die Chakren, unsere feinstofflichen Energiezentren: Medial begabte Menschen, die die Aura sehen können, beschreiben die Chakren als »Lotosblüten« in kreisender Bewegung, wodurch der Eindruck eines Rads entsteht.) Die Überfülle an Lichtkräften kommt eindrücklich in den sehr zahlreichen Staubfäden und Staubbeuteln zum Ausdruck, die strahlenartig, wie funkensprühend, von der Blütenscheibe ausgehen.

Die harmonisch geformten ovalen und ungestielten Blätter erscheinen wie punktiert durchlöchert (daher der Namenszusatz »perforatum«). Hier besteht ein direkter Bezug zwischen der Signatur und der spezifischen Wirkung des Johanniskrauts bei Stichverletzungen. Dies hat auch eine seelische Dimension, da Johanniskraut auch bei seelischen Verletzungen eingesetzt werden kann.

Der rote Farbstoff der Blüten und Knospen des Johanniskrauts hat ebenfalls eine Bedeutung. Rot ist die Farbe der Aktivität und der Willenskraft. Durch diesen reichlich enthaltenen Farbstoff bringt das Johanniskraut zum Ausdruck, dass die assimilierten Lichtkräfte zu Willenskraft transformiert werden können.

Johanniskrautzubereitungen werden zur Behandlung von leichten und mittelschweren Depressionen eingesetzt, vor allem dann, wenn diese in der trüben Jahreszeit durch Lichtmangel hervorgerufen werden.

Erfahrungsbericht
Vanessa bittet mich um ein Gespräch. Vor mir sitzt eine hübsche junge Frau mit einem traurigen Gesichtsausdruck. Sie berichtet von ihrer depressiven Mutter, die sie nie froh oder zufrieden erleben konnte. Ihre Kindheit wurde überschattet von Problemen der Eltern und der Depression der Mutter.

Vanessa war Einzelkind. Zunächst versuchte die junge Frau, aus dieser Situation auszubrechen, indem sie sich in einer Internatsschule einschrieb, im Einverständnis mit ihrem Vater. Alles war nun besser, Vanessa lebte auf, genoss den Schulbetrieb und das Zusammenleben mit Gleichaltrigen. Doch nahten das Semesterende und die Ferien, beschlich Vanessa die Angst vor der bevorstehenden Heimkehr und der Depression der Mutter. »Schon am ersten Tag machte mir Mutter jeweils Vorwürfe, dass ich sie allein lass. So ergab es sich, dass ich mein Zuhause wieder fluchtartig verließ und bei Freunden und Verwandten Unterschlupf fand.«

Nach ihrem Schulabschluss studierte Vanessa Germanistik und Pädagogik und arbeitete anschließend als Lehrerin.

»Als ich zum ersten Mal vor einer Schulklasse stand, wurde mir plötzlich bewusst, dass ich meine Jugend nochmals erleben wollte, aber diesmal in einer aktiven Rolle.«

Doch die junge Frau schaffte diesen »Sprung vorwärts« nicht, sie wurde oft von diffusen Angstzuständen überfallen und begann mit einer Therapie.

»Und nun, mit 28, will ich einen Neubeginn versuchen«, sagt sie entschlossen. »Ich will endlich leben.« Vanessa legt eine Schachtel auf den Tisch. »Ich kann oft nicht schlafen und bin tagsüber müde, aber diese Tabletten helfen mir nicht. Ich möchte das dunkle Kapitel in meinem Lebensbuch endgültig schließen – vielleicht gibt es eine Heilpflanze zur Unterstützung?«, fragt sie mit hoffnungsvollem Unterton.

Während des Zuhörens hatte sich deutlich das Johanniskraut in meinen Gedanken eingestellt, mit seinem Bild von Stabilität und Gleichgewicht und seinen »funkensprühenden« lichtvollen Blüten-

Blühende Goldruten. Die »unvollständigen« Blüten greifen ineinander.

ständen. Körperlich und seelisch wirkt diese ausgesprochen lebensvolle Sonnenpflanze bei Angst, nervöser Unruhe und »Lichtmangel«.

Vanessa nimmt den Vorschlag dankbar an, wir vereinbaren eine Rückmeldung ihrerseits nach sechs Wochen per Mail oder Anruf. »Ich beginne zu leben«, schreibt sie schon nach vier Wochen. Wir sprechen später über die Passionsblume und den Lavendel, anschließend folgt wieder eine Phase mit Johanniskraut.

Vanessa lernt während dieser Zeit ihren Partner kennen und nimmt an der Universität ein Psychologiestudium auf. Heute ist die vierzigjährige Frau verheiratet und glückliche Mutter von zwei Kindern. In ihrem Fachgebiet vermittelt sie ihren Studenten Wissen und Erfahrung.

Permanente Neuerschaffung – die Goldrute

Signatur

Die Echte Goldrute (Solidago virgaurea) gehört zur Familie der Asteraceae oder Compositae, der Korbblütler. Ihr charakteristisches Merkmal sind die zu Körbchen zusammengefassten Blütenstände, die arzneilich verwendet werden. Eine scheinbar »einzelne« Blüte eines Korbblütlers, wie zum Beispiel eine Sonnenblume, besteht aus vielen kleinen Einzelblüten, die auf einem flachen Blütenboden dicht zusammenstehen und von Reihen aus grünen Hüllblättern zusammengefasst werden. Die fünf Kronblätter der kleinen Einzelblüten sind röhrenförmig miteinander verwachsen. Ihre fünf Spitzen können entweder alle ganz kurz sein, dann spricht man von »Röhrenblüten«, oder eine einzelne kann stark verlängert und verbreitert sein, dann spricht man von »Zungenblüten«. Bei der Sonnenblume wird die braune Blütenscheibe in der Mitte durch zahlreiche Röhrenblüten gebildet, die jede einen Sonnenblumenkern hervorbringen. Der lückenlose Kranz aus gelben »Blütenblättern«, der die braune Blütenscheibe wie eine Krone umgibt, wird

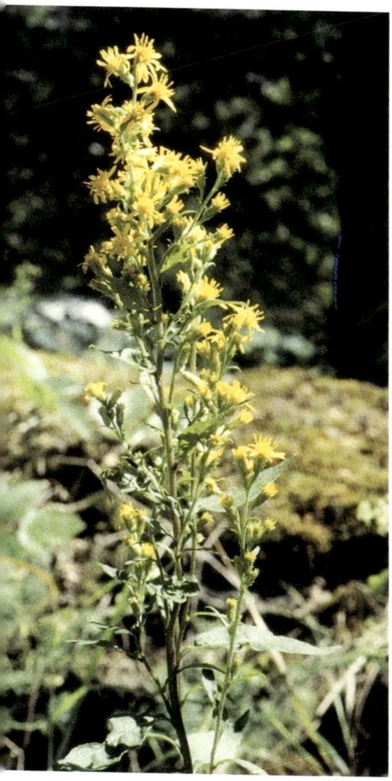 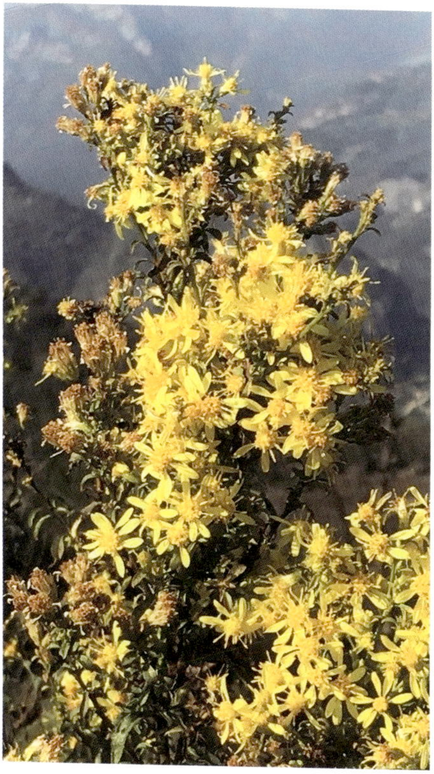

aus Zungenblüten gebildet. Jedes der »Blütenblätter« der Sonnenblume ist eine einzelne Zungenblüte.

Bei der Goldrute findet man eine sehr selten vorkommende Abweichung vom Grundbauplan dieser Familie. Die Krone ihrer Blütenkörbchen ist nicht vollständig ausgebildet, es fehlen einzelne Zungenblüten. Es erscheint so, als ob man einzelne randständige Zungenblüten ausgerissen hätte. Doch in seinem Gesamtbild hinterlässt der Blütenstand keinen mangelhaften Eindruck. Zusammen ergeben die Blüten das Bild eines harmonischen Ganzen von starker Ausstrahlung – einerseits bedingt durch das enge Zusammenstehen der einzelnen Blütenkörbchen, sodass sie wie ineinander verzahnt sind und die Lücken gar nicht mehr auffallen, und andererseits durch ihre strahlende, goldgelbe Farbe.

Interpretation

Wir haben gesagt, dass die psychische Hülle vor allem durch die Gefühle bestimmt wird. Die positiven emotionalen Beziehungen zu den Menschen, die uns am nächsten stehen – wie Eltern, Ehepartner, Kinder und Freunde – oder mit denen wir täglich zusammenarbeiten, bilden ein psychisches Netzwerk, in das wir eingebettet sind und das uns Geborgenheit vermittelt. Dieses Netzwerk bildet und stärkt unsere psychische Hülle, unsere »Membran«.

Der Psyche des Menschen entspricht bei der Pflanze den Blüten. Die Blüten sind analog den Gefühlen und den spontanen, noch nicht zur Tat und Reife gekommenen Gedanken. Was bedeutet es nun, dass die Blütenkronen der Goldrute lückenhaft sind und man den Eindruck bekommt, jemand hätte einzelne Zungenblüten herausgerissen? Kann man darin den Verlust einer wichtigen Gefühlsbeziehung sehen?

Um es noch einmal zu wiederholen: Beim Lesen in der Signatur einer Pflanze kann man sich an eine *goldene Regel* halten: Wenn eine Pflanze in einem bestimmten Teil eine Abweichung von der Norm, einen Mangel, einen »Fehler« anzeigt, hat sie immer auch die Lösung dafür bereit. Denn alles in der Natur strebt stets nach Gleichgewicht, nach Ausgleich, nach Kompensation. Was heißt das bei der Goldrute? Ihre Blütenstände sind so strahlend, so vollkommen, dass die Lücken bei den einzelnen Körbchen gar nicht auffallen. Viele, die sich intensiv mit dieser Pflanze beschäftigten, haben dieses Lückenhafte nicht bemerkt, weil der Mangel durch das enge Zusammenstehen der Blütenkörbchen kompensiert wird. Es scheint, dass gerade durch die Lücken eine noch innigere Verbindung der Blüten zu einem Ganzen möglich wird.

Deshalb kann man in dieser Signatur eine Wesenskraft erkennen, die Trost und psychische Energie vermittelt, wenn eine wichtige Beziehung zerbrochen wurde, sei es durch den Tod eines Nahestehenden, eine schwere partnerschaftliche Krise oder Scheidung, die Aufkündigung einer Freundschaft oder einer Arbeitsstelle.

Man kann die Signatur auch noch aus einer weiteren Perspektive betrachten, die zum gleichen Schluss führt: Das Unvollständige tritt auf eine andere Art in Beziehung zu den Mitmenschen als das Vollständige und Ganze. Etwas Ganzes ist in sich abgeschlossen und autonom. Das Unvollständige hingegen ist auf die Ergänzung durch das andere, durch einen Partner, eine Partnerin angewiesen. Was nicht »rund« ist, das nicht Perfekte, ist *abhängig* von der Beziehung mit anderen. Nur durch die Verbindung mit ihnen kann etwas Ganzes, Lebensfähiges entstehen. Das ist die reale Situation des Menschen, denn Vollkommenheit ist nur auf der Ebene der Ideen und Prinzipien möglich, aber nicht in der Realität.

Wir möchten uns dem Wesen des Ganzen darüber hinaus vom Wesen der Nierenfunktion her annähern, denn die Goldrute ist eine Nierenpflanze. Die Nieren scheiden im Primärharn den größten Teil der im Blut zirkulierenden Mineralstoffe und der niedermolekularen organischen Verbindungen aus. Der Primärharn ist aber nicht der Urin, der ausgeschieden wird. Aus dem Primärharn resorbieren die Nieren diejenigen Stoffe, die für den Organismus notwendig sind, die anderen werden im Urin ausgeschieden. Die Nieren sind deshalb nur auf den ersten Blick ein Ausscheidungsorgan, denn unter Berücksichtigung des soeben Gesagten sind sie ein Organ, das die stoffliche (mineralische und organische) Identität beziehungsweise Ganzheit des Blutes immer wieder neu »erschafft«, ein Organ, das die intime Ganzheit bildet. Daher gehört die Goldrute auch in die Kategorie des Aufbaus von Formen.

Die Niere ist also das Organ der psychischen Energie schlechthin, denn die Zusammenfügung von Teilen zu einem Ganzen, das heißt das Knüpfen von Verbindungen, ist immer mit dem Freiwerden von Energie verbunden. Positive Bindungen, Beziehungen setzen psychische Energie frei.

Aufgrund dieser Analogieschlüsse, die durch die Erfahrung bestätigt werden, ist die Goldrute die Pflanze der Wahl, wenn die intime psychische Ganzheit empfindlich gestört ist oder wenn man einen Beziehungsverlust erfahren hat. Die Goldrute symbolisiert das Wesen der Vernetzung, der sozialen Beziehungsfähigkeit. Sie kann dem Menschen Trost bei Beziehungsverlusten oder sozialen Konflikten vermitteln. Und der Zusammenhang zwischen der Nierenfunktion und den sozialen Beziehungen ist weithin belegt.

Erfahrungsberichte

FALLBEISPIEL 1

Sabina (48) klagt über Herzbeschwerden. Unregelmäßiger Puls und stechender Schmerz in der Herzgegend, begleitet von einem Druck auf der Brust, haben sie schon zweimal beim Arzt vorsprechen lassen. Die Abklärungen ergaben ein gesundes Herz, normalen Blutdruck, keine Gefäßkrankheit. Die Frau wirkt durch ihre angenehme, positive Ausstrahlung anziehend.

Das Gespräch beginnt mit der Frage: »Wie geht es Ihnen?«

Sabina antwortet: »Jetzt, am Nachmittag, noch gut. Meine Beschwerden beginnen meist am späteren Abend.« Ihre Arbeit als Chefsekretärin an einem Gymnasium gefällt ihr sehr, sie ist erfüllt, pflegt einen guten Kontakt zu Schülern und Lehrern und ist »unverheiratet zufrieden«.

Die Frage »Ist irgendetwas geschehen in Ihrem Leben, was Ihnen sehr nahegegangen ist?« lässt sie kurz nachdenken.

Danach erzählt Sabina: »Meine Mutter ist vor etwas mehr als einem Jahr gestorben. Sie war meine beste Freundin, sie fehlt mir sehr. Jeden Abend nach der Arbeit gehe ich in ihre Wohnung und setze mich auf den Stuhl, auf dem sie mich gewöhnlich nach der Arbeit erwartete. Ich spreche in Gedanken mit ihr und erzähle von meiner Arbeit, vom vergangenen Tag. Danach gehe ich zu mir nach Hause und verbringe den Abend daheim oder mit Freunden.«

Ich mache Sabina den Vorschlag, die Wohnung ihrer verstorbenen Mutter aufzugeben und zu räumen. Vermutlich würden ihre abendlichen Herzbeschwerden sich danach bessern oder gar verschwinden. Zur Einnahme empfehle ich ihr Goldruten-Urtinktur. Die Goldrute symbolisiert durch ihr Wesen eine innige, freundschaftliche Beziehung. Die ungeweinten Tränen und unbewussten Ängste belasten Herz und Nieren, sie können psychosomatische Symptome zur Folge haben.

Sabina hält ihre Mutter in Gedanken fest, indem sie täglich deren Wohnung besucht. Der Schmerz und die Trauer sind immer noch überwältigend, sie werden aber nicht in ihrer ganzen Dimension wahrgenommen, sondern durch die Besuche und Selbstgespräche in der vertrauten Umgebung der Verstorbenen überdeckt. Sabina erkennt die Situation im gemeinsamen Gespräch.

Nach acht Monaten berichtet sie, dass sich alles zum Besten gewendet hätte. Der Haushalt ihrer Mutter war inzwischen aufgelöst, die Wohnung neu vermietet. Die Goldrute hilft ihr, sich zu lösen, sie gibt ihr Trost sowie Vertrauen ins Leben und lässt ihre Lebensenergie wieder fließen. Die stechenden Schmerzen und der Druck auf dem Herzen treten noch ab und zu auf, sie nimmt zur Unterstützung zusätzlich Weißdorn ein.

FALLBEISPIEL 2

Thomas wurde vor einer Woche gekündigt, in zwei Monaten wird er 58, die Firma wird aufgelöst. Er erzählt von roten Flecken am ganzen Körper, die sich seither ausbreiten. Nun möchte er etwas »Pflanzliches«, damit die Flecken wieder verschwinden. Er leidet nicht an Allergien oder Unverträglichkeiten, seine Haut war immer unauffällig. Auf meine Frage nach seinen Essgewohnheiten meint er, seit seiner Kündigung habe er keinen Appetit mehr, zudem habe er immer »einfach gegessen« und keinen Alkohol getrunken oder geraucht.

Thomas ist deutlich erkennbar sehr angespannt und nervös. Er fühlt sich ausgestoßen und betont immer wieder die Qualität seiner Arbeit, die er mit großem Engagement geleistet habe, die vielen positiven Rückmeldungen seitens seiner Vorgesetzten in der Firma – und alles ist plötzlich beendet. Er steigert sich in seine Schilderungen hinein, wobei sich nicht Wut ausdrückt, sondern eher Trauer und Angst vor der Zukunft. Diese Entwicklung hatte sich seit Langem angekündigt, aber er wollte dies einfach nicht wahrhaben. Seine Familie unterstützt ihn, doch er fühlt sich »ausgemustert und weggeworfen«. Ich spüre deutlich, dass Thomas sich verletzt fühlt und tief enttäuscht ist.

Ich empfehle ihm, für eine Woche Storchschnabel einzunehmen, damit er den Schock verarbeitet. Danach erkläre ich das Wesen von Goldrute und die Beziehung der Niere zu den Themen

Die strahlenden Blüten der Kapuzinerkresse »verstecken« sich hinter den Blättern.

»Angst«, »Trauer«, »menschliche Verbindung«, »Dienstleistung in der Arbeit«.

Thomas meldet sich nach etwas mehr als einem Vierteljahr wieder. Seine Stimme klingt ganz anders. Er erzählt von vielen Bewerbungsgesprächen und einer neuen Anstellung, er wirkt aufgestellt, freut sich über seine neue Herausforderung und nimmt die finanzielle Einbuße mehr oder weniger gelassen an. Seine Haut ist wieder normal, und er fühlt sich besser.

Dennoch sind die Bilder der letzten Monate weiterhin sehr präsent in seiner Erinnerung, er macht sich nach wie vor sorgenvolle Gedanken: »Kann ich meinen neuen Vorgesetzten vertrauen?« Er nimmt Goldrute ein, ebenso wie Storchschnabel, um den »Lebensbruch« – wie er sich ausdrückt – zu verarbeiten.

Durchwärmen des Wässrigen – die Kapuzinerkresse

Signatur

Die Blätter der Kapuzinerkresse (Tropaeolum majus) bilden eine weitgehend runde, tellerförmige Fläche ohne Einbuchtung, was im Pflanzenreich sehr selten vorkommt. Scheinen die Blätter anderer Pflanzen rund zu sein, wie zum Beispiel beim Frauenmantel, ist dies in der Regel durch eine besondere Faltung des Blatts bedingt, die die Einbuchtung verdeckt, an der der Blattstiel angewachsen ist. Erwähnenswert ist die unübliche Anwachsstelle des Blattstiels am Blatt. Üblicherweise ist der Blattstiel an einer schmalen Stelle oder einer Einbuchtung des Blatts mit dem Blattrand verwachsen, bei der Kapuzinerkresse jedoch ist der Blattstiel fast in der Mitte der Blattfläche (Blattspreite) angewachsen. Die Blätter wirken auf diese Weise wie Schilder, die in der Mitte von einem Stiel gehalten werden.

Die Blüten haben lichtvolle und feurige Farben wie Gelb, Orange und Rot. Bedeutsam ist, dass sie immer wieder von den Blättern überwachsen werden, sodass das Licht der Blüten vom Schatten der Blätter verdeckt wird.

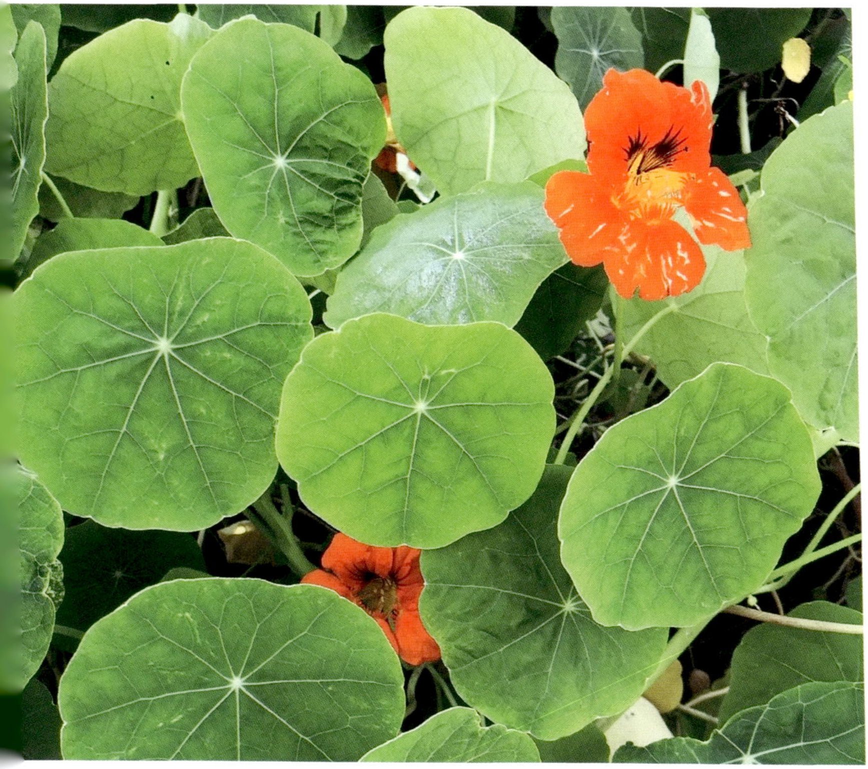

Interpretation

Blätter entsprechen beim Menschen der Lebenskraft beziehungsweise dem Stoffwechsel, Blüten der Psyche.

Die feurigen Farben der Blüten deuten auf eine Betonung der Willenskraft. Die besondere, runde Form der Blätter und die unübliche Anwachsstelle des Blattstiels verweisen auf eine verstärkte Yin-Polarität im Bereich des Stoffwechsels. Die feurigen Blüten, die immer wieder von den Blättern »überschattet« beziehungsweise in ihren Raum aufgenommen werden, deuten auf eine ebenfalls verstärkte Yang-Polarität des Stoffwechsels. Da ein rhythmischer Wechsel zwischen »Blüten am Licht« und »Blüten im Dunkel« stattfindet, können wir auf einen Ausgleich, ein Gleichgewicht zwischen den Polaritäten im Stoffwechsel (zum Beispiel Basen und Säuren) schließen. Diese Interpretation wird durch die positiven Erfahrungen von Zubereitungen mit Kapuzinerkresse bei der Regulation des Säure-Basen-Gleichgewichts bestätigt, die eine wichtige Voraussetzung bei der Behandlung von Mykosen und Infekten der ableitenden Harnwege ist.

Auf der psychischen Ebene können wir das Beschatten der Blüten als einen Charakterzug deuten, sein eigenes Licht unter den Scheffel zu stellen.

Erfahrungsbericht

Im Kräutergarten bleibt Sara (23) bei einem prachtvollen Beet mit Kapuzinerkresse stehen und freut sich über das Farbenspiel von Grün und Orange. Die Blätter der Pflanze bilden eine grüne Ebene, unter den Blättern strahlen die Blüten in unterschiedlichen Orangegelb-Nuancen, einige Blüten erheben sich keck über die seerosenähnlichen Blätter. Violett-roter Sonnenhut, lila-blaue Wegwarten, gelbes Johanniskraut, orangefarbene Ringelblumen, tiefvioletter Lavendel – alle anderen Heilpflanzen präsentieren ihre Blüten über der Ebene der Blätter, die Kapuzinerkresse hält ihre Blüten noch mehrheitlich unten.

Sara wandert gedankenversunken an der Blütenpracht der Kräuterbeete entlang und bleibt wieder bei der Kapuzinerkresse stehen. »Die Blüten bleiben – im Gegensatz zu allen anderen Blüten in diesem Garten – unter dem Schutz der Blätter, sie erscheinen mir, als würden sie sich unterordnen. Das fasziniert mich, denn ich sehe mich selbst ein wenig in ihnen.«

Sara hat mich heute um einen Rat gebeten. Sie leidet seit einem halben Jahr unter chronisch wiederkehrender Blasenentzündung. Ganz zu Beginn erhielt sie ein Antibiotikum, da ihre Entzündungswerte zu hoch waren. Doch die Blasenentzündung kehrte zurück.

Sara studiert und sagt von sich, sie sei sehr ehrgeizig, lebe dabei aber in ständiger Angst, bei Prüfungen zu versagen. Ihr großes Vorbild ist die ältere Schwester, die ihr Studium bereits abgeschlossen hat.

»Eigentlich fühle ich mich wie diese Blüten, die unter den Blättern Schutz suchen«, bemerkt sie. Sara besitzt kein starkes Selbstbewusstsein, das ist offensichtlich, denn sie erzählt gern und im bewundernden Ton von ihrer erfolgreichen Schwester, die, nur zwei Jahre älter, bereits sehr viel erreicht habe. »Ich war schon als Kind immer erkältet, und meine Schwester war nie krank, sie war in jeder Hinsicht einfach immer in ›Top-Form‹.«

Ich erkläre Sara, dass diese Heilpflanze sehr gut bei allen Prozessen wirkt, die Wärmekräfte erfordern. Wir pflücken und essen eine Blüte, und die junge Frau erlebt überrascht den feurigen Geschmack der Kapuzinerkresse auf der Zunge. Sara ist begeistert und möchte die Kapuzinerkresse für sich in Anspruch nehmen auf ihrem weiteren Weg der Gesundheitsstabilisierung und für die Stärkung ihrer Abwehrkräfte.

Willenskraft – die Brennnessel

Signatur

Die Brennnessel (Urtica dioica) ist wohl eine der bekanntesten Pflanzen, obwohl sie sich nicht durch schöne Blüten auszeichnet. Doch das unangenehme Brennen nach ihrer Berührung prägt sich ins Gedächtnis ein. Die Spitze der hohlen Brennhaare, die auf den Blättern und dem Stängel sitzen, bricht schon bei einer leichten Berührung ab und hinterlässt eine scharfkantige Bruchstelle, die die Haut ritzt. Die in den Brennhaaren enthaltene Flüssigkeit mit biogenen Aminen fließt in die geritzte Stelle und erzeugt einen brennenden Schmerz.

Die Brennnessel bevorzugt stickstoffreiche, auch überdüngte Böden und nimmt offensichtlich reichlich Stickstoff auf, weshalb ihre Blätter ein beliebtes Futter für Schmetterlingsraupen sind. Unabhängig von der Verdichtung und dem Stickstoffgehalt der Böden hat die Brennnessel immer eine geordnete, rhythmische Struktur, was als besonderes Merkmal gilt, denn die meisten anderen Pflanzen verlieren ihre klare Struktur bei einem Überangebot an Stickstoff.

Die Blüten sind eingeschlechtig, entweder weiblich oder männlich, sehr klein, farblos und wenig ausdrucksvoll. Viele Blüten sind

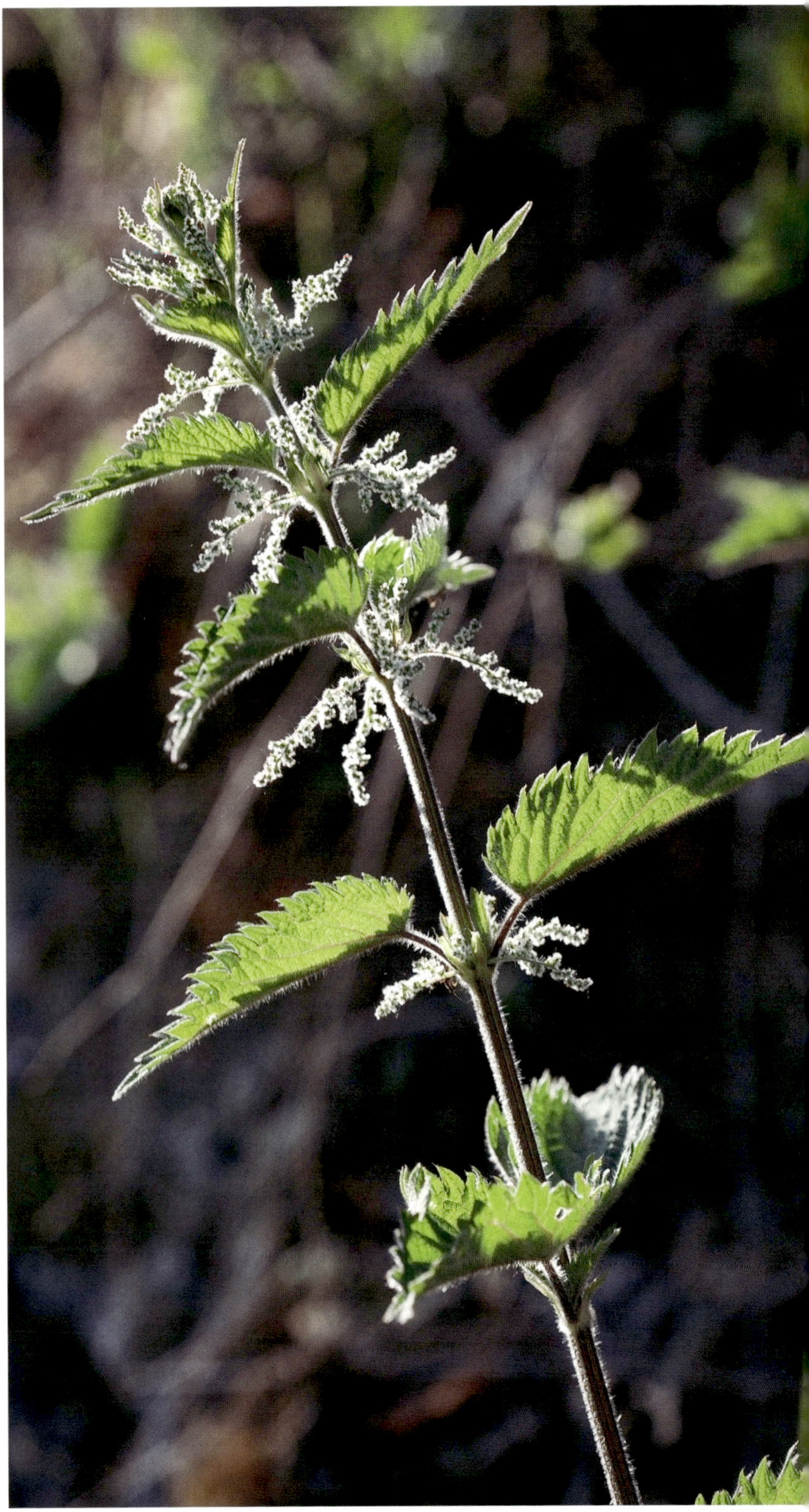

Die Brennnessel weiß sich zu wehren.

in einem raupenförmigen Blütenstand vereinigt. Es gibt weibliche und männliche Pflanzen. Die männlichen Blüten verfügen über einen Schleudermechanismus für die Freisetzung des Pollens. Einem eindrücklichen Schauspiel von »explodierenden« Pollenstaubwolken kann beiwohnen, wer reife Brennnesseln im Gegenlicht vor einem schattigen Hintergrund beobachtet.

Einmal geerntet, welkt die Brennnessel schnell. Sie zersetzt sich rasch und intensiv, wenn sie in Wasser eingelegt wird. So werden nährstoffreiche (übelriechende) Jauchen für die Düngung im Garten zubereitet.

Interpretation

Die Brennnessel hat eine besondere Beziehung zum Stickstoff. Das ist nicht nur eine Erfahrungstatsache, wir können es auch aus der Signatur ableiten: Keine andere Pflanze hat so viel »Feuer« im Blatt. Das Feuer (die Brennhaare) »sitzt« direkt auf dem Wasser (den Blättern) und »heizt« tüchtig ein, sodass viel »Dampf« entsteht. Feuer erhitzt Wasser, es entstehen Luft und Erde. In der Brennnessel müsste also viel Luft sein. Und das ist tatsächlich so. Dem klassischen Element Luft entspricht das chemische Element Stickstoff.

Die Luft ist das mit der transzendenten Information (die die Form bestimmt) verbindende Element. Verbindungen mit dem chemischen Element Stickstoff sind Informationsträger. Die Information bewirkt sowohl die biologische Funktion als auch Struktur und Form der Organismen.

Das Gleichgewichtsgesetz in der Natur haben wir schon mehrmals erwähnt. Jedes Agens im Übermaß bewirkt genau das Gegenteil von seiner Wirkung im normalen Maß. Der Stickstoff ist das Element der Ordnung und Struktur. Im Übermaß zerstört es Ordnung und Struktur. Daher verlieren die meisten Pflanzen ihre Ordnung und Struktur bei einem Überangebot von Stickstoff.

Auch beim Menschen trifft dies zu. Es gibt ein Übermaß an Stickstoff bei einer zu eiweißreichen Ernährung. Zivilisationskrankheiten sind eine Folge davon. Es gibt auch ein Übermaß an »seelischem Stickstoff« bei einem Übermaß an Information. Informationsüberflutung ist eines der Kennzeichen unserer Zeit. Man könnte ergänzen: Dem Überfluss an Information steht ein Mangel an Kenntnis gegenüber. Dies führt von einer Überstrukturierung zu einem Strukturverlust.

Die Brennnessel ist *die* Pflanze unserer Zeit. Sie ist martialisch, sie greift an. Paracelsus nannte sie die »typische Marspflanze« (sie enthält reichlich Eisen), den »Krieger unter den Pflanzen«. Sie greift das an, was sich zu einer nicht mehr funktionsfähigen Struktur verdichtet hat. Jede Erneuerung beginnt mit einem Abbau dessen, was nicht mehr taugt.

Die Brennnessel bringt Feuer, Willenskraft in verstockte Strukturen, sie ist die Blutreinigerin schlechthin. Ein Heilpflanzenkundiger hat einmal gesagt, die Brennnessel wäre längst ausgerottet, hätte man ihren Wert erkannt und würde sie sich nicht wirksam schützen. – Wie wahr!

Erfahrungsbericht

Luc ist als Außendienstmitarbeiter einer Reinigungsmittelfirma während des ganzen Jahres unterwegs. »Ich lebe sozusagen auf Rädern«, meint er lachend, als er mir seine Geschichte erzählt. Der knapp Vierzigjährige lebt in einer Beziehung, beruflich bedingt sehen sich die Lebenspartner meist erst am Wochenende wieder.

Luc zeigt mir seine Beine und Arme. Sie sind von einem nesselartigen Ausschlag überzogen. »Das kann nicht so weitergehen«, meint er. »Die Haut juckt und brennt, das kann nur eine Reaktion auf die Reinigungsmittel sein, die ich täglich mit meinen Kunden in der Beratung bespreche und demonstriere.«

Luc arbeitet aber schon seit zwölf Jahren in seinem Job, und die Ausschläge sind erstmals vor vier Wochen aufgetreten, zu Beginn nur punktuell. Einige Wochen später breiteten sie sich mehr flächig aus.

»Wie hat sich Ihr Leben verändert im letzten halben Jahr?«, möchte ich von ihm wissen.

Die spontane Antwort: »Nichts hat sich verändert. Die Arbeit mach mir Spaß, ich pflege gute Beziehungen zu den Kunden, auch das Autofahren macht mir Freude!«

Zur Frage nach seiner Ernährung meint Luc: »Für eine bessere Ernährung habe ich keine Zeit, ich trinke viel Kaffee, kaufe mittags schnell ein Sandwich, am Abend esse ich in einem Hotel, ich habe keine andere Wahl.«

Jetzt ist er von einer offenen in eine abwehrende Haltung geraten. Die fünf Säulen der Gesundheit nach Kneipp – »Wasser, Bewegung, Lebensordnung, Ernährung, Heilpflanzen« –, die ich ihm aufzähle, verbessern die Situation nicht. Trocken meint er: »Für Heilpflanzen interessiere ich mich wohl.« Und indem er eine Wasserflasche aus seiner Tasche zieht, fügt er hinzu: »Und Wasser trinke ich ebenfalls, die anderen Punkte sind doch für ältere Leute!«

Wir lachen gemeinsam, die Situation entspannt sich. Luc weiß, dass er nicht gesund isst und sich zu wenig sportlich bewegt. »Wie könnte ich meinen Lebensstil ändern?«, fragt er und spricht dann von seiner Frau, die sich um seine Gesundheit sorgt. Nun ist der Moment für die Vorstellung der passenden Heilpflanze gekommen.

Die Brennnessel ist das Mittel der Wahl zur Entgiftung über die Niere. Speziell bei nesselsuchtartigen Hauterscheinungen und Allergiebereitschaft wirkt sie verlässlich. Das Wesen der Pflanze – »Wille, Selbstüberwindung, Blutreinigung« – passt zu Luc, der nun einlenkt: »Ich mache den Versuch!«

Die fünf Säulen von Sebastian Kneipp haben sich in Lucs Kopf festgesetzt. Der junge Mann beginnt eisern den Tag frühmorgens mit Joggen, isst mehr Früchte und Gemüse und geht öfter mal schwimmen. Die Brennnessel passt gut dazu und unterstützt den neuen Lebensstil. Bereits nach drei Wochen zieht sich der Ausschlag an den Unterschenkeln zurück.

Luc ist sehr zufrieden, er nimmt die Brennnessel noch längere Zeit ein und realisiert, dass sie sich auf seine Haut und seinen Allgemeinzustand sehr positiv auswirkt.

Der Gelbe Enzian – eine markante Erscheinung in den Bergen.

Die Kronblätter sind bis fast auf den Grund geteilt.

Die mächtige Wurzel des Gelben Enzians.

Kraft der Teilung – der Enzian

Signatur

Die Enziane bilden eine Gattung innerhalb der Familie der Enziangewächse (Gentianaceae). Sie sind als kleine Bergpflanzen mit blauen, kelchförmigen Blüten sehr bekannt. Zur Herstellung von Arzneimitteln werden die Wurzeln des Gelben Enzians (Gentiana lutea) verwendet. Es gibt mehrere Abweichungen vom bekannten Aussehen der Gattung: Die Arzneipflanze wird bis zu 1,50 Meter groß, sie hat gelbe Blüten, und die Kronblätter sind nur am Grunde verwachsen.

Auf das letztgenannte Merkmal wollen wir näher eingehen. Die Kronblätter einer Blüte können entweder miteinander verwachsen sein wie bei den Glockenblumen oder Enzianen, oder sie können nicht miteinander verwachsen sein wie bei den Rosen. Ob verwachsen blättrig oder nicht, gehört zu den starken Merkmalen, die eine bestimmte Familienzugehörigkeit definieren. Somit haben alle Arten der Enziangewächse verwachsene Kronblätter. Wäre dies bei einer Art nicht der Fall, würde man sie nicht in diese Familie einteilen. Beim Gelben Enzian hingegen scheint es, als ob die Kronblätter nicht verwachsen wären, denn sie sind bis fast auf den Grund geteilt. Erst durch genaues Hinschauen erkennt man, dass die Blütenblätter am untersten Teil doch zusammenhängen.

Den Gegenpol zu den geteilten Blütenblättern findet man in der Wurzel. Sie ist sehr groß und besteht, bei älteren Exemplaren, aus mehreren walzenförmigen Teilen, die miteinander verwachsen (verbunden) sind und ein mehr oder weniger zufälliges Gewirr bilden. Ein weiteres besonderes Merkmal in der Wurzel ist ihre starke Bitterkeit.

Interpretation

Die erwähnte Struktur der Blütenblätter des Gelben Enzians ist ein Zeichen für die Wirksamkeit einer teilenden Kraft. Teilungskraft wirkt sowohl auf der Ebene der Verdauung von Nahrung als auch

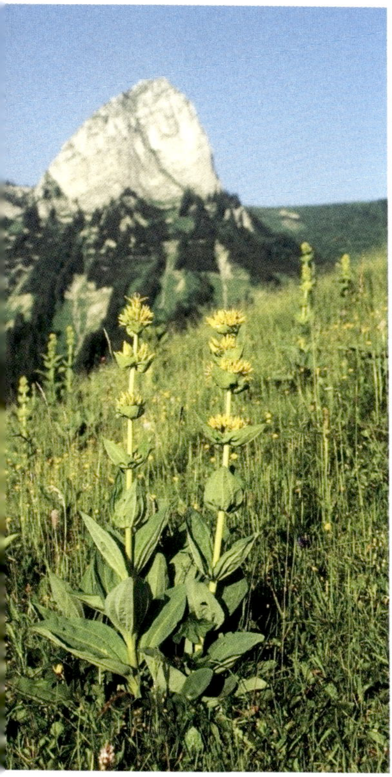
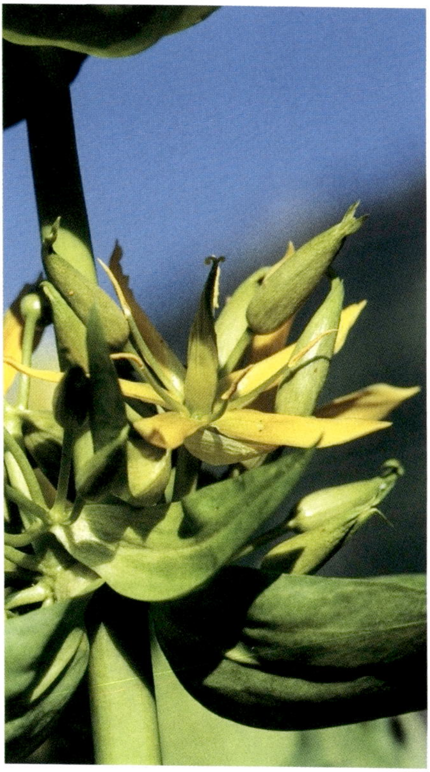
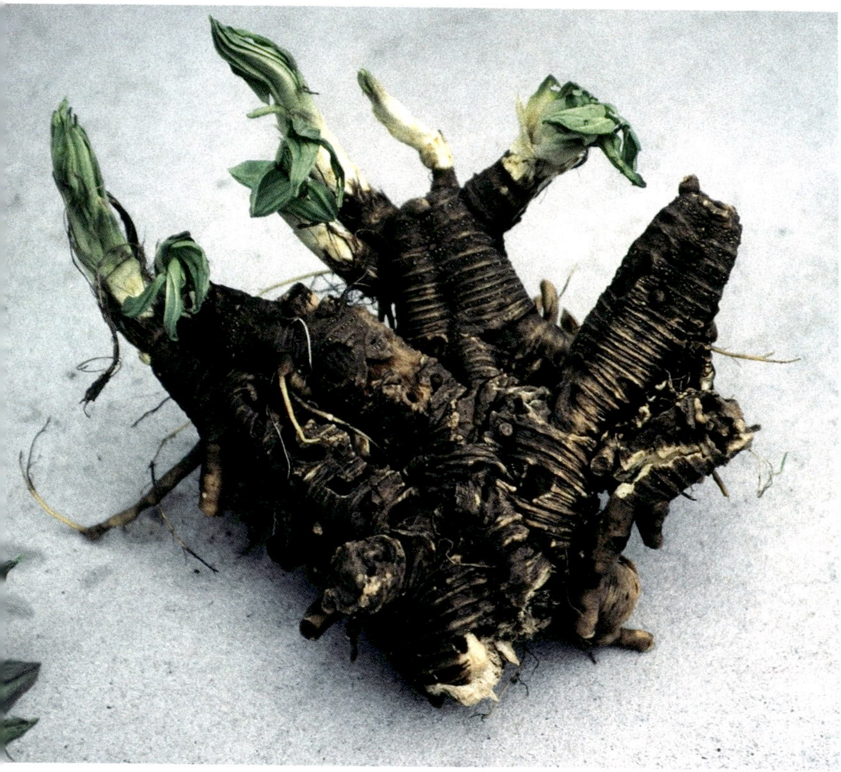

auf der Ebene der Verdauung von Erfahrungen und Bildern. Bei der Verdauung im Magen und zum Teil im Darm werden die Makromoleküle (Eiweiße, Fette und Kohlenhydrate) der zugeführten Nahrung zunächst in ihre Bestandteile (Aminosäuren, Fettsäuren, Einfachzucker) geteilt (analysiert), damit diese vor allem in der Leber weiter umgewandelt werden, entweder um Energie zu gewinnen oder um körpereigene Substanzen aufzubauen.

Ein analoger Prozess findet auf der psychischen Ebene statt. Was wir über die Sinnesorgane in unser Bewusstsein aufnehmen, muss wie die Nahrung verarbeitet, also »verdaut« werden, entweder um psychische Energie daraus zu gewinnen oder um in unser Weltbild integriert zu werden beziehungsweise um es als fremd wieder auszuscheiden.

Der Enzian ist sehr bitter. Bitterstoffe regen beim Kontakt mit den Rezeptoren in der Mundschleimhaut generell die Sekretion von verdauungsfördernden Enzymen im Magen an. Sie regen auch die Sekretion von Gallenflüssigkeit in der Leber an, welche die Fette emulgieren und somit in den Teilungsprozess überführen können. Die Bitterkeit des Enzians unterstreicht somit das in der Blüte erkennbare Prinzip der Teilung.

Bitterstoffe regen auch das psychovegetative System an und gelten daher als psychische Stimulanzien. Sie können depressive Zustände aufhellen und bei Antriebslosigkeit die Willenskraft stärken.

Erfahrungsbericht

Gisela (35) erzählt ihre Geschichte: Sie wurde in der Straßenbahn weinend von zwei Passantinnen aufgegriffen und betreut. Die beiden brachten sie später in die Notfallaufnahme der Psychiatrie. Gisela war außer sich: Ihr Vorgesetzter hatte sie am frühen Morgen bei Arbeitsbeginn mit Vorwürfen konfrontiert, die von einigen Arbeitskolleginnen stammten. Sie wehrte sich verbal gegen die falschen Anschuldigungen, worauf der Chef die fristlose Kündigung mit sofortiger Freistellung verfügt hatte. Gisela reagierte darauf völlig blockiert. Sie räumte mechanisch ihren Arbeitsplatz und verließ das Gebäude. Doch sie konnte das Erlebnis nicht verarbeiten, die Bilder jagten sich in ihrem Kopf. Und während sie zu verstehen versuchte, was sich soeben ereignet hatte, ließen sich die Tränen nicht mehr aufhalten. Sie weinte aufgelöst vor sich hin.

Nachdem sie das Geschehen im psychiatrischen Notfalldienst einer Psychologin geschildert hatte, verabreichte ihr diese als erste Maßnahme einige Tropfen Enzian. Gisela sagte dazu: »Die Tropfen sind sehr bitter, aber ich fühlte mich nach wenigen Minuten besser. Der Gedankensturm in meinem Kopf legte sich, das Schwächegefühl im Magen verschwand allmählich, ich fühlte mich nicht mehr so angegriffen wie vorher.« Gisela wurde eine psychotherapeutische Behandlung zur schnellen Intervention zugesagt, das gab ihr Zuversicht. Sie nahm weiterhin Enziantropfen, denn oft dominierten die Bilder der Kündigungssituation wieder ihr Innenleben. »Ich kann das Geschehen jetzt besser verdauen«, meint sie. »Aber dennoch fühle ich mich manchmal unbeteiligt, als ob ich neben mir stünde.«

Diese Aussage weist darauf hin, dass die betreffende Person ihr Gefühlsleben nicht mehr beherrscht. Der starke Gefühlseindruck verursacht eine psychische Blockade. Die Seele führt ein Eigenleben, das Körper-Seele-Geist-Gefüge ist aus seiner Ordnung geraten, was mit dem Begriff »Schock« oder »Starregefühl« ausgedrückt werden kann.

Um diesen Schock zu lösen, empfehle ich Gisela die Einnahme von Storchschnabel während zwei Wochen und danach weiterhin in zweiwöchigen Abständen.

Die »maßlos« großen Blüten der Artischocke.

Maßlosigkeit und Selbstbeschränkung – die Artischocke

Signatur

Die Artischocke (Cynara scolymus) ist sowohl Nahrungs- als auch Heilpflanze. Ihre Blätter werden zur Herstellung von bitterstoffhaltigen, appetitanregenden und verdauungsfördernden Arzneimitteln verwendet, ein Teil der Hüllblätter ihrer Blüten kann als Delikatesse gegessen werden. Die wertvollen Bitterstoffe der Pflanze können hohe Blutfettwerte leicht korrigieren. Ihre Korbblüte ist wie bei allen Arten dieser Familie von mehreren Reihen Hüllblättern umgeben. Die Hüllblätter dienen in erster Linie der Einfassung und dem Schutz der Blüte und haben eine der Funktion entsprechend robuste, feste Konsistenz. Auf der Innenseite der Artischocken-Hüllblätter jedoch befindet sich eine weiche, aromatische essbare Schicht.

Wenn wir uns vergegenwärtigen, aus welchen Pflanzenteilen unsere Nahrung besteht, finden wir praktisch alles außer Hüllen und Schalen. Unsere Nahrung besteht aus Wurzeln, Knollen, Samen, Früchten, Blüten, Blättern, Knospen, Stängeln, doch Schalen und Hüllen werden höchstens als Gewürze verwendet. Die Artischocke macht da eine Ausnahme. Die Artischocke lagert an einer Stelle Nahrungssubstanz ein, wo es von der Funktion her am wenigsten erwartet wird.

Interpretation

Wie kann man das interpretieren? Ist es eine Maßlosigkeit, eine Fülle, ein Überfluss? In diese Richtung weist auch der massiv vergrößerte, geradezu aufgeblähte Blütenboden, der in einer völligen Disproportion zur eigentlichen Blüte steht. Bei einer Blüte oder einem Blütenstand dominiert normalerweise die eigentliche Blüte, der Blütenboden hat lediglich eine tragende Funktion. Doch bei der Artischocke scheinen diese Verhältnisse verdreht zu sein.

Diesem Übergewicht des Blütenbodens und der Hüllblätter stehen als Gegenpol die eigentlichen Blüten gegenüber, die im Verhältnis zum Ganzen reduziert und größenmäßig sehr beschränkt

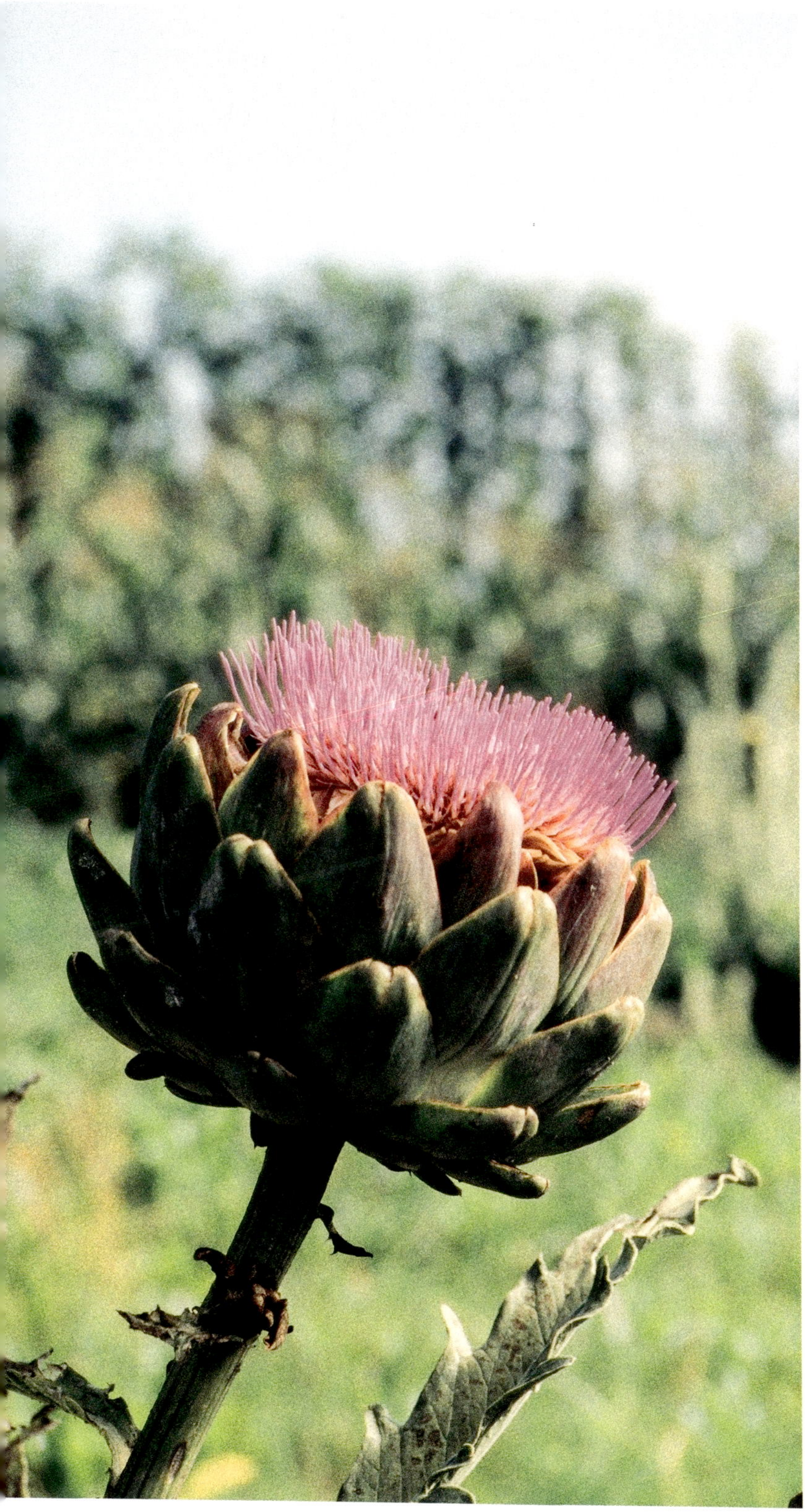

sind. Wir interpretieren diese Auffälligkeit im Blütenkorb der Artischocke als eine Wesenskraft, die einen Ausgleich zwischen den Extremen von Maßlosigkeit und Selbstbeschränkung schafft. Vielleicht ist die Artischocke eine Unterstützung bei der Suche nach der goldenen Mitte.

Erfahrungsbericht

Nicole ist alarmiert. Ein Gesundheitscheck bei Arzt zeigte bei ihr erhöhte Blutfettwerte an. Die schlanke, gesund wirkende Frau ist Mitte vierzig und von Beruf Köchin. Nicole weiß, dass schon ihr Vater hohe Cholesterinwerte hatte, und spricht diesbezüglich von einer Erbanlage. Dennoch ist sie unruhig, da sie weiß, dass Cholesterin sich in den Blutgefäßen ablagern kann. In ihrer Küche verwendet sie Fett und Öl maßvoll und bevorzugt die sogenannte mediterrane Ernährung. Kann Nicole etwas unternehmen, um ihre Blutfettwerte zu senken?

Ich stelle ihr die Artischocke vor und erkläre deren Pflanzenwesen: »Selbstbeschränkung und Ausschweifung«. Sie ist überrascht, denn sie kennt die Artischocke als schmackhaftes Gemüse, das sie gern kocht und auch isst, natürlich ohne Mayonnaise, wie sie betont.

Ich erkläre Nicole, dass die Artischocke auch eine Arzneipflanze ist, deren Blätter zu einem Heilmittel verarbeitet werden, das cholesterinsenkend ist. Die Bitterstoffe aus den Blättern wirken auch bei Appetitlosigkeit und Heißhungeranfällen.

Nun ist Nicole sehr zufrieden. »Das will ich sofort ausprobieren«, meint sie und fügt hinzu: »Die Selbstbeschränkung ist unausweichlich in meinem Beruf, ich bin jeden Tag mit der Zubereitung von Mahlzeiten beschäftigt.«

Nach einem Vierteljahr ruft mich Nicole an. »Meine Werte sind bereits besser, ich habe sie in der Apotheke messen lassen. Die Artischocke hat nun auch in dieser Form einen festen Platz in der Küche gefunden, das Fläschchen steht im Küchenschrank griffbereit.«

Anteilnahme am Leben – der Wermut

Signatur

Der Wermut (Artemisia absinthium) gehört zur Familie der Korbblütler (Asteraceae oder Compositae). Arzneilich verwendet werden die oberirdischen Teile der blühenden Pflanze. Wermut gehört also zur selben Familie wie die Sonnenblume, doch welch enormer Unterschied besteht zwischen ihren Blüten! Strahlend nach außen gerichtet die Sonnenblume einerseits, wie fast alle anderen Arten dieser artenreichen Familie – unscheinbar klein, ihr Aufblühen fast nicht erkennbar, hängend nach unten gerichtet die Blüten des Wermuts andererseits. Mit diesen Merkmalen der Blüte weicht der Wermut stark vom typisch Kommunikativen der Familie ab.

Es gibt noch zwei weitere herausragende Eigenschaften des Wermuts: erstens die sehr starke Bitterkeit und zweitens das reichlich enthaltene ätherische Öl von äußerst aromatischem, Sommerhitze vermittelndem Duft.

Interpretation

Die Blüte einer Pflanze ist das Organ der Kommunikation mit der Umwelt (Insekten) und analog zur Psyche des Menschen. Doch die unscheinbare kleine Blüte des Wermuts kommuniziert nicht, sie ist nach unten gerichtet. Sie nimmt nicht Anteil an der Umwelt, geht nicht darauf ein, zeigt kein Interesse dafür.

Wodurch wird diese Abweichung vom Grundmuster der Pflanzenfamilie der Korbblütler kompensiert? Durch den starken Duft, der ein direktes Zeichen von Kommunikation ist. Ein Duft steht nie für sich allein, sondern befindet sich immer in Wechselwirkung mit der Umwelt. In den verschiedenen Hierarchiestufen der Kommunikation ist der Duft die Basisstufe. Danach folgen beim Tier (und Menschen) das Verhalten, die Gebärden; und auf der höchsten Stufe, beim Menschen, steht das Wort.

Die starke Bitterkeit steht im Zusammenhang mit dem Stoffwechsel, befeuert ihn, sodass ein wacher Seelenzustand daraus her-

Der Wermut, Symbol für Bitterkeit.

Seine Blüten »wollen« nicht mit der Umwelt kommunizieren.

vorgehen kann. Aus dem Stoffwechsel entwickelt sich wie gesagt die psychische Energie.

Vielleicht ist der Mangel an Kommunikation, der mit der Blütensignatur angezeigt wird, auch durch einen Mangel an Stoffwechselenergie bedingt. Denn wenn der Stoffwechsel ungenügend funktioniert, kann die psychische Energie nicht bereitgestellt werden, die für die Anteilnahme am Geschehen in der Welt benötigt wird.

Wermut ist auch ein Symbol für die bitteren Aspekte des Lebens. Der bittere Geschmack und das herbe Aroma mit ihrem stark zusammenziehenden (adstringierenden) Charakter führen zu einer entgegengesetzten, physiologischen und psychischen Reaktion. Wermut, einmal eingenommen, lässt niemanden unbeteiligt oder kalt. Diese Bitterkeit erzwingt eine Reaktion, aktiviert. Dadurch wird wieder Interesse an der Teilnahme am Leben geweckt.

Wermut ist oft in der Adoleszenz angezeigt, wenn, bildlich gesprochen, die »Eierschale des Raums der Kindheit« durchbrochen werden muss.

Erfahrungsberichte

FALLBEISPIEL 1

Emil ist seit drei Monaten Pensionär. Seit Langem freut sich seine Frau Verena auf diese Zeit, denn sie haben bereits Pläne geschmiedet und Ideen für Städtereisen, Badeferien und kleinere Ausflüge gesammelt. Beide möchten gemeinsam noch etwas von der Welt sehen, sich den Enkelkindern widmen und auch ihren Garten etwas mehr pflegen. Doch seit Emil pensioniert ist, mangelt es ihm an Energie. Er ist müde und wirkt deprimiert auf seine Frau.

Er beginnt nun zusammen mit ihr, regelmäßige Spaziergänge und Fahrradfahrten zu unternehmen. Verena ist etwas enttäuscht, denn sie hatte sich auf die geplanten Reisen mit Emil gefreut. Bei einem Gespräch stellen wir fest, dass Emil seine »frühere« Energie als Arbeitnehmer in guter Position vermisst. Er brauche Antrieb und Anregung, um innerlich fit zu bleiben, meint er. Er hätte eigentlich doch noch gern etwas länger gearbeitet, es fehlen ihm

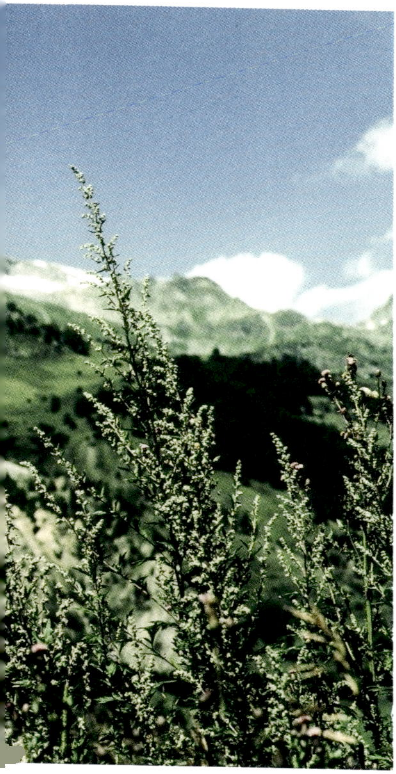

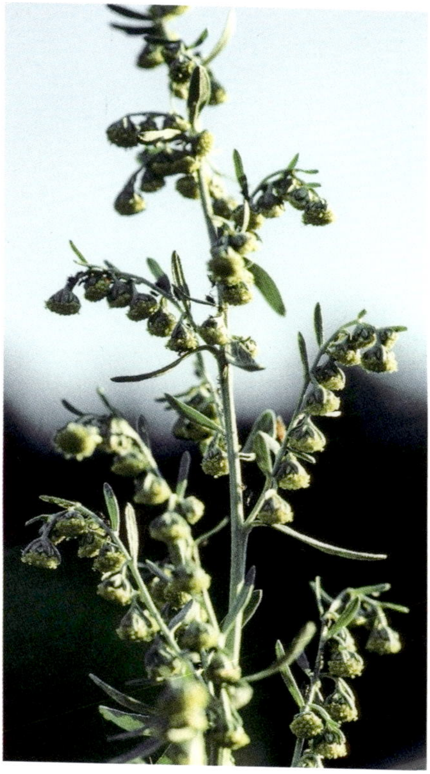

die Struktur und der Tagesplan seines Berufslebens und nicht zuletzt die befriedigenden Resultate seiner Leistungen.

Emil entschließt sich, eine bittere Heilpflanze auszuwählen, um seinen energetischen Stoffwechsel anzuregen. Der Wermut mit dem Wesen »Anteilnahme, Präsenz, Wachheit« drückt auch mit seinem Erscheinungsbild, seiner Signatur, die Sprache aus, die dem Zustand der beiden ratsuchenden Menschen entspricht. »Er wirkt auf mich ›kopfhängend‹«, meint Emil. Verena nickt bedeutungsvoll zustimmend. Sie beginnen mit der Einnahme des aromatisch-bitteren Wermuts und schicken mir nach einigen Wochen einen ausführlichen Bericht über ihre Erholung und die Rückkehr ihrer Lebensfreude.

FALLBEISPIEL 2

Der fünfzehnjährige Timo kehrt mit seinen Eltern von einer Südamerikareise zurück. Schon während der Rückreise fühlt er sich müde und schlapp, klagt über Schmerzen im Bauch und isst während des ganzen Rückflugs praktisch nichts. Seine Eltern machen sich keine Sorgen, denn sie führen Timos Zustand auf die vielen

Reiseeindrücke und den Wechsel in eine andere Klima- und Zeitzone zurück.

Doch nach einer Woche wird der Arzt zurate gezogen, denn Timo fühlt sich auch zu Hause nicht besser. Die Testresultate weisen auf Parasiten, Maden- und Spulwürmer hin. Während die Eltern sich eher zurückhielten, hatte Timo während der Busreise viele Speisen und Getränke ausprobiert, die am Straßenrand angeboten wurden.

Timo wird vom Arzt behandelt, doch nach der Parasitenkur ist sein Zustand noch nicht wesentlich besser. Die anhaltende Müdigkeit verschlechtert seine Leistung in der Schule und beim Sport, Timo mag noch immer nicht richtig essen, er hat keinen Appetit. Die Mutter möchte ihn nun mit Heilpflanzen unterstützen.

Wir schauen uns gemeinsam den Wermut an. Die Signatur des Wermuts ist sehr deutlich, die kleinen gelben Blütenkörbchen hängen im Hochsommer nach unten. Diese Signatur zeigt eine Wirkung nach innen. Auf den Menschen bezogen, bedeutet dies eine Durchdringung der Stoffwechselfunktionen mit den stark aromatischen Bitterstoffen der Pflanze. Die Erfahrung zeigt, dass der Wermut auch die Kraft entfaltet, Parasiten zu vertreiben. Timo geht es psychisch und körperlich bereits nach vier Wochen besser. Er erholt sich langsam, die Verdauung normalisiert sich, er fühlt sich etwas später auch wieder mit Energie geladen und leistungsfähig.

Leben im Jetzt – die Wegwarte

Signatur

Die Wegwarte (Cichorium intybus) gehört zur Familie der Korbblütler (Asteraceae oder Compositae). Arzneilich werden die Wurzeln verwendet. Auffallend sind die vielen himmelblauen Blüten, die aber nur einen einzigen Morgen lang blühen und in der Mittagshitze verwelken. Das Himmelblau der Blüten ist außergewöhnlich, die Seele berührend.

Der Prozess des Verblühens vollzieht sich in so kurzer Zeit, dass man ihn, mit etwas Geduld, beobachten kann, was wohl nur bei wenigen Pflanzen möglich ist. Die großen grundständigen Blätter sind kräftig gelappt und im Rosettenstadium praktisch nicht von den Blättern des Löwenzahns unterscheidbar, doch die stängelständigen Blätter sind sehr klein, sodass sie beinah nicht in Erscheinung treten. Ohne Blüten, das heißt an heißen Nachmittagen im Sommer, erscheint uns die Pflanze als schmuckloser, kreuz und quer durcheinanderwachsender Stängelwirrwarr. Doch jeden neuen Morgen entfalten sich aus den Knospen, die zahlreich in den Knoten sitzen, wieder neue, wunderschöne Blüten, bis sie in der Mittagshitze wieder verwelken.

Interpretation

Wohl kaum eine andere Pflanze aus der Familie der Korbblütler bringt Blüten hervor, die schon wenige Stunden nach ihrem Erscheinen wieder verwelken. Was bedeutet dieses unüblich schnelle Verwelken?

Blüten repräsentieren nicht nur die Gefühle, sondern auch das spontane, frische Denken, das noch nicht durch den Willen zur Tat geworden ist. Jeden Tag werden neue Gedankenblüten hervorgebracht, die aber bei der Mittagshitze sogleich wieder aufgegeben werden. Sie münden nicht in die Tat, werden nicht durch die Erfahrung umgesetzt und geprüft, und dadurch kommt es nicht zur Reife. Es mangelt also an Nachhaltigkeit, an Ausdauer, an Beharrungsvermögen, um einen Gedanken richtig ausreifen zu lassen.

Doch diesen Mangel an Nachhaltigkeit der einzelnen Blüten kompensiert die Wegwarte dadurch, dass sie während einer sehr langen Periode blüht. Noch im November, wenn die meisten anderen Pflanzen schon damit aufgehört haben, erscheinen an der Wegwarte immer noch Blüten, natürlich viel weniger zahlreich als zur Sommerzeit.

Es existiert aber noch eine weitere Interpretationsmöglichkeit, die auf einem anderen Weg zum gleichen Ergebnis führt: Man kann

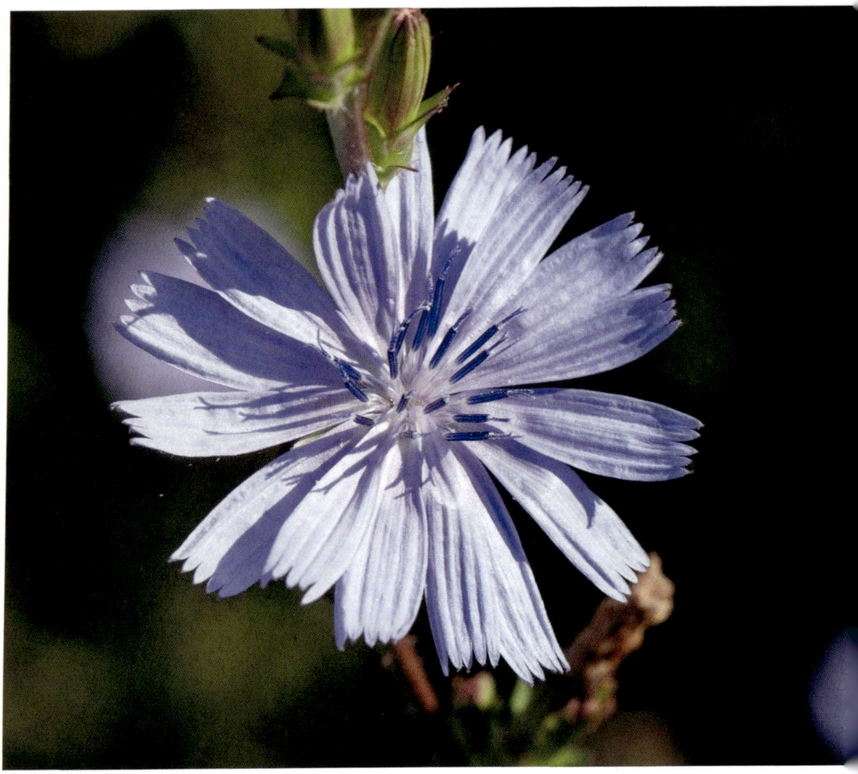

dieses kurze Aufblühen auch als einen starken Gegenwartsbezug interpretieren. Warum? Es gibt bekanntlich zwei Referenzpunkte, an denen sich das Denken orientieren kann. Erstens kann sich das Denken auf die realen Gegebenheiten ausrichten und die Fakten als höchste Priorität anerkennen, oder das Denken kann sich an den inneren Bildern, den Konzepten und Theorien orientieren und diese über die Fakten stellen. Im zweiten Fall kann es zu einer Entfremdung zwischen dem Innen und Außen, zwischen den Konzepten und der Realität kommen, wenn zu lange keine Korrektur, kein Abgleich von Theorie und Praxis mehr durchgeführt wurde. Wenn die Phase der Bewahrung zu lange dauert, geht der Realitätsbezug verloren. Nicht mehr die Realität wird zum Referenzpunkt der Gedanken, sondern die eigenen inneren Bilder. Jede äußere Erfahrung wird sofort gemäß den eigenen Konzepten kategorisiert.

Doch die Wegwarte zeigt einen starken Gegenwartsbezug an, denn die Blüten, die Gedanken also, sind immer frisch und damit immer auf die aktuelle Situation bezogen. Deshalb kann man das Wesen der Wegwarte als Bezug zum Jetzt interpretieren, als Ausdauer, Beharrungsvermögen und die Fähigkeit, an etwas dranzubleiben.

Die himmelblauen Blüten der Wegwarte.

Ihre Wesenskraft ist geeignet für Menschen, die immer in der Vergangenheit leben, die rückwärtsgerichtet sind, einen mangelnden Realitätssinn haben und sich nicht richtig mit dem Leben verbinden können, die übertriebene Nostalgie und Angst vor der Zukunft haben und bei denen die Vorstellung nicht mehr mit der Realität übereinstimmt. Die Wegwarte ist ein Mittel für die Erhaltung, für das Jetzt, die Mitte, die Gegenwart.

Sie hat sich auch als leichtes Bittermittel für Kinder bewährt. Warum? Der Aufbau in der ersten Lebensphase hat gut funktioniert, doch beim Gegenwartsbezug, beim Jetzt, gibt es Probleme. Keinen Appetit zu haben, ist oft seelisch bedingt, unbewusst. Ein Kind hat normalerweise Appetit, will essen. Die betroffenen Kinder sind schon im Kindergartenalter, haben also schon regelmäßig gegessen, aber jetzt plötzlich nicht mehr.

Erfahrungsbericht

Dem 63-jährigen Hannes mangelt es an Antrieb und Lebensfreude. Es ist Frühling, die Natur bringt neues Leben hervor, doch Hannes fühlt sich ausgelaugt. Er leidet an wandernden Schmerzen im Bewegungsapparat. Außerdem plagen ihn Nahrungsunverträglichkeiten, Verdauungsstörungen, und es zeigt sich eine Tendenz zu Infektanfälligkeit. In einem Gespräch äußert er sein Bedauern über die vielen Jahre, die er beruflich als Sportler verbrachte, und darüber, dass er sich damit sicher nichts Gutes getan hätte.

Er wird von einem Therapeuten auf die sanfte und ganzheitliche Wirkung von Heilpflanzen hingewiesen mit dem Rat, sich Informationen über eine passende Pflanzenzubereitung zu verschaffen.

Während des Gesprächs mit ihm fällt mir auf, dass Hannes in Gedanken noch ganz in der Vergangenheit als Berufssportler lebt, anstatt den neuen Lebensabschnitt zu begrüßen. Er hat keine Energie, findet keine richtige Ernährungsstrategie, kann seine freie Zeit nicht genießen, weil er nur darüber nachdenkt, wie er sein Leben hätte gestalten können in den zurückliegenden vierzig Jahren.

Großen seelischen Schmerz empfindet er auch darüber, dass er in all den Jahren keine Beziehung habe aufbauen können. Es habe ihm ganz einfach die Zeit dazu gefehlt, eine Partnerin kennenzulernen. Nun fühle er sich einsam und allein.

Mir fällt auf, dass Hannes in Gedanken überwiegend in der Vergangenheit lebt. Bildlich gesprochen, schaut der Pensionär nicht vorwärts, sondern nur zurück.

Während des gemeinsamen Austauschs versteht Hannes plötzlich, dass sein konstanter Energiemangel, sein psychischer Lähmungszustand mit den Selbstvorwürfen, der Unzufriedenheit und der mangelnden Fokussierung auf das Jetzt, auf den aktuellen Zeitpunkt zusammenhängen könnte. Die Schmerzen im Bewegungsapparat zeigen ihm seine Unfähigkeit, die Zukunft mit Freude, Zuversicht und Flexibilität »unter die Füße zu nehmen«.

Wir sprechen über die Wegwarte, eine Leberpflanze, die mir für die nächste Wegstrecke Hannes' sehr geeignet erscheint. Die Leber soll angeregt, der Gallenfluss gefördert werden. Auch die Milz wird durch die Wegwarte gestärkt, was sich positiv auf das Immunsystem auswirken kann.

Nach acht Wochen fühlt sich Hannes besser und freut sich endlich an der freien Zeit. »Ich komme langsam im Jetzt an, die Wegwarte hat mich vieles gelehrt«, so seine Selbstwahrnehmung. Wir wechseln später die Wegwarte gegen den Löwenzahn aus, da er seine Fixierung auf die negativen Auswirkungen der Vergangenheit doch nicht ganz loslassen kann und ihm immer noch die Lebenskraft, der »Flow« fehlt. Auch die Goldrute findet einen dauerhaften Platz in seiner psychischen und physischen Rekonvaleszenz.

Monate später vernehme ich, dass Hannes sich einer Wandergruppe angeschlossen hat und dort Freundschaften schließen konnte.

Tragfähigkeit – die Esche

Signatur

Die Esche (Fraxinus excelsior) ist ein stattlicher Baum, der bis zu vierzig Meter hoch werden kann. Arzneilich werden die Blätter verwendet. Das Holz ist hart, jedoch sehr elastisch, und es wird für Pfeilbögen und stark beanspruchte Werkzeugstiele verwendet. Das wohl markanteste Merkmal sind die schwarzen Knospen, die während des ganzen Winters gut sichtbar sind und an denen die Esche mit Sicherheit identifiziert werden kann.

Die Eschenblätter sind neun- bis dreizehnteilig gefiedert. Die Anordnung der Blätter ist offensichtlich auf eine Weise strukturiert, dass selbst die größten Blattkronen der mächtigsten Bäume noch genügend Licht durchlassen, wodurch unter einer Esche bei Sonnenschein und leichtem Wind ein faszinierender Tanz von Licht und Schatten entsteht. Die Esche steht niemandem im Licht, im Gegenteil, in ihrem Einflussbereich fühlt man sich geschützt und doch nicht im Schatten.

Interpretation

Da die schwarzen Knospen als *das* wesentliche Merkmal der Signatur der Esche betrachtet werden kann, stellen sich zwei Fragen: Was bedeuten Knospen, und was bedeutet die Farbe Schwarz?

Knospen sind die vegetativen (ungeschlechtlichen) Reproduktionszentren einer Pflanze – im Gegensatz zu den generativen, den Blüten, mit ihren weiblichen und männlichen Reproduktionsorganen, dem Fruchtknoten und den Staubbeuteln. Pflanzen und niedere tierische Organismen wie Einzeller können sich anders als Tiere auch ungeschlechtlich reproduzieren, über Stecklinge und Wurzelteilung, die unter geeigneten Bedingungen Knospen bilden und auf diese Weise eine neue Generation hervorbringen.

In den Knospen sind alle oberirdischen Teile einer Pflanze in Miniaturform angelegt: der Spross, die Blätter und die Blüten. Die Knospen sind die vitalsten Organe einer Pflanze. Ein Baum, der seine

An der schwarzen Knospe ist die Esche erkennbar.

Ihr Blattwerk ist lichtdurchflutet.

Blätter im Herbst abgeworfen hat und nun im Winter in klarer Struktur als Stamm mit seinen Ästen und Zweigen erscheint, lässt durch die Knospen, die aus der Rinde hervortreten, das ganze Potenzial der neuen Generation im nächsten Sommer erkennen. Vergleicht man einen Baum mit einer mehrjährigen Pflanze, die sich im Winter aus dem Sichtbaren in die verborgene Wurzel zurückzieht, entspricht die Rinde der knospentragenden Zweige der Wurzel. In der Rinde, die alle Jahreszeiten übersteht, erkennt man also die Analogie zur Wurzel einer Pflanze, die im Winter überdauert.

Und was bedeutet die Farbe Schwarz? Schwarz ist die Farbe des reinen Kohlenstoffs, des Grundelements der organischen Verbindungen. Es ist das wichtigste Element der lebendigen Substanzen. Natürlich tritt Kohlenstoff nie allein auf, sondern immer in Verbindung mit anderen Elementen, wodurch die schwarze Farbe völlig verschwindet. Die meisten organischen Verbindungen sind weiß (beziehungsweise farblos), und einige haben spezifische Farben und schmücken die äußere Erscheinung der Lebewesen mit einem bunten Kleid. Doch der Grundstoff, das Grundelement Kohlenstoff, ist schwarz. Es ist naheliegend, die schwarzen Knospen der Esche mit dem Kohlenstoff in Analogie zu setzen.

Der Kohlenstoff ist *das* Strukturelement des Lebens, denn die Struktur aller Substanzen des Lebens wird durch das Kohlenstoffgerüst definiert. Wir können deshalb die Farbe Schwarz, die als Umhüllung der vitalsten Organe der Esche erscheint, dahingehend interpretieren, dass es sich beim Wesen dieses Baumes um eine Tendenz handelt, bei allen Entwicklungen immer auf die grundlegende Struktur zurückzugreifen. Es geht um einen Typus von sehr starker Strukturierung. Es versteht sich von selbst, dass eine starke Strukturierung eine Erstarrung, einen Mangel an Flexibilität mit sich bringt.

Da wie schon mehrfach ausgeführt in der Natur jedes Ungleichgewicht durch den Gegenpol ausgeglichen wird, müssen wir diesen auch bei der Esche suchen. Und wir finden ihn im

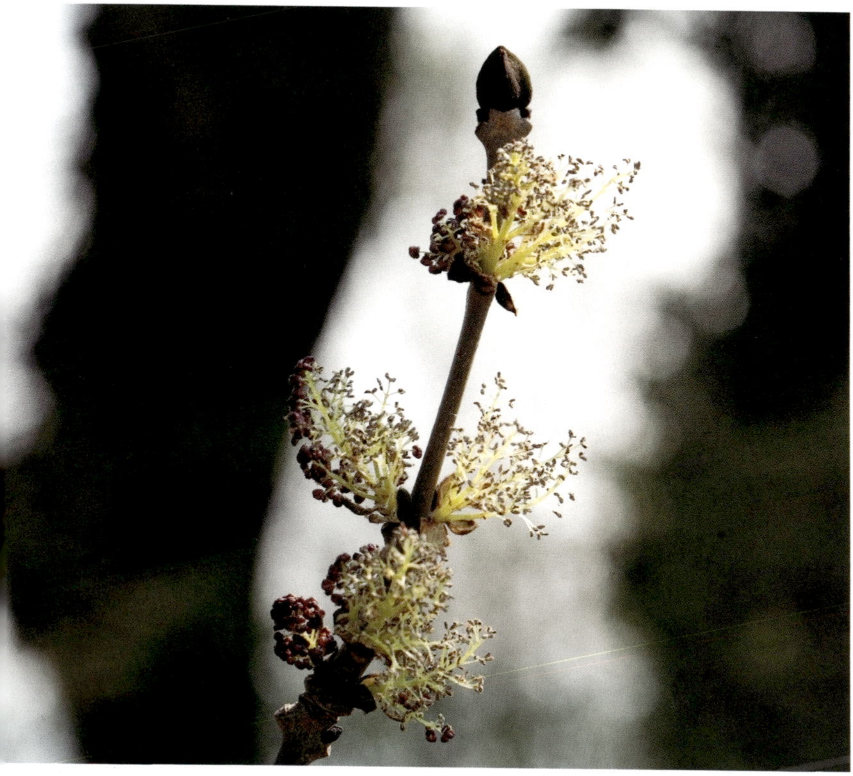

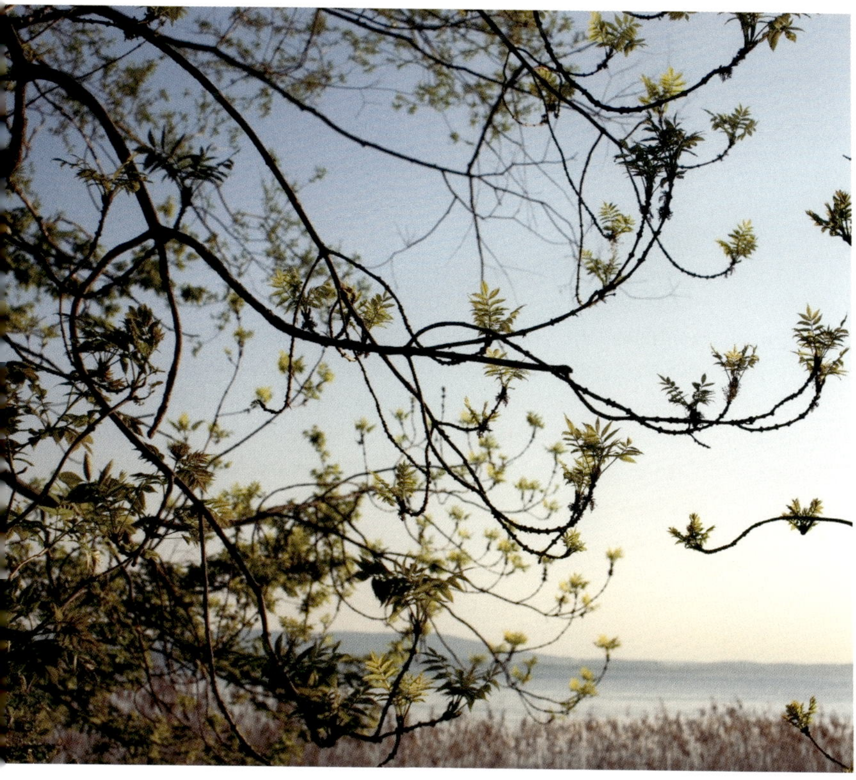

äußerst flexiblen Holz dieses Baumes. So erkennen wir in den Eschenblättern das Arzneimittel für Menschen, die infolge ihrer Überstrukturierung beziehungsweise Abhängigkeit von fixen Strukturen eine Neigung zur Immobilität und zu Störungen im Bewegungsapparat haben.

Erfahrungsbericht

Sonja ist Lehrerin der Oberstufe, sie übt ihren Beruf mit Leib und Seele aus – wie sie sich selbst ausdrückt. Leichte rheumatische Beschwerden begleiten sie seit mehr als zwanzig Jahren, durch strikte Karenz gewisser Nahrungsmittel hatte sie diese jedoch lange Zeit »im Griff«. Nun zählt sie 56 Jahre, die Gelenkbeschwerden sind chronisch geworden und machen ihr das Leben schwer. Sie ist oft müde und abgeschlagen, der Schlaf ist, gemessen an ihrem Bedürfnis nach Erholung, zu kurz.

Ihr ganzer Auftritt, die deutlichen Worte und der Wille, die wenigen Jahre vor der Pensionierung in guter Verfassung zu erleben, zeigen eine starke, strukturierte Person, die einen klaren Lebensplan verfolgt. Auch ihr Äußeres wirkt sehr kontrolliert, mit einer überschlanken Statur und fast strengen Gesichtszügen.

»Zwischen den Zeilen« vernehme ich bei Sonja eine gewisse Härte und Unbiegsamkeit sich selbst gegenüber. Sie hatte ein Jahr zuvor eine Ernährungsberaterin konsultiert, die ihr einen Plan mit geeigneten Nahrungsmitteln zusammenstellte. »Süßigkeiten wurden gestrichen«, meint sie und erzählt mir von einer Schachtel mit Schokolade und Gebäck, die sie immer in ihrem Lehrerpult aufbewahrte. Auch die leckeren Käsesorten, die sie so gern mochte, meidet sie jetzt, so wie vieles andere, was sie gern aß. Zeit für Bewegung und regelmäßige Spaziergänge fehlen ihr meist, da sie ein volles Arbeitspensum bewältigen muss. Am Wochenende erstellt sie Wochenpläne, liest und korrigiert Arbeiten ihrer Schüler und besucht kulturelle Veranstaltungen.

Sonja möchte die nächsten acht Jahre beweglich bleiben und sucht sich im Angebot der Heilpflanzen die Esche aus. Wir sprechen über die Qualität der Esche und die Möglichkeit für Sonja, mithilfe dieser Heilpflanze ihre Gelenke zu unterstützen. Sie wird sich bewusst, dass sie sich selbst gegenüber oft unbeugsam ist und sich durch das Leben regelrecht *hindurchbeißt*.

Sonja lebt allein, ihre erwachsenen Kinder sieht sie des Öfteren, und sie pflegt freundschaftliche Kontakte zu Berufskollegen. Sie spricht nicht gern über ihre eigene Kindheit. Die Eltern waren sehr streng und unnachgiebig, ein warmherziges Zuhause hatte sie als Kind nicht erleben dürfen.

Nach einem halben Jahr sucht Sonja das weitere Gespräch. Die Esche hat ihr sehr geholfen, und sie erzählt, dass sie bei einer bewussten Begegnung mit einer großen Esche am Waldrand eine intensive Resonanz verspürte. »Es ist mir wie Schuppen von den Augen gefallen, dass ich mir gegenüber hart und unbiegsam geworden war.«

In der Brennnessel finden wir gemeinsam die nächste Möglichkeit, weiterhin ihrem Wunsch gemäß die Selbstheilungskräfte zu unterstützen. Die Brennnessel fördert das Säure-Basen-Gleichgewicht und wirkt entzündungshemmend.

Heute ist Sonja eine begeisterte Großmutter, die mit ihren Enkeln Spaziergänge unternimmt und Heilpflanzen sammelt, die sie zu Hause im Schatten trocknet.

Überwindung der Schwerkraft – die Rosskastanie

Signatur

Die Rosskastanie (Aesculus hippocastanus) wird häufig in Parks und bei Gartenrestaurants gepflanzt. Sie ist ein beliebter Schattenspender. Arzneilich verwendet werden die geschälten Samen (die Rosskastanien).

Beeindruckend sind die großen klebrigen Knospen, aus denen im Frühling die senkrecht emporstrebenden Blütenkerzen und die herunterhängenden Blätter entspringen. Die Blätter der Rosskasta-

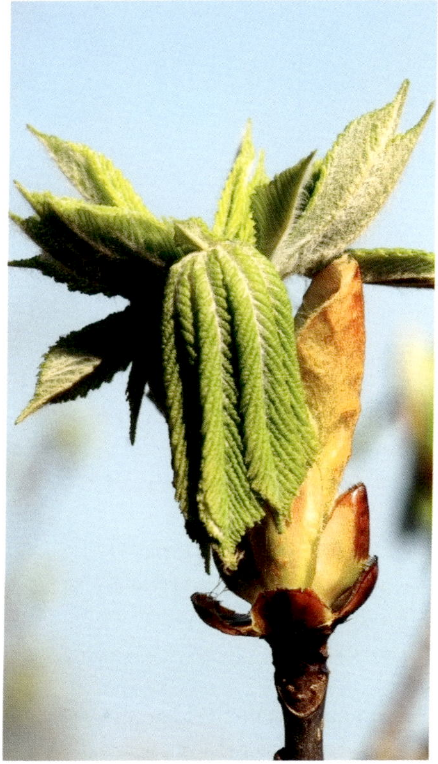

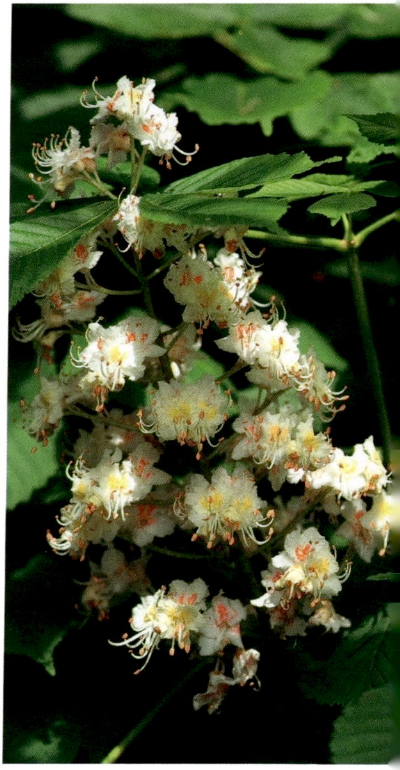

nie sind fingerförmig geteilt; das heißt, die fünf bis sieben Teilblätter sind an einem zentralen Punkt, dem Ende des Blattstiels, angewachsen und breiten sich in die Waagrechte aus.

Doch die frisch aus der Knospe »ausgeschlüpften« Blätter hängen völlig schlaff herunter, wie wenn sie von der Schwerkraft überwältigt worden wären. Kurz nach der Entfaltung der Blätter werden sie dann wie von magischen Kräften »emporgezogen«. So wirkt es jedenfalls, obwohl man diesen Vorgang botanisch und biochemisch auch ganz prosaisch erklären könnte. Doch es geht um den subjektiven Eindruck, den ein bestimmter Aspekt einer Pflanze auf uns macht. Und dieser ruft eine eindeutige Assoziation zu aufwärtsstrebenden Kräften auf.

Interpretation

Das Hauptwesensmerkmal der Rosskastanie ist die Überwindung der Schwerkraft oder Gravitation (vom lateinischen *gravis* für »schwer«). Man kann dabei natürlich sofort eine Verbindung zur physiologischen Wirkung von Rosskastanien-Extrakten erkennen: Diese wirken venentonisierend und fördern den venösen Rück-

Die frisch aus der Knospe »geschlüpften« Rosskastanienblätter werden von der Schwerkraft ergriffen und hängen schlaff nach unten.

Die Blütenstände der Rosskastanie sind wie Kerzen.

fluss. Das heißt, wenn das venöse Blut in den Beinvenen gewissermaßen versackt, von der Schwerkraft ergriffen wird, wird es durch das Gegenteil der Schwerkraft, die Aufrichtungs- oder »Levitationskraft«, wieder in die Höhe zurück zum Herzen gezogen (vom lateinischen *levis* für »leicht«). Doch was bedeutet die Levitation auf der psychischen Ebene?

Die Schwerkraft ist die Anziehungskraft der Materie. Sie ist neben der Trägheit eine ihrer wesenhaften Eigenschaften. Diese beiden Merkmale der Materie sind notwendig, damit sich eine Information in einer mehr oder weniger dauerhaften Form ausdrücken kann.

Im Zusammenhang mit der Form der Psyche wurden die drei Phasen des Aufbaus, der Bewahrung (und des Wachstums) sowie der Auflösung (und Metamorphose) beschrieben. Die mittlere Phase, die der Bewahrung, ist gewissermaßen die materielle Phase. Es wurde bereits erwähnt, dass diese mittlere Phase die kritische ist, da die Tendenz zu bewahren tief in der menschlichen Psyche verankert ist und oft nur durch schmerzliche Erfahrungen überwunden werden kann. Die mittlere Phase ist auch, wenn sie nicht rechtzeitig in die Phase der Auslösung und des dadurch ermöglichten Neubeginns übergeht, die Hauptursache für viele Krankheitsbilder, zumindest sofern es sich um psychische Ursachen handelt. In der Phase der Bewahrung haben die Gedanken – und vor allem ihr Zirkelschluss, ihr Kreisen – eine herausragende Bedeutung.

Der Zirkelschluss ist nach unserer Definition, wie erwähnt wurde, eine effiziente Methode zur Energieminimierung. Ein einmal mit Mühen erworbener bestimmter Entwicklungszustand muss zunächst über einen gewissen Zeitraum konsolidiert, also gesichert und bestätigt werden. Deshalb ist nicht mehr die Realität das Maß aller Dinge, nach dem wir uns orientieren und die die transzendente Information ist, sondern die Geschichten, die eigenen Ideen. Wir haben gezeigt, wie das Endprodukt des Kreuzes der Elemente, also die individuell oder kollektiv entwickelten Gedankenformen, sogleich wieder zur Ausgangsreferenz, also zur transzendenten Information werden, an der wir unsere weitere Entwicklung orientieren. Dieser Zirkelschluss läuft eigentlich wie von selbst, mit sehr wenig Energieaufwand. Man kann dies wie ein Ergriffensein von der Schwerkraft betrachten. Denn jede Orientierung an der Realität benötigt mehr Energie, benötigt Aufrichtungskraft, um gegen den eigenen, inneren Strom zu schwimmen, um die endlosen Gedankenkreisläufe zu verlassen, die uns immer mehr von der Realität entfremden.

Dieser Realitätsverlust kann auch als ein Verlust der Kontrolle über sich selbst gesehen werden. Und wie gesagt: Jedes Ungleichgewicht wird in der Natur kompensiert. Ein innerer Kontrollverlust kann unter anderem dadurch ausgeglichen werden, dass man einen starken Hang zur Kontrolle von Situationen und anderen Menschen ausübt, vor allem innerhalb der Familie.

Man kann sich dem Wesen der Rosskastanie auch noch auf eine andere Art annähern. Auf das Blatt wirkt eine Aufrichtungskraft, sodass Licht ins Dunkel scheint. Normalerweise erfährt die Lebenskraft eine Aufrichtung, indem sie im Bewusstsein aufgeht, was durch die Wirkung von Feuer möglich wird. Bei der Rosskastanie aber erfährt die Lebenskraft (das Blatt) eine Aufrichtung durch eine wie von oben ziehende, der Gravitation entgegengesetzte Kraft. Die Gravitation ist bekanntlich die Kraft der Erde, die alles auf einen Mittelpunkt hin ausrichtet. Kontrolle kann als eine solche Gravitation gesehen werden. »Alle Fäden müssen bei mir als Mittelpunkt zusammenkommen, ich muss alles kontrollieren.« Diese Kontrolle von einem Mittelpunkt aus wird bei der Rosskastanie auch noch durch die spezifische Anordnung der Blattteile dargestellt. Die fünf bis sieben Teile, die ein Gesamtblatt ausmachen, kommen in einem Punkt zusammen, werden von einem Punkt aus kontrolliert. Die Rosskastanie wirkt dem entgegen, indem sie Levitationskräfte vermittelt.

Im Metabolismus ist die Kreisbewegung der Normalfall: Es werden die gleichen Reaktionen mit den gleichen Substanzen endlos wiederholt. Eine Wiederholung auf der psychischen Ebene ist dann pathologisch, wenn die Gedanken immer wieder um die gleichen zugefügten Verletzungen kreisen. Gedanken laufen zwar immer kreisförmig ab wie der Metabolismus, doch zum Zweck der Erörterung, der Prüfung, der Erwägung mit dem Ziel, eine Sache möglichst objektiv und wahrheitsgetreu erfassen zu können. Wenn jedoch emotional unverarbeitete Elemente die Gedanken in einen Zyklus treiben, wenn man also immer wieder die gleichen Probleme »wiederkäut«, dann bewegt man sich in einer Abwärtsspirale. Es fehlt dann an Aufrichtekraft, an Levitation. Die Gedanken müssen sich einerseits am Objektiven, Wahrnehmbaren, Aktuellen orientieren oder aber sich in den Dienst der Auflösung der emotionalen Blockaden stellen. Diese Abwärtsspirale, dieser Mangel an innerer Kontrolle äußert sich in einer Kompensation in Form einer äußerlichen Kontrollsucht.

Erfahrungsbericht

Zu unseren Erfahrungen mit Urtinkturen gehört die oft vorkommende Umkehrwirkung bei einer Überdosierung. Es folgt die Schilderung einer Umkehrwirkung durch Überdosierung der Rosskastanien-Urtinktur, die gewisse Elemente des Wesens (Aufrichtekraft, Selbstkontrolle, Sammlung) spiegelt. Normalerweise ist die Umkehrwirkung auf der körperlichen Ebene sichtbar. Im nachfolgenden Bericht hatte sie sich auf der psychischen Ebene manifestiert.

Diana, eine 42-jährige selbstständige Raumpflegerin, ist den ganzen Tag auf den Beinen und gönnt sich nur über Mittag eine Pause, um ihre Mahlzeit einzunehmen. Seit längerer Zeit leidet sie unter einer Venenschwäche, die sich mit unangenehmen Schmerzen und einem Schweregefühl in den Beinen bemerkbar macht.

Sie ruft mich an und schildert folgende Begebenheit: »Ich habe die Rosskastanien-Urtinktur auf Empfehlung einer Kollegin in der Dosis von drei mal zwanzig Tropfen eingenommen. Gestern Abend habe ich meine jüngste Tochter auf den Flughafen gebracht, die als ›Rucksacktouristin‹ mit einer Kollegin Afrika bereisen will. In der Nacht wachte ich nach einem Angsttraum in Panik auf. Ich träumte von einer Verfolgungsjagd. Meine Tochter wurde in diesem Traum von einem wilden Tier gejagt. Ich wollte ihr helfen, rannte in ein Haus und suchte darin überall nach einer Waffe. Plötzlich erwachte ich schweißgebadet.«

Nun möchte Diana wissen, ob dieser Albtraum mit der Einnahme der Rosskastanie in Verbindung stehen könnte. Während sie erzählt, nehme ich wahr, dass ihr die ganze Geschichte »unter die Haut« geht. Die Rosskastanie mit dem Wesen Selbstkontrolle bezieht sich in der Umkehr auf Prozesse, die der inneren Führung entgleiten und sich selbstständig machen. Ich bestätige Diana, dass die Überdosierung der Rosskastanie diesen Albtraum verursacht haben könnte. Die Angst als Folge des »Kontrollverlusts« gegenüber ihrer Tochter, die sich unberechenbaren Gefahren aussetzt, wird durch die Überdosierung verstärkt. Diana ist dankbar für diese Hinweise.

Nach vier Wochen Einnahme der Tinktur in normaler Dosierung lässt Diana wieder von sich hören: »Die Tropfen wirken jetzt gut, meine Venenbeschwerden sind deutlich besser – und meine Tochter ist vor Kurzem wohlbehalten aus ihren Abenteuerferien zurückgekommen.«

Beweglichkeit und Ästhetik – die Birke

Signatur

Die Birke (Betula pendula) ist ein an feuchten Standorten weitverbreiteter Baum mit einer charakteristisch weißen Rinde. Diese ist sehr widerstandsfähig gegenüber dem Abbau durch Mikroorganismen; das heißt, sie hat kaum Nahrung mehr für andere Lebewesen zu bieten.

Die Blätter haben die Form eines auf die Spitze gestellten Dreiecks (das alchemistische Symbol für das Element Wasser). Doch sie sind sehr trocken und wenig vital und scheiden einen ätzenden, korrosiven Saft aus. Ihr Stamm, der im Frühjahr sehr stark durch-

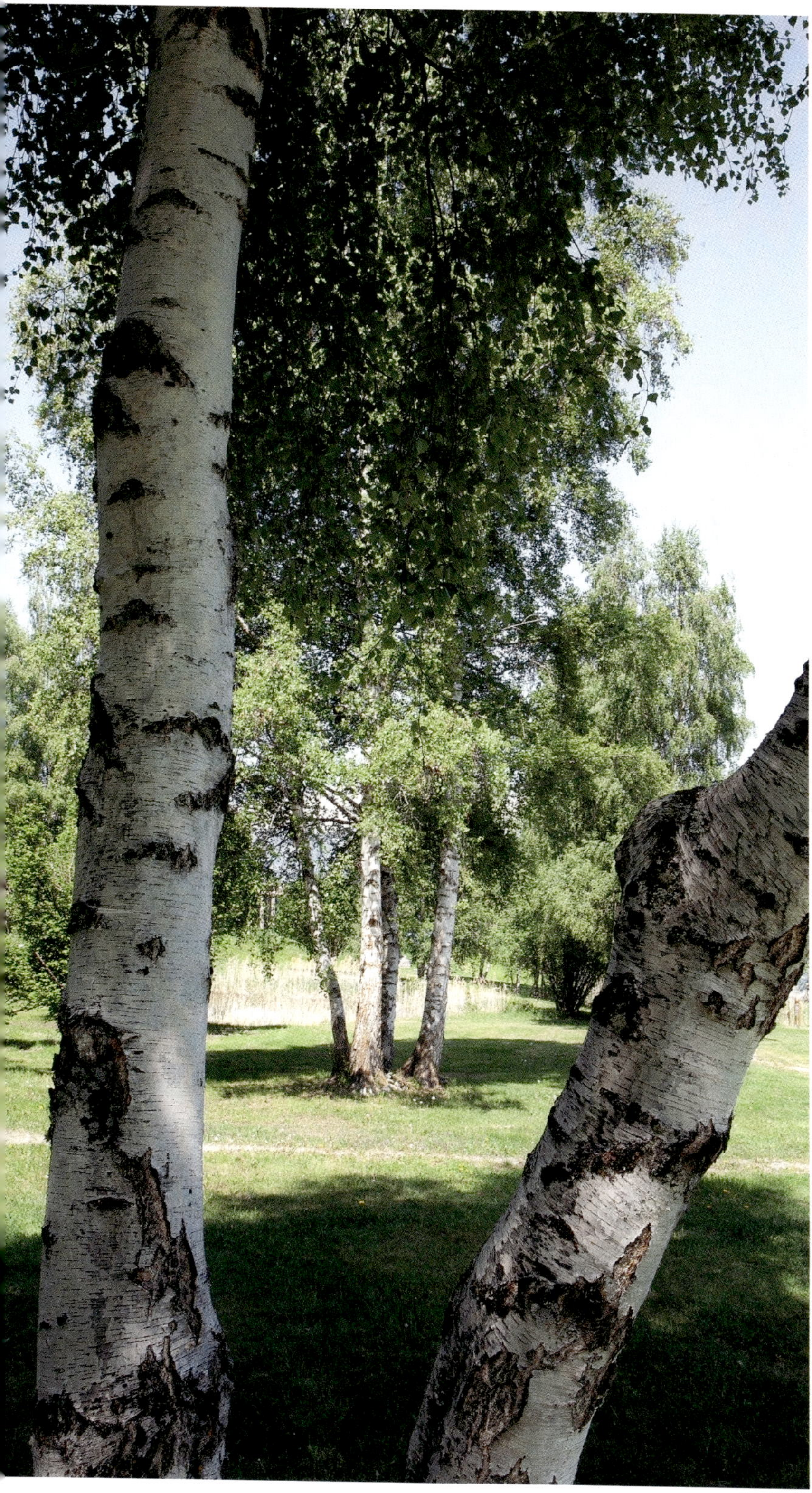

flossen ist, kann angebohrt werden, um Birkensaft zu gewinnen. Dieser enthält unter anderem Aminosäuren, Mineralstoffe und Vitamine.

Die jungen Birkenzweige sind rötlich und sehr beweglich. Aufgrund ihrer Elastizität werden sie für die Herstellung von Ruten und Besen verwendet. Birkenholz wird im Klavierbau für die Herstellung der Hämmer eingesetzt, da das Holz keine Eigenresonanz hat.

Interpretation

In der Signatur der Birke erkennen wir zwei starke Gegensätze: einerseits die hohe Vitalität und andererseits einen vollkommenen Abbau; einerseits den fließenden Saft im Stamm sowie die Elastizität der jungen Zweige, andererseits die weiße Rinde und die trockenen Blätter.

Beginnen wir beim Abbau: Die Rinde eines Baums entspricht, ebenso wie die Wurzel, dem Element Erde. Eine Rinde kann als aufgeworfene Erde betrachtet werden, und daher ist sie meistens braun wie die Erde.

Was ist Erde? Erde besteht aus einem mineralischen und einem organischen Anteil von teilweise abgebauten Pflanzen. Wenn organische Materie halb abgebaut ist und noch genügend (mikrobielles) Leben in sich trägt, um als Humus anderen Pflanzen zur Nahrung zu dienen, ist das an der braunen Farbe erkennbar. Die braune Farbe entsteht durch die teilweise Oxidation von organischen Substanzen, wie man am Beispiel eines aufgeschnittenen Apfels sehen kann. Beim vollständigen Abbau hingegen hat sich alles Organische zurückgezogen, und es bleibt nur noch das Mineralische – die Mineralsalze und die Spurenelemente, die in der Regel weißlich sind. Die weiße Rinde der Birke steht somit in Analogie zum vollständigen Abbau. Dies wird auch durch die große Resistenz von Birkenrinde gegenüber mikrobieller Zersetzung bestätigt. Der Abbau ist bei der Birkenrinde also weiter gegangen als bei den Rinden anderer Bäume.

Die Blätter der Pflanzen entsprechen grundsätzlich dem Lebenselement Wasser. Doch bei der Birke sind die Blätter sehr trocken und wenig vital. Das heißt, das Leben hat sich aus seinem angestammten Bereich, dem Blatt, zurückgezogen. Wohin? In den Bereich des Stammes und der jungen Zweige.

Ein Baumstamm hat einen »toten«, tragenden Teil, das Kernholz, und einen lebendigen Teil, das Kambium, das sich nah unter der Rinde befindet. In diesem schmalen Bereich sind alle Leitbündel enthalten und fließen die Lebenssäfte, die die Wurzel mit den Blättern verbinden. Dieser Teil des Stamms ist bei der Birke außerordentlich lebendig, er ist stärker durchflossen als bei anderen Bäumen. Die Vitalität wird auch durch die jungen Zweige bestätigt, die sehr elastisch und rot sind, was eine Assoziation mit Feuer und Wärme erlaubt.

Die Birke entspricht also sowohl der jungen Lebensform, die das Symbol von reiner Lebenskraft ist (*betula* bedeutet im Hebräischen »junges Mädchen«), als auch dem zu Ende gehenden, kurz vor dem Übergang in eine andere Dimension stehenden Leben. Sie entspricht sowohl der Anmut und Schönheit als auch dem Greis vor dem Lebensende. Auf die Psyche übertragen, kann man das so interpretieren, dass etwas Altes vollständig abgeschlossen ist, sodass sich aus der Essenz davon etwas Neues manifestieren mag.

Die Birke repräsentiert auch die Lebensphase, in der sich Vitalität und Reife das Gleichgewicht halten. Das ist die Zeit, in der die Vitalität nicht mehr so groß ist wie in der frühen Jugend und die Reife noch nicht so entwickelt ist wie im höheren Alter. Dieses Gleichgewicht wird in der relativ kurzen Phase der Blüte erreicht, sowohl bei der Pflanze als auch beim Menschen. Es ist die Phase, die wie ein Prototyp des Lebens ist, wie ein Bildnis eines vollkommen gelungenen Lebens, das noch in der vollen physischen und psychischen Kraft und Qualität steht und noch nicht durch die Erfahrungen von Rückschlägen und Enttäuschungen getrübt ist. In dieser Blüte des Lebens kommen die Ästhetik, die Harmonie, die Schönheit, die Flexibilität und Anpassungsfähigkeit zur höchsten Vollendung.

Die Birke in der Sterbebegleitung

Der grüne Trieb, der sich zum Birkenstamm entwickeln wird, verändert seine Farbe im Laufe des Wachstums, es bildet sich durch Abstoßen der grünen Zellen die braune Rinde. Diese Rinde wird an ihrer Außenseite nicht mehr von den reich fließenden Säften belebt, diese fließen im Inneren des Stammes. Doch die Rinde zeigt einen weiteren Entwicklungsschritt. Sie bildet nach der lebendigen Substanz, die in der braunen Farbe des Abbaus noch erkennbar ist, eine mineralische Substanz aus reinen, weißen, papierähnlichen Zellen. Die Impulse zu dieser Entwicklung des Abbaus gehen von einem weitreichenden Stoffwechsel aus.

Die Birke zeigt damit eine Zeitspanne vom Neubeginn (Geburt) über den lebendigen, energiereichen Stoffwechsel bis hin zum Abbau, dem Endstadium als mineralische Substanz in den weißen Zellen, die über der braun-schwarzen Rinde sichtbar sind.
Diese Signatur symbolisiert den Lebenslauf von der Geburt bis hin zum Tod, vom ersten Atemzug bis zum Aushauchen des letzten Atems. Die Birke umfasst somit Leben und Tod und wirkt auf den sterbenden Menschen mit der Verheißung von neuem Leben.
Damit ist die Birke ein Mittel zur Begleitung Sterbender, sie ermöglicht ihnen eine angstfreie Lösung der Seele aus dem Körper.

Erfahrungsberichte

FALLBEISPIEL 1

Felix, 54 Jahre alt, Künstler und Ausbilder, berichtet über Juckreiz der Haut und Nahrungsunverträglichkeiten. Er bezeichnet sich als kontaktfreudig, aber kompromisslos, was seine Ansichten über Kunst betrifft: »Ich bin Perfektionist. Es ist mir wichtig, die Kursteilnehmer bis zu den Grenzen ihrer Möglichkeiten herauszufordern.«

Wir besprechen eine Anregung der Nierenfunktion zur Ausleitung und Entgiftung. Bei der Auswahl der Pflanze wird bald klar, dass die Birke für Felix die Heilpflanze der Wahl ist. Das Wesen der

Qualität und Ästhetik sprechen ihn sehr an, die biegsamen Zweige und der reich fließende Saft im Inneren des Stammes, der auf eine enorme Stoffwechselaktivität der Birke hinweist, sprechen genau die richtige Sprache; und Felix erkennt, dass er im Laufe der Zeit wohl selbst durch seine Arbeit etwas an Biegsamkeit und Jugendkraft eingebüßt hat.

Sechs Wochen später sind die roten Flecken verschwunden, Felix ist sehr motiviert, die Einnahme fortzuführen, und fühlt sich mit mehr Energie geladen.

Die Haut ist eine sensible Grenzfläche, besonders an Armen und Händen, mit denen wir arbeiten, aber auch andere Menschen berühren. Die Birke als Heilmittel hat bei Felix die Haltung in seiner künstlerischen Tätigkeit mit Menschen auf ein richtiges Maß gebracht, die Freude und Begeisterung an der Vermittlung seines Wissens kehrt langsam zurück.

Nach einer Ernährungsberatung und der zusätzlichen Einnahme von Pflanzen mit Bitterstoffen (Löwenzahn, Mariendistel) verschwinden die Nahrungsunverträglichkeiten.

FALLBEISPIEL 2

Eine 86 Jahre alte Frau, Mutter einer behinderten Tochter, liegt auf dem Sterbebett. Sie ist in jeder Hinsicht bereit, das Leben loszulassen. Doch nach vielen Stunden des langsamen inneren Rückzugs zeigt sich die letzte Sorge um die Tochter, die zu ihr gebracht wird, um sich zu verabschieden. Eine innere Bewegtheit und Unruhe erfasst die Sterbende, sie bleibt trotz eingeleiteter Maßnahmen bestehen.

Es werden ihr nun zwei Tropfen Birkentinktur verabreicht, worauf sich Gesicht und Ausstrahlung verändern. Ein leises Lächeln legt sich über ihre Lippen. Nach drei Stunden werden nochmals zwei Tropfen Birke auf die Lippen gegeben. Die letzte Unruhe weicht leise von der alten Mutter. Sie stirbt friedvoll in der folgenden Nacht.

Der Augentrost ist ein Halbschmarotzer auf Bergwiesen.

Licht und Schatten – der Augentrost

Signatur

Der Augentrost (Euphrasia officinalis) ist sehr verbreitet auf Wiesen der montanen und alpinen Höhenstufen. Auffällig sind die schönen Blüten dieser kleinen Pflanze. Der Augentrost ist eins der Gewächse, die in der Literatur immer wieder als Beispiel für die – wie gesagt unserer Überzeugung nach triviale – Signaturenlehre angeführt wird, also die Vorstellung, dass eine Pflanze die Wirkung auf ein Organ durch eine auffällige Ähnlichkeit mit diesem Organ anzeigt. Der Augentrost könnte tatsächlich ein solches Beispiel sein, doch ein viel stärkeres Argument für seine bekannte Wirkung auf die Augen ist die Tatsache, dass er ein Halbschmarotzer ist.

Obwohl der Augentrost über grüne Blätter verfügt, die Licht assimilieren, kann er nicht alle Energie (stofflich und ätherisch), die er braucht, durch die Photosynthese selbst erzeugen. Die Pflanze ist somit in ihrer Vitalität stark reduziert, was sich unter anderem auch dadurch äußert, dass sie nach der Ernte sehr rasch abbaut und sich zersetzt. Die Tinktur ist intensiv dunkelbraun, sie erscheint beinah schwarz, was auf verstärkte Abbauprozesse hinweist. Dieser eingeschränkten Vitalität steht ein starker Bezug der Blüten zu Licht und Farbe als Gegenpol gegenüber. Wir finden im Augentrost eine Polarität zwischen betonter Lichtqualität und geschwächter Vitalität.

Interpretation

Damit eine Pflanze das von der Sonne empfangene Licht durch die Photosynthese in Vitalität umwandeln kann, muss das Licht von der Pflanze absorbiert werden. Das Licht »stirbt« gewissermaßen in der Pflanze und wird zur Lebenskraft. Eine grüne Pflanze kann man deshalb als umgewandeltes Sonnenlicht bezeichnen. Licht wird in lebende Substanz umgewandelt. Beim Augentrost findet dieser Umwandlungsprozess offensichtlich nur teilweise statt, weshalb die Pflanze bezüglich ihrer Energieversorgung nicht autonom, sondern auf andere Pflanzen angewiesen ist. Der Augentrost

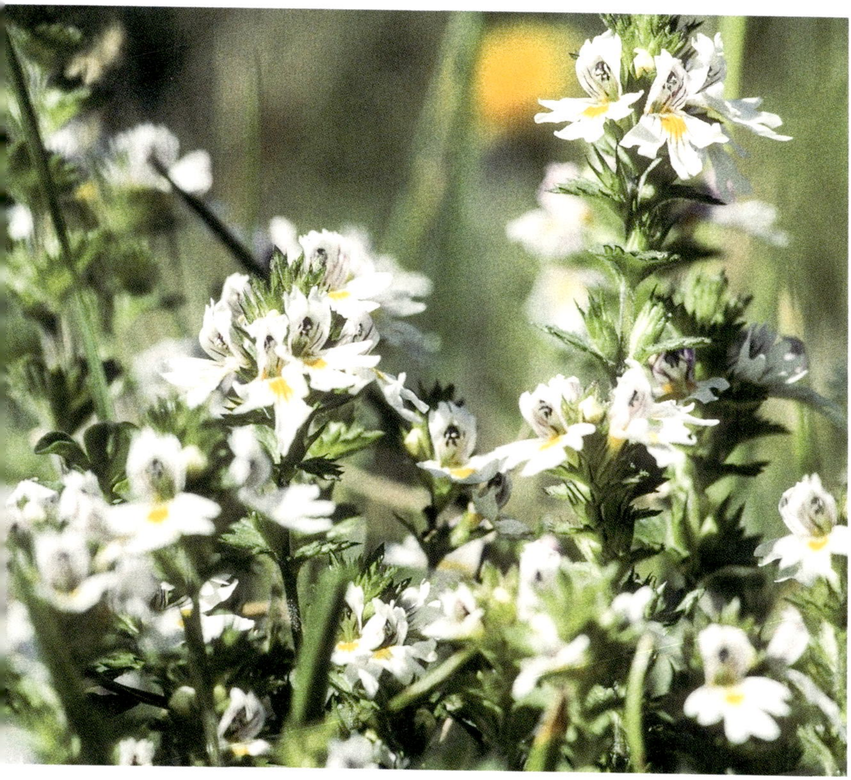

zapft mit seinen Wurzeln Nährstoffe und Lebenskraft von Gräsern an, mit denen er vergesellschaftet ist.

Da das Licht nicht wie in den meisten Pflanzen vollständig umgewandelt wird, befindet sich im Augentrost noch reine Lichtqualität. Ein Zeichen dafür könnten die strahlenden Blüten sein, die tatsächlich ein bisschen an Augen erinnern.

Erfahrungsbericht

Zubereitungen aus Augentrost werden in der Erfahrungsheilkunde bei Lidentzündungen, Konjunktivitis, zur allgemeinen Behandlung von Ermüdungserscheinungen des Auges, bei funktionellen Sehstörungen, Heuschnupfen, brennenden und tränenden Augen eingesetzt.

Wir haben hier auf einen Erfahrungsbericht verzichtet, weil eine wesensgemäße Anwendung des Augentrosts, die das *innere Sehen* betrifft, nur vom Patienten selbst gewählt, unserer Meinung nach aber nicht vom Therapeuten empfohlen werden kann.

Die Blüten der Gundelrebe »wollen« sich über die Blätter hinausgehend weiter ausdehnen.

Die Blätter der bodenbedeckenden Pflanze scheinen über »Schwingungen« miteinander in Resonanz zu stehen.

Vertrauen und loslassen – die Gundelrebe

Signatur

Die Gundelrebe (Glechoma hederacea) gehört zur Familie der Lippenblütler (Lamiaceae oder Labiatae). Von allen aromatischen Arten dieser Familie blüht sie als eine der ersten. Diese kleine Frühlingspflanze »verkündet« mit ihrem intensiven, erdig-würzigen Geruch und Geschmack, der manchmal fast an eine Ziege erinnert, die Auflösung der Winterstarre.

Die Gundelrebe ist sehr vital und wuchsfreudig, sie breitet sich über Ausläufer in die Horizontale aus und überdeckt ihre Standorte flächendeckend mit ihren Blättern. Diese sind harmonisch herzförmig und haben rund gekerbte Ränder.

An den aufrechten Trieben befinden sich die blauen Blüten, die sich durch eine stark verlängerte Unterlippe auszeichnen. Dadurch sind die Blüten als Ganzes verhältnismäßig lang, sodass sie über den Umkreis der Blätter hinausragen, was für diese Familie eher ungewöhnlich ist.

Interpretation

Das Wesen der Gundelrebe vermittelt dem Menschen einen neuen Impuls von Lebenskraft, sodass er erstarrte Strukturen und die damit verbundene (scheinbare) Sicherheit loslassen und sich dem Wunder des Lebens wieder anvertrauen kann. Das Wesen kann aufgrund der starken Ausstrahlung der Pflanze intuitiv gut erfasst, durch die Signatur jedoch nicht so einfach bestätigt werden.

Ein mögliches Zeichen ist der warme, erdige Geruch, der als Eintrag des energetischen Elements Feuer in das strukturierte Element Erde gedeutet werden kann. Ein weiteres Zeichen sind die Blüten, die die Blätter manchmal deutlich überragen. Normalerweise sind die Blüten der Lippenblütler eher zurückhaltend, stängelanliegend und in das »Blattkleid« integriert. Aufgrund der Analogie von Blüten und Blättern der Pflanze zu Psyche und Lebenskraft des Menschen können wir dieses Merkmal als eine Dominanz der

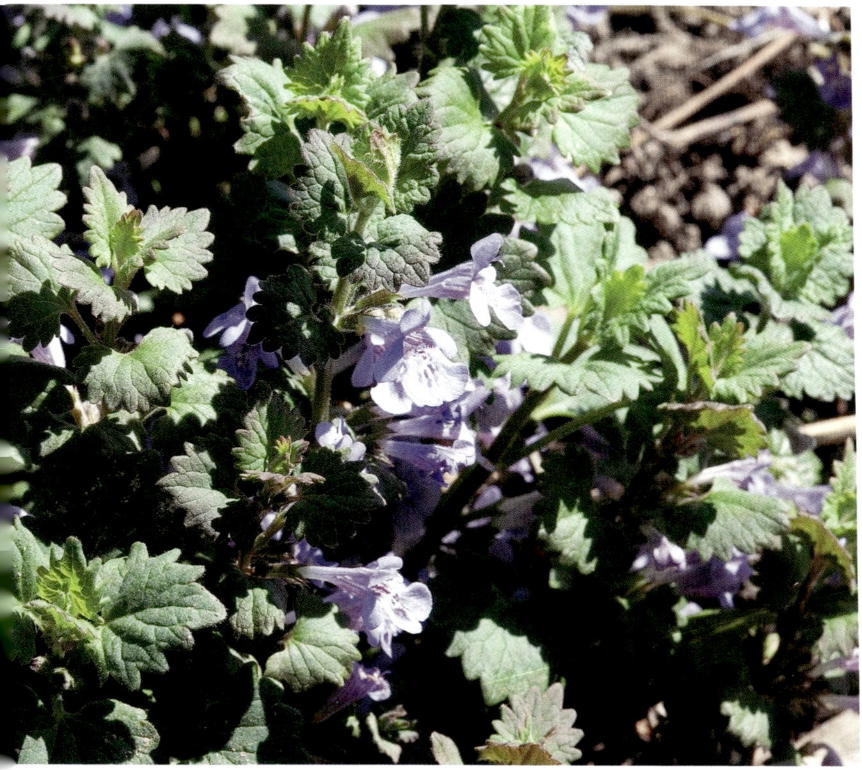

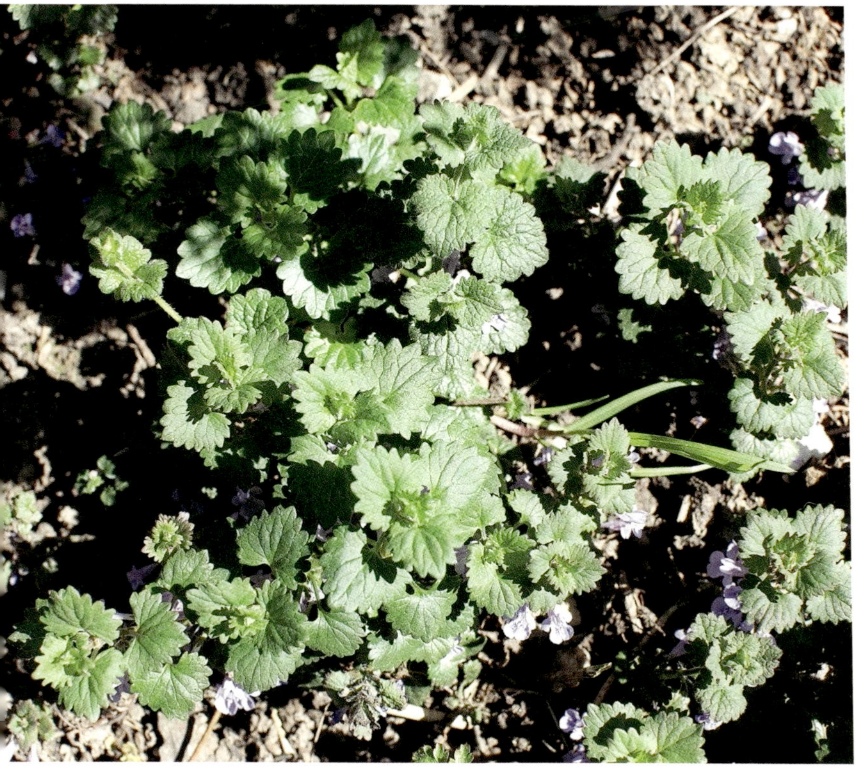

strukturierenden Aspekte der Psyche, insbesondere des Denkens über den Stoffwechsel und die Lebenskraft interpretieren. Eine Dominanz des Psychischen über das Lebendige meint ein Festhalten an bekannten Strukturen und ein Unvermögen loszulassen, einen Mangel an Vertrauen in das Leben, denn das Leben ist Fluss, ist Veränderung.

Dieses Ungleichgewicht im Verhältnis von Blüte und Blatt beziehungsweise von Psyche und Lebenskraft wird durch folgenden Gegenpol ausgeglichen: Wenn wir eine Fläche, die von den herzförmigen, rund gekerbten Blättern ganz bedeckt ist, unscharf betrachten, können wir vielleicht innerlich wahrnehmen, wie die einzelnen Pflänzchen untereinander und mit der Umgebung durch resonante Schwingungen zu einer Einheit verbunden sind. Wo die Gundelrebe wächst, leben und weben die Naturkräfte auf intensive Weise. Man sagt der Pflanze einen Bezug zu den Naturwesenheiten nach, jenen Kräften, die im Feld der Lebenskräfte wirken und die in Kindermärchen manchmal als die guten Geister personifiziert werden. Das Zuhause der Gundelrebe liegt eher auf der ätherischen als auf der physischen Ebene.

Die Gundelrebe vermag, die durch die erstarrenden Winterkräfte (die auch die mentalen Kräfte sind) verzögerten Lebensprozesse wieder in Fluss und gestockte Heilungsprozesse wieder in Gang zu bringen.

Erfahrungsbericht

»Ich brauche Unterstützung«, eröffnet mir Tobias am Telefon. »Du kennst mich ja, arbeiten ist meine Leidenschaft, und ich finde den Ausgleich zu Hause bei der Familie und im Sport.«

Tobias ist seit vielen Jahren jeweils von November bis Februar erkältet. Er kocht und isst gern, wobei er, wie er sagt, nicht immer »das richtige Maß findet«.

Wir sprechen über eine Entgiftung des Bindegewebes bei gleichzeitiger Umstellung auf basische Kost. Tobias schüttelt den Kopf: »Basische Kost ist nichts für mich, ich bin ein ›Stress-Esser‹.

Den ganzen Tag über freue ich mich auf das abendliche Kochen mit meiner Frau und das gemeinsame Essen mit den Kindern. Damit kann ich den Stress abbauen. Der Abend wird mit einem Glas Wein abgerundet, das ist für mich Lebensqualität.« Tobias ist 46, ein Mensch voll Lebensfreude und mit etwas Übergewicht, öfter schmerzen seine Kniegelenke beim Radfahren und beim Wandern.

Das Gespräch führt zu den Heilpflanzen, ganz konkret zu der Gundelrebe. Die Gundelrebe oder auch der »Gundermann« ist eine der ganz frühen Pflanzen, die uns mit den ersten warmen Sonnenstrahlen im März am Waldrand begegnet. Sie trägt violette Blüten, und trotz der Frühlingskälte strömt sie einen warmen, würzigen Duft aus. Sie vermittelt Frühjahrskräfte der Reinigung und des Loslassens von Zuständen, die festgehalten werden und dadurch eine Regeneration verhindern.

Tobias findet die Worte »Loslassen« und »Gelassenheit« aus der Wesensbeschreibung der Gundelrebe sehr passend für seine Situation: »Ich möchte wirklich etwas tun für meine Gesundheit, und muss liebgewordene Gewohnheiten loslassen.«

Ich bin erstaunt und sehr erfreut, als ich Ende Februar wieder von Tobias höre: Gemeinsam mit seiner Frau hat er während zwei Wochen eine Kur in einem Fastenhotel mitgemacht, jetzt fühlt er sich wie »neugeboren«: »Die Gundelrebe hat mir die Augen geöffnet, ich habe schon an den Festtagen mit der Familie vereinbart, dass wir uns dieses Jahr an Weihnachten etwas zurückhalten beim Essen. Während der Fastenwoche im Februar habe ich einiges an Gewicht verloren und weiß nun aus guten Gesprächen mit dem begleitenden Arzt, was ich bei der Ernährung beachten sollte und wie ich Übersäuerung verhindern kann.«

Einige Wochen später berichtet Tobias, dass er seine Arbeitsstelle gekündigt hat. Er will auf allen Ebenen ein stressfreies, gesünderes Leben beginnen, und er hatte erkannt, dass er nun auch eine andere Haltung seiner Arbeit gegenüber einnimmt, ungesunden Stress vermeiden möchte und dadurch viel Zeit für sich und seine Familie gewinnen kann.

Transzendenz – der Lavendel

Signatur

Der Lavendel (Lavandula angustifolia) ist eine der bekanntesten und am häufigsten angebauten Duft- und Heilpflanzen. Wohl jeder kennt, zumindest von Bildern oder aus dem Fernsehen, die wunderbar blauviolett blühenden Lavendelfelder in den Anbaugebieten Frankreichs oder Englands.

Auch die Felder anderer Pflanzen sind durch die Farben der Blüten geprägt, wie zum Beispiel die flächig gelb blühenden Rapsfelder. Voraussetzung dafür ist jedoch, dass sich die Blüten dominant an der »Topposition« befinden. Ist dies nicht der Fall, mischt sich das Grün der Blätter in den Gesamteindruck eines großen Bestands.

Mit diesem Hinweis kommen wir zu einer wichtigen Abweichung des Lavendels von den Merkmalen seiner Familie, den Lippenblütlern (Lamiaceae oder Labiatae). Ihre Blüten entspringen normalerweise, ebenso wie die kreuzweise gegenständigen Blätter, den Knoten des vierkantigen Stängels. Dadurch sind die Blüten der Lippenblütler in das Blattwerk der Pflanze integriert und stechen nicht besonders heraus.

Wir haben schon bei der Gundelrebe darauf hingewiesen, dass ihre die Blätter überragenden Blüten eine Besonderheit darstellen. Beim Lavendel finden wir ebenfalls eine Sonderstellung der Blüten. Der dichte ährenförmige Blütenstand des Lavendels ist vollständig über die Ebene der Laubblätter gehoben, sodass die Blütenstände an den Sprossenden, abgesehen von kleinen, unauffälligen Hochblättern, praktisch blattlos sind.

Auffallend ist der ovale Blütenkelch, der von vielen mit der Blüte selbst verwechselt wird, da er sich kurz vor der Blüte graublau färbt. Dadurch werden die Lavendelfelder schon zu diesem Zeitpunkt blau, obwohl die Kronblätter noch vollständig eingeschlossen sind in den Blütenkelch, der tatsächlich ein geschlossenes Gefäß bildet. Das Besondere daran ist, dass einer der Zipfel der fünf röhrenförmig verwachsenen Kelchblätter stark vergrößert ist und die Kelchröhre präzis wie ein Deckel verschließt. Strecken sich dann die Kronblätter beim Aufblühen im Innern des Kelchs, klappen sie den Deckel von innen auf und schieben sich durch die Öffnung nach außen. Zur Beobachtung der geschilderten Vorgänge braucht es entweder sehr gute Augen oder eine Lupe.

Interpretation

Die Blätter der Pflanzen entsprechen dem Element Wasser, beim Menschen entsprechen sie dem Stoffwechsel und der Lebenskraft. Die Blüten der Pflanzen entsprechen dem Element Luft, beim Menschen der Psyche und dem jungen, noch nicht vom Willen durchdrungenen Denken.

Wir können nun versuchen, das Emporheben der Blüten über den Blattbereich zu interpretieren. Übertragen auf den Menschen, würde dies bedeuten, dass sich die Psyche über den Stoffwechsel erhebt. Ist das möglich, und wenn ja, was wäre die Bedeutung dessen?

Wir haben beschrieben, dass die natürliche Psyche ein »Produkt« des Stoffwechsels ist. Zur Vervollständigung erinnern wir auch an die Doppelnatur des Menschen. Das menschliche Bewusstsein wird im Normalfall mehrheitlich, aber nicht ausschließlich durch die natürliche Psyche bestimmt.

Durch den Einfluss des geistigen Kerns auf die natürliche Psyche entsteht eine Beharrungstendenz, ein Festhalten, eine verstärkte Egozentrik. Dies scheint paradox zu sein. Wenn man sich das geistige Prinzip im Menschen vergegenwärtigt, wird klar, dass seine Wirkung dem Fluss des Lebens mit seiner steten Veränderung der Form entgegengesetzt ist. Diese Vermischung des natürlichen mit dem geistigen Prinzip in der Psyche führt bei fast allen Menschen zu deutlichen Problemen.

Könnte es sein, dass dieses zeitweise »Emporheben« der Seele zu einer gewissen geistigen Transzendenz eine Reinigung, eine Klärung von vermischten Gefühlen und Gedanken bewirkt? Die faszinierenden Blütenkelche des Lavendels könnten in diese Richtung weisen. Wir erwähnten schon, dass Pflanzen außer zu Stabilitäts-

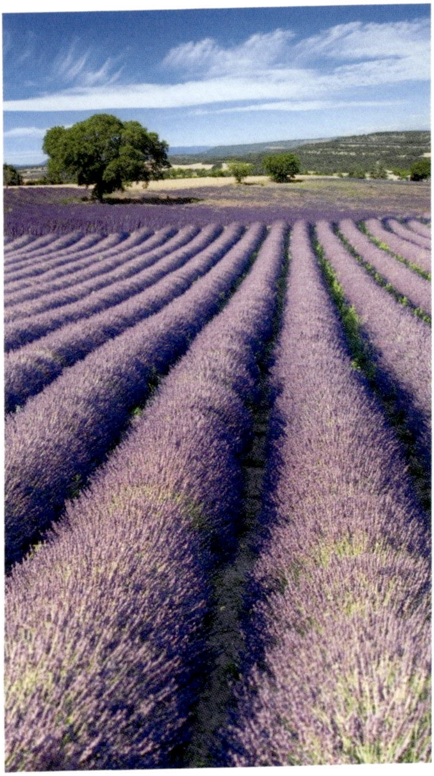

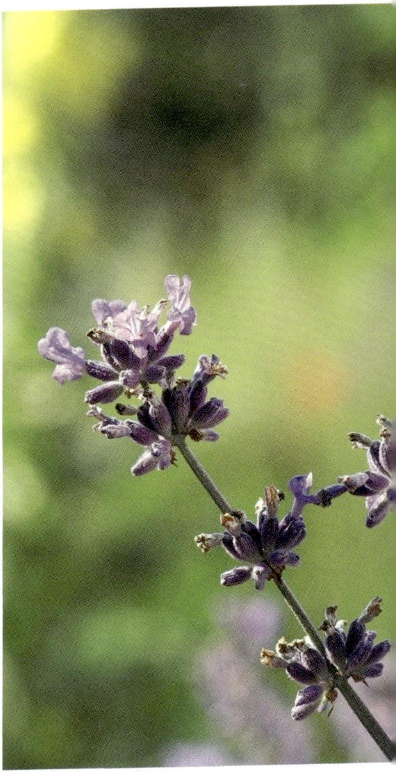

zwecken normalerweise keine Hohlräume bilden. Hohlräume sind Gefäße für Flüssigkeiten oder für Luft. Luft ist das Element, das die Verbindung zur transzendenten Information herstellt, sei es die Realität an sich (Aufbauphase), sei es ein Paradigma oder Konzept (Bewahrungsphase), oder sei es das geistige Prinzip im Menschen (Metamorphose).

Beim Kelch der Lavendelblüte sehen wir ein zunächst verschlossenes Gefäß, dessen Deckel sich zur Blütezeit öffnet. Man könnte einwenden, dass die meisten Blütenknospen aus den Kelchblättern bestehen, die einen geschlossenen Schutzraum für die Kronblätter und die übrigen Blütenteile bilden. Andere Blüten bilden kein Gefäß, dort fügen sich die Kelchblätter an den Spitzen zusammen und überlappen sich teilweise. Dies interpretieren wir, auf die menschliche Seele bezogen, als Versuch, einen reinen Seelenraum zu schaffen, der empfänglich wird für eine höhere Information. Den botanischen Namen der Pflanze, der vom lateinischen *lavare* für »waschen, reinigen« abgeleitet ist, interpretieren wir in diese Richtung.

Lavendel erfüllt als süß-herb-aromatische Pflanze sehr unterschiedliche Bedürfnisse. Einmal ist er Parfüm und Raumduft, Frauen

Ein blau blühendes Lavendelfeld erhebt unser Gemüt.

Die Blütenknospen sind wie kleine Gefäße mit einem Deckel.

wie Männer mögen an ihm das süßlich-anregende Aroma. Der Lavendel wird in Körperpflegeprodukte eingearbeitet, die Blüten wurden in früheren Jahrhunderten in die Fußböden der Wohnräume zwischen die Kieselsteine eingestreut, mit ihren desinfizierenden Aromastoffen vertrieben sie Ungeziefer.

Andererseits ist der Lavendel – innerlich angewendet – ein großer Seelentröster. Der Lavendel hat somit zwei Seiten, zwei Charaktere in einem Duft. Vielleicht ist diese Pflanze deshalb für alle Menschen, ob Mann oder Frau, Kind oder alter Mensch, eine bedeutende Pflanze.

Der Lavendel unterstützt uns bei seelischen und körperlichen Übergangssituationen. Muss Altes, Liebgewonnenes verlassen, losgelassen werden, steht eine Trennung bevor, spricht man von einer Krisensituation. Der Mensch gerät in eine kritische, labile Seelenlage. Doch es kann sich bei dieser Trennung um eine vom Unterbewussten gesteuerte dringende Neuausrichtung handeln, damit eine weitere Stufe der Entwicklungsleiter erklommen wird ... Es entsteht dabei unausweichlich ein Bruch, ein Gefühl der Verlassenheit, des Verlusts. Der Betroffene steht plötzlich im »Niemandsland«. Es ist ein »Sterben«, um danach neu geboren zu werden. Lavendel begleitet diese Ereignisse, er führt also »heraus« aus dem alten und »hinein« in den neuen Zustand. Er ist somit eine Pflanze für Lebensübergänge.

Der Schweizer Arzt und Bergführer Jürg Reinhard sagt über den Lavendel, das Blau führe das Räumlich-Zeitliche ins Gegenräumlich-Gegenzeitliche über (Reinhard 1997). Beim Einschlafen, beim Sterben und bei Ohnmacht finde dieser Übergang statt. Daher eigne sich Lavendel zur Behandlung von Einschlafstörungen und zur Beruhigung. Wir fügen hinzu: Der Lavendel ist nicht nur eine Heilpflanze bei allen Prozessen des »Stirb und Werde«, sondern eignet sich auch in besonderem Maße zur Geburtsbegleitung.

Erfahrungsbericht

Ursula verliert ihren Lebenspartner durch den plötzlichen Herztod. Sie ist mit 42 Jahren viel jünger als John, der kurz vor seinem sechzigsten Geburtstag starb.

Für die Frau bricht eine Welt zusammen. Ihr Ehepartner war als ausgebildeter Coach ihr Berater und unterstützte sie in beruflichen und gesundheitlichen Fragen. Ursula steht kurz vor der Eröffnung ihrer eigenen Beratungsfirma, als John stirbt. »Alles steht nun infrage, ich bin verunsichert und weiß nicht, wie ich ohne John weiterleben soll, er fehlt mir so sehr«, ist ihr verzweifelter Aufschrei am Beginn unseres Gesprächs. Sie kann nichts mehr essen, ohne drückende Schmerzen im Oberbauch zu verspüren, ein Hautausschlag überzieht Hals und Gesicht, sie schläft kaum mehr in der Nacht, steht immer wieder auf in der Meinung, die Haustür habe sich geöffnet.

Ich räume Ursula viel Zeit ein, um sich auszusprechen und zu beruhigen. Danach schildere ich meine Erfahrungen mit Lavendel: Ein Baby, das zu früh zur Welt kommt, reagiert mit spürbarer »Aufmerksamkeit« und Beruhigung auf die Berührung mit Lavendel. Einer sterbenden alten Frau huscht ein Lächeln über das Gesicht beim Betupfen ihrer Stirn mit Lavendel. Der Lavendel stillt die Unruhe der Verlassenheitsangst von Kindern, die von ihren Eltern für kurze Zeit getrennt werden. Ursula ist überzeugt, dass er auch sie in ihrer Verlassenheitsangst unterstützen wird.

Nach einem halben Jahr ruft Ursula mich an. Ihre Stimme ist verändert, sie spricht ruhig und mit Bestimmtheit. »Ich habe den Übergang in eine neue Lebensphase dank Lavendel gemeistert«, sagt sie. »John bin ich sehr dankbar für die wertvolle gemeinsame Lebenszeit. Wir haben uns gegenseitig unterstützt und sehr geschätzt. Er hat alles geregelt hinterlassen, als hätte er seinen Tod vorausgeahnt. Dadurch hatte ich viel Zeit, auf meine Intuition zu hören und mich selbst zu fragen, welches die nächsten Schritte in meinem Leben sein sollen. In einem Monat eröffne ich meine Praxis, das Leben geht weiter.«

Lebenskreise – die Passionsblume

Signatur

Betrachten wir die Blüte der Passionsblume (Passiflora incarnata) von unten, sind die fünf Kelchblätter (grün) von den fünf Kronblättern (fleischfarben) klar unterscheidbar (vom lateinischen *incarnatus* für »zu Fleisch geworden«). Doch von oben betrachtet, stellen wir fest, dass sich die Kelchblätter den Kronblättern farblich angepasst haben, sodass sie von diesen nicht mehr unterschieden werden können. Deshalb »sieht« jener, der die Blüte nur von oben kennt, lediglich zehn *fleischfarbene* Kronblätter.

Das wohl auffälligste Merkmal sind die verschiedenen Nebenkronen. Im Zentrum gibt es zwei bis drei borstenartige Ringe aus sehr kurzen Fäden. Nach außen folgen zahlreiche (etwa hundert) fleischfarbene (purpurne) horizontale Fäden, die bis an die Peripherie der Blütenblätter (Kelch plus Krone) reichen. Auffallend ist, dass die Fäden im inneren Bereich gestreckt und gegen die Peripherie immer stärker gekräuselt sind. Im gestreckten Bereich gibt es abwechselnd purpurn und weiß gefärbte größere und kleinere Abschnitte, sodass sich mehrere konzentrische Kreise auf den Fäden abzeichnen. So finden wir insgesamt etwa zehn konzentrische Kreise innerhalb der Blüte, deren markantester der innerste ist, der aus den fünf am Grunde zu einer Röhre verwachsenen Staubblättern besteht.

Interpretation

Das herausragende Merkmal der Passionsblume sind ihre schönen Blüten, die durch zwei Begriffe charakterisiert sind: »Ausgleich« und »Zentrierung«. Wenn wir die aus den langen Fäden bestehende Nebenkrone als Ganzes betrachten, wirkt sie wie ein gewebter runder Teppich, dessen überlange Kettfäden man nicht verknüpft und abgeschnitten hat, sodass sie den gewebten Teil als ausgefranste Teile überragen.

Folgen wir den Fäden von der Peripherie zum Zentrum, sehen wir, wie sich die Unruhe des Gekräuselten nach und nach glättet.

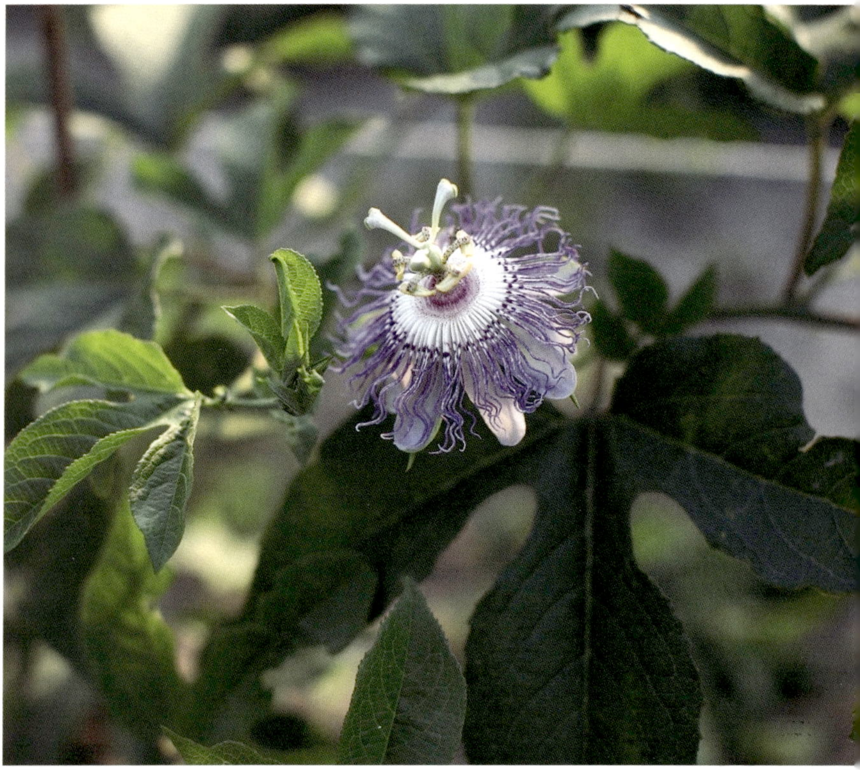

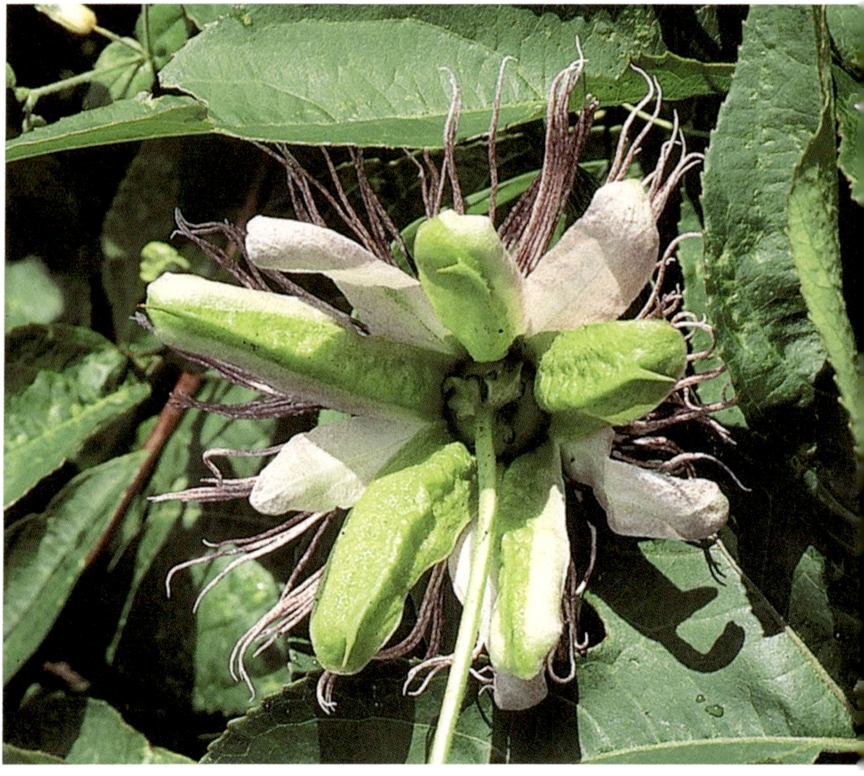

Viele konzentrische Kreise in den Blüten der Passionsblume.

Kelch- und Kronblätter sind nur von unten unterscheidbar.

Gleichzeitig mit der Glättung sieht man das Entstehen von konzentrischen Kreisen. Je ruhiger die Fäden, desto klarer erkennbar sind die Kreise. Zuinnerst erkennen wir den vollkommenen Ring, bestehend aus den verwachsenen Staubfäden.

Dieses Bild entspricht der intuitiven, inneren Wahrnehmung bei der meditativen Betrachtung des Pflanzenwesens. Wir sehen einen unruhigen, von Wellen bewegten See, in dem sich konzentrische Wellenringe bilden. Doch diese Ringe verlaufen nicht in der bekannten Richtung von innen nach außen (wenn wir zum Beispiel mehrmals hintereinander einen Stein in die gleiche Stelle werfen), sondern von außen nach innen. Das unruhige Wasser beruhigt sich also in konzentrischen Wellenkreisen, die sich in der Mitte vollständig auflösen.

Arzneizubereitungen der Passionsblume (verwendet wird das blühende Kraut) wirken ausgleichend und harmonisierend bei sorgenvollen Unruhezuständen. Es ist eine Pflanze, die vor allem bei Übergangszuständen erfolgreich eingesetzt werden kann. Sie hat eine beruhigende Wirkung auf die Psyche und wirkt speziell zentrierend auf das Herz als Organ. Die Passionsblume hat sich als Kindermittel, als Mittel zur Unterstützung von hochsensiblen Menschen und bei Sorgen und Unruhezuständen älterer Menschen sehr bewährt.

Erfahrungsbericht

Jonas ist neun Jahre alt, ein Schüler der vierten Klasse der Unterstufe. Sein älterer Bruder ist mit vierzehn bereits sehr selbstständig und verbringt viel Zeit mit seinen Schulkameraden. So ist Jonas oft allein, oder er hilft seiner Mutter im Haus und beim Einkaufen.

Als seine Eltern sich trennen, fällt es dem Jungen schwer, sich in der neuen Situation zurechtzufinden. Er fürchtet sich hauptsächlich vor den Wochenenden, die er gemeinsam mit dem älteren Bruder bei seinem Vater verbringt. Jonas spürt die Spannung zwischen seinen Eltern, wenn der Vater die Kinder abholt. Er möchte lieber bei der Mutter bleiben und sträubt sich jeweils gegen die

Abreise. Seine Leistungen in der Schule lassen bald nach, der Lehrer ist beunruhigt und spricht mit der Mutter über mögliche Maßnahmen, unter anderem über den Einsatz von Ritalin.

Bei meinem ersten Gespräch mit Eliane, Jonas' Mutter, kommt die Rede auf finanzielle Sorgen und ihren bevorstehenden beruflichen Wiedereinstieg. Sie ist bekümmert um ihr anhängliches Kind und sucht nach einer sanften Behandlungsmöglichkeit. Die Passionsblume, die bei sorgenvollen, gefühlsbetonten Gedanken besonders gut wirkt, scheint uns im Laufe des Gesprächs die richtige Wahl zu sein. Mutter und Sohn sollen beide täglich die Passionsblumentropfen einnehmen. Eliane findet kurze Zeit später eine gute Stelle, sie übernimmt eine Arbeit im Kinderhort der Stadt, wo sie sich auch um Jonas kümmern kann.

Doch Jonas' schulische Leistungen bleiben dem Lehrer zufolge unbefriedigend. Jonas wirkt noch immer verletzlich und unkonzentriert in der Schule. Nun sprechen wir über die Wilde Möhre, die bei einem seelischen Energiemangel und leichter Antriebsschwäche besonders bei Kindern gut wirkt. Die Überbetonung der seelischen Unsicherheit und Schwäche kann durch die zusätzliche Einnahme der Wilden Möhre bei Jonas eine Stärkung, eine Zentrierung auf die Mitte bewirken, die dem Jungen etwas mehr Stabilität vermittelt.

Tatsächlich verbessern sich die schulischen Leistungen, berichtet mir seine Mutter einige Zeit später erleichtert. Jonas darf in der Freizeit einen Töpferkurs besuchen, das entspricht einem seit langer Zeit gehegten Wunsch des künstlerisch begabten Kindes.

Ein Jahr später besucht Jonas die fünfte Klasse. Er nimmt noch immer tagsüber die Wilde Möhre und abends die Passionsblume selbstständig und ohne Aufforderung ein, da er die Wirkung dieser Pflanze deutlich erfahren hat.

Differenzieren und verbinden – die Schafgarbe

Signatur

Die Schafgarbe (Achillea millefolium) gehört zu den Korbblütlern (Asteraceae oder Compositae). Das Hauptmerkmal der Familie sind die komplex zusammengesetzten Blütenkörbe, die aus vielen kleinen Einzelblüten bestehen und von zwei bis drei Hüllblattreihen umgeben sind.

Bei der Schafgarbe sind die einzelnen Blütenkörbe nicht sehr differenziert, da die Röhren- und Zungenblüten nicht unterschiedlich gefärbt sind, wie das normalerweise der Fall ist. (Bei der Kamille sind die Röhrenblüten in der Mitte der Blütenscheiben gelb und die Zungenblüten am Rand weiß.) Die an sich schon zusammengesetzten Blütenkörbe werden zusätzlich zu einem Gesamtblütenstand vereint, einer sogenannten Trugdolde.

Die Blätter dieser Familie sind in der Regel ungeteilt. Doch bei der Schafgarbe (wie übrigens auch bei der Kamille) sind sie sehr deutlich geteilt, doppelt gefiedert und somit stark differenziert.

Interpretation

Wir erkennen bei der Schafgarbe eine Anomalie in der Lokalisation der beiden Pole Differenzieren und Vereinen. Damit meinen wir, die Pole wirken sich nicht in ihrem angestammten Bereich aus. Üblicherweise sind die Blüten das differenzierteste Organ einer Pflanze und die Blätter das am wenigsten unterschiedene. Bei der Schafgarbe findet eine Umkehr dieser Verhältnisse statt. In den Blättern, analog im Stoffwechsel des Menschen, wirkt eine starke Differenzierung. In den Blüten, analog in der Psyche des Menschen, wirkt eine starke Vereinheitlichung.

Das zu starke Eingreifen der differenzierenden Kräfte in die Lebenskraft führt beim Menschen zu einer gesteigerten Wahrnehmung (Differenzierung) der normalerweise unbewusst ablaufenden zyklischen Lebensprozesse. Dies kann sich in schmerzhaften Krampfzuständen des Menstruationszyklus äußern. Da die Schafgarbe die

Der Blütenstand der Schafgarbe strebt nach Einheit.

Ihre Blätter streben nach Differenzierung.

Anomalie ausgleicht, erklärt sich die bewährte krampflösende und schmerzmildernde Wirkung bei Menstruationsbeschwerden und generell die entspannende und beruhigende Wirkung auf das Vegetativum.

Das zu starke Eingreifen der vereinenden Kräfte in die Psyche des Menschen führt zu einer undifferenzierten Wahrnehmung, denn Wahrnehmen heißt unterscheiden, differenzieren. Was bedeutet undifferenzierte Wahrnehmung? Jedes Ding und jede Situation besitzt stets zwei Pole, die berühmten zwei Seiten einer Medaille. Erfahrungsgemäß fallen Menschen, die Mühe haben, die beiden Pole zu erkennen und gegeneinander abzuwägen, oft vom einen Extrem ins andere. Da sie die beiden Pole nicht gleichzeitig wahrnehmen können, sehen oder vertreten sie eine Zeit lang nur den einen Pol, doch da alles in der Natur und der Psyche stets den Ausgleich sucht, fallen sie nach einer Weile ins Gegenteil. Im Denken ist Differenzierung notwendig, um bei allem die immer vorhandenen entgegengesetzten Pole gegeneinander abzuwägen und gleichermaßen angemessen zu berücksichtigen.

Dieser Mangel an Vereinbarkeit der beiden Pole gilt nicht nur für Situationen oder Gegenstände, sondern auch für die beiden Pole der Psyche, die der Blüte analog sind, nämlich das Fühlen (Yin) und Denken (Yang). Viele Menschen können die beiden Pole nicht miteinander in Einklang bringen; abwechslungsweise dominieren das Denken oder die Gefühle.

Die Schafgarbe unterstützt durch ihre Wesenskraft den Menschen, um ihm das Ungleichgewicht zwischen den beiden Polen der Psyche bewusst zu machen. Diese Heilpflanze wirkt ausgleichend, wenn die mentalen und emotionalen Lebensthemen nicht gut miteinander vereinbart werden können.

Erfahrungsbericht

Julia ist eine 25 Jahre junge Lehrerin, sie macht auf mich einen fröhlichen Eindruck, doch als sie zu sprechen beginnt, wird ihre hohe Anspannung spürbar. Sie arbeitet seit einem Jahr in einer

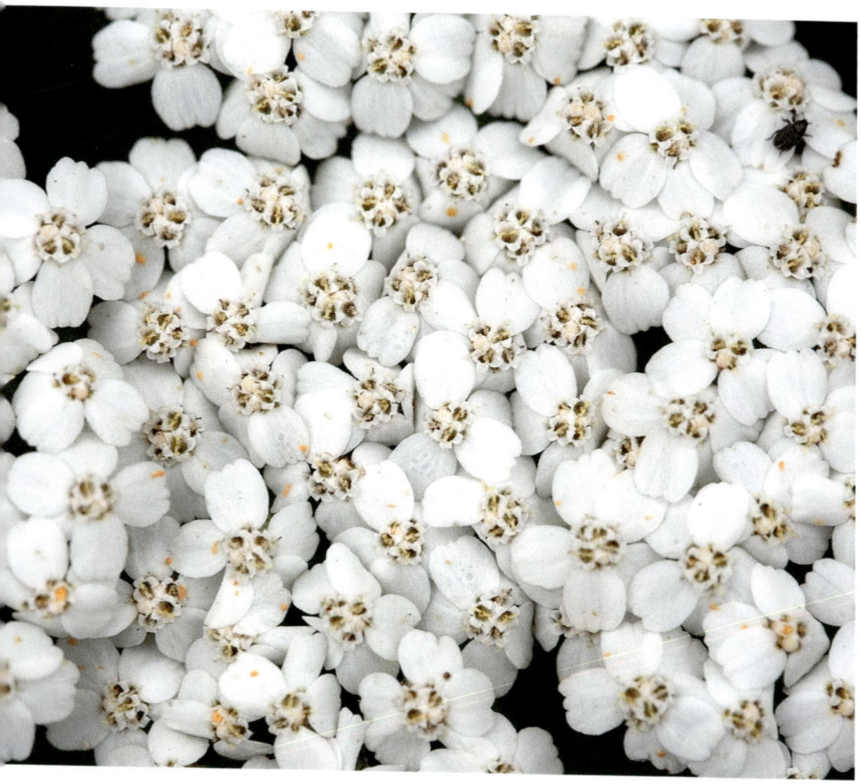

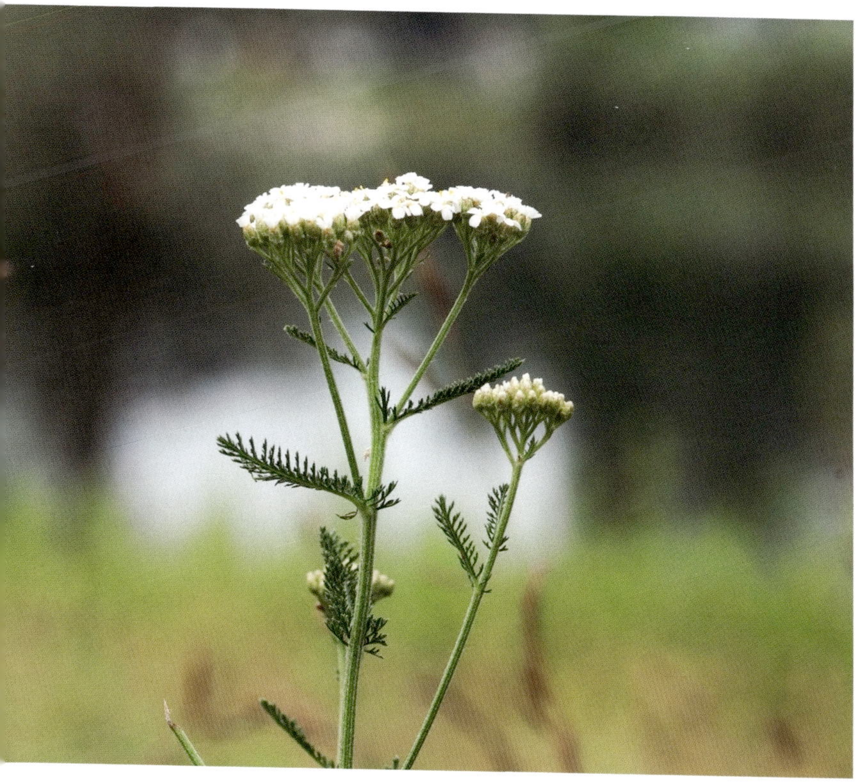

großen Stadt als Klassenlehrerin einer vierten Klasse. Julia spricht sehr schnell und wiederholt sich oft, sie ist unkonzentriert und betont emotional. Ich gewinne den Eindruck, einen jungen Menschen vor mir zu sehen, der mit den Umständen seines Lebens zu kämpfen hat.

Sie erzählt zunächst von vielen Herausforderungen in einer Klasse mit Kindern aus unterschiedlichen Herkunftsländern. Sie betreut etwa dreißig Schüler, die zum Teil große sprachliche und psychische Schwierigkeiten haben, sich in der Klasse zu integrieren. Nach der Schule stehen manchmal Gespräche mit Eltern an, davor fürchtet sich die quirlige und eher kleingewachsene Person zeitweise.

Nun schildert Julia ihre häufig auftretenden Kreislaufstörungen und Schmerzen in den Beinen, wenn sie vor der Klasse steht. Erschwerend kommen die regelmäßigen starken Menstruationsblutungen hinzu, die manchmal bis zu sechs Tage andauern. Julia wirkt plötzlich verzweifelt, sie sucht dringend eine Behandlungsmöglichkeit mit Heilpflanzen.

Im Lauf des Gesprächs sehe ich die Schafgarbe vor meinem inneren Auge. Diese Pflanze wurde in früheren Zeiten, vor allem während der Kriege, bei blutigen Verletzungen eingesetzt. Sie wirkt auch zuverlässig bei starken Menstruationsblutungen, fördert den venösen Rückfluss und lindert die Schmerzen der peripheren Durchblutungsstörungen. Außerdem hat die Schafgarbe einen ausgleichenden Einfluss bei Stresssymptomen.

Julia zeigt sich bei der Schilderung dieser Eigenschaften erleichtert. Ich verabschiede sie mit der Bitte, sich nach zwei Monaten wieder zu melden.

Nach der vereinbarten Zeit höre ich von Julia, dass sich die Monatsblutungen deutlich normalisieren. Sie fühlt sich aber spürbar ausgeglichener, was ich mit Freude vernehme. Nach weiteren acht Wochen dauern die Blutungen noch vier Tage. Die venösen Beschwerden halten jedoch noch an.

Nun rate ich Julia zu einem Wechsel der Heilpflanze; die Rosskastanie kommt zum Einsatz, sie wirkt bei Schweregefühl in den Beinen und vermittelt der Psyche Aufrichtekraft und Leichtigkeit.

Julia ruft mich bereits nach vier Wochen an. Sie wirkt ruhiger und erzählt von einer schnellen Wirkung der Rosskastanie auf die Venenbeschwerden. Sie ist überzeugt: »Alles geht leichter, seit mich diese zwei Heilpflanzen begleiten.«

Pflanzen für die Phase der Metamorphose

Kommen wir nach der ersten Phase des Aufbaus mit den Schwerpunkten auf besagten Themen »Schutz«, »Abgrenzung«, »Kraft« sowie »Widerstandsfähigkeit« und der zweiten Phase der Erhaltung (Themen »Erkenntnis«, »Wiederholung«, »Konsolidierung«, »Wachstum«) nun zur dritten Phase der »Auflösung« beziehungsweise Metamorphose. Dabei gehen wir auf den Holunder wegen seiner Bedeutung ein wenig intensiver ein.

Erkenntnis des Schattens – der Efeu

Signatur

Der Efeu (Hedera helix) ist eine immergrüne Kletterpflanze, die im Verlauf ihrer Entwicklung zwei im Raum entgegengesetzt ausgerichtete Triebe mit unterschiedlichen Blattformen hervorbringt. Die jungen (juvenilen) Triebe kriechen am Boden oder steigen an Bäumen oder Mauern empor und klammern sich mit Haftwurzeln daran fest. Sie tragen die bekannten, fünffach gelappten ledrigen Blätter, die im Sommer dunkelgrün sind und sich im Winter schwarzgrün bis schwarzviolett färben. Die am Boden kriechenden juvenilen Triebe wachsen in die Richtung des Schattens. Keimen Efeusamen in der Nähe des Waldrands, wachsen die juvenilen Triebe in den Wald hinein, in den Schatten und nicht zum Licht wie andere Kriechgewächse. Stoßen sie auf Hindernisse, Bäume oder Gemäuer, klettern die jungen Triebe daran empor zum Licht. Sie tragen keine Blüten. Die Spitzen der fünffach gelappten Blätter der aufsteigenden Efeuranken sind nach unten gerichtet. Suchen die am Boden kriechenden Triebe den Schatten, nähern sie sich der lichtbeschienenen Seite der Bäume und steigen an dieser empor.

Nach einigen Jahren bilden sich die adulten Triebe, die von den aufsteigenden, juvenilen Trieben senkrecht abstehen. Sie streben also horizontal von der senkrechten Kletterhilfe hinweg, ihre Stängel haben keine Haftwurzeln. Die Blätter der adulten Triebe sind nicht gelappt, sondern ganzrandig, oval und leicht zugespitzt. An den adulten Trieben bilden sich im Herbst Blüten, über den Winter reifen schwarze, beerenförmige Früchte heran.

Der Efeu kann massiv an Bäumen anhaften, sodass er dessen Blätter verdeckt und ihnen dadurch das Licht für die Photosynthese wegnimmt. Der Baum hat damit keine Lebensgrundlage mehr. Doch weder »saugt« der Efeu mit seinen Haftwurzeln den Baum aus, noch »erwürgt« er ihn, aber der Baum wird durch den mächtigen Bewuchs zu sehr beschattet.

Der Efeu selbst ist autonom und kann seine Energie selbst produzieren. In Hinblick auf die Fähigkeit, zum Licht hochzuklettern, ist er allerdings nicht autonom; denn ohne Kletterhilfe kann er nicht aufsteigen.

Bei akuten und chronischen Bronchialerkrankungen wird der Efeu in tiefer Dosis eingesetzt.

Interpretation

Der immergrüne Efeu symbolisiert die Schöpfungskraft und ihre Ausrichtung zum Licht durch die Transformation der Schatten. Was haben Schöpfungskraft und Schatten beziehungsweise das Dunkel gemeinsam? Das Leben steigt aus dem Dunkel ans Licht und kehrt wieder ins Dunkel zurück. Der Same keimt in der Feuchtigkeit und im Dunkel der Erde. Der Spross, die Blätter und die Blüten streben ins Licht, die abgestorbenen Blätter fallen zurück auf die Erde und werden wieder zu Erde. Im Dunkeln der Erde schließt sich der Kreis der Jahreszeiten, der Kreis von Auflösung und Erneuerung. Damit das Neue entstehen kann, muss das Alte aufgelöst werden. Im Dunkeln liegt die Ambivalenz von Geburt und Tod.

Bewusstsein und Erkenntnis entstehen im Licht. Was vom Licht erhellt ist, kann vom Bewusstsein erkannt und kontrolliert werden. Was im Dunkeln liegt, kann vom Bewusstsein ohne Hilfsmittel nicht erkannt und daher auch nicht kontrolliert werden.

Die Schöpfungskraft ist doppelt zweifach, nicht nur aufgrund der beiden Geschlechter. Beide Geschlechter, Yin und Yang, weiblich und männlich, haben je einen auflösenden und einen erschaffenden

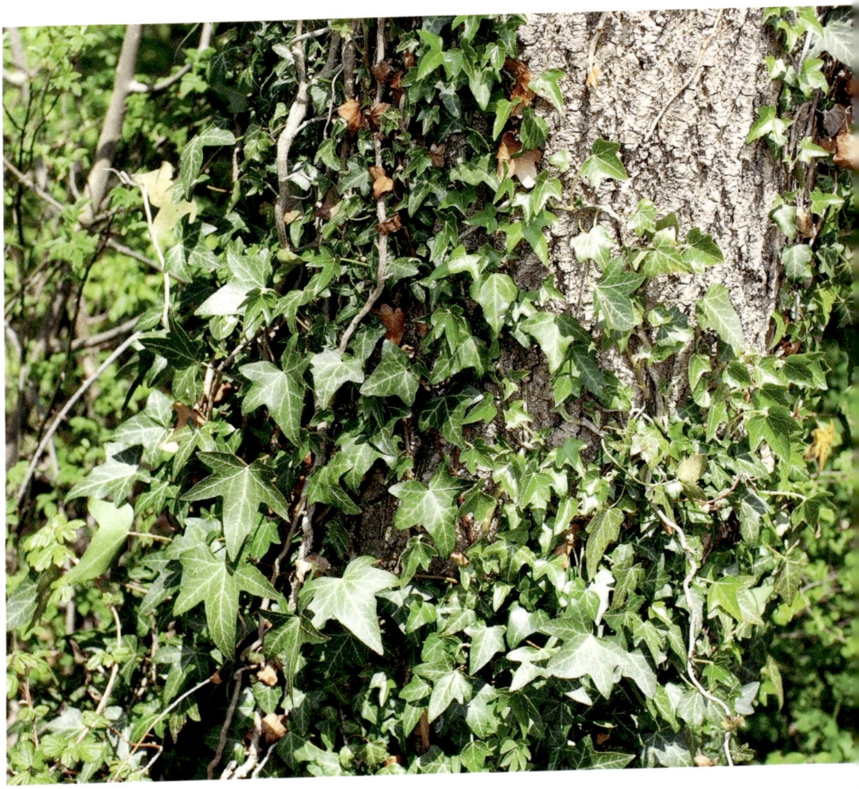

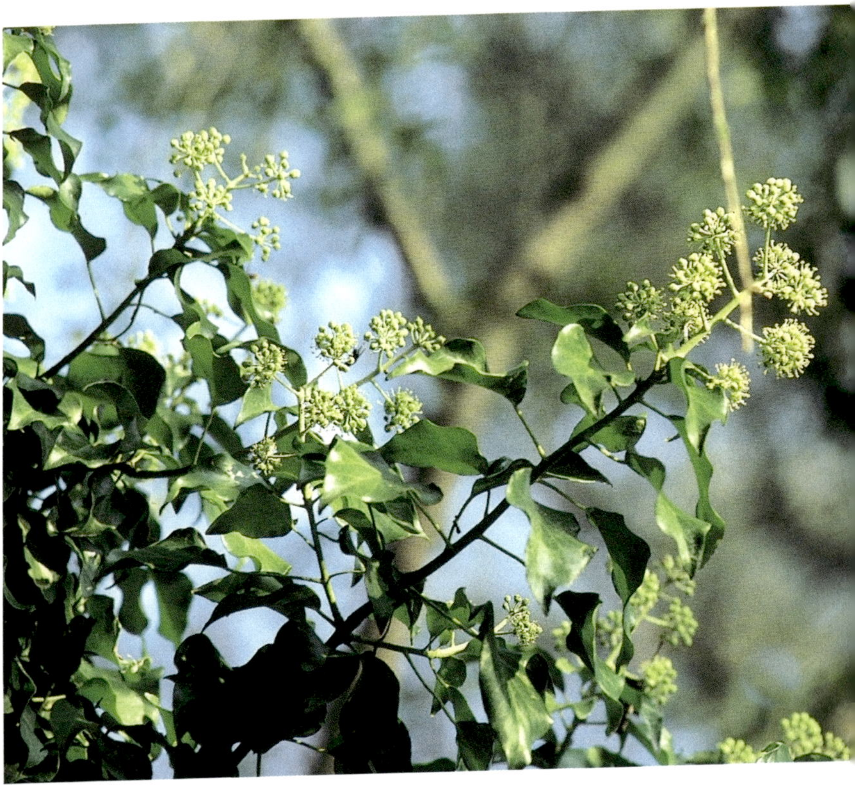

Die Spitzen der gelappten Blätter der juvenilen Triebe des Efeus sind nach unten gerichtet.

Seine adulten Triebe haben ganzrandige Blätter und blühen im Herbst.

Aspekt. Die weibliche Polarität bringt hervor und nimmt wieder in sich auf, die männliche zeugt und zerstört. Der »negative« Aspekt beider Polaritäten ist ebenso notwendig wie der »positive«. Denn was wäre, wenn nur noch erschaffen, aber nicht mehr aufgelöst würde?

Im Dunkeln liegt sowohl die Schöpfungskraft, die Sexualität, als auch die Todeskraft, die Kraft der Auflösung. Beide entziehen sich unserer bewussten Kontrolle, sie wirken aus dem Dunkeln des Unterbewussten. Weil die Kraft aus dem Dunkel nicht beherrscht und kontrolliert werden kann, verursacht sie Angst.

Es gibt zwei Arten von Angst: eine natürliche Angst vor sichtbaren Gefahren, die biologisch sinnvoll und wichtig für das Überleben ist. Und es gibt die Angst vor der unkontrollierbaren Kraft aus dem Dunkeln. Aus dieser Angst entsteht die Unterdrückung der Sexualität und der Kraft der Auflösung.

In der griechischen Mythologie wird der Efeu der Gestalt des Dionysos zugeordnet. Dionysos (der dem römischen Bacchus entspricht) steht für Ekstase und Enthusiasmus. Im Dionysos-Kult werden wilde Umzüge mit Wein und mit Mänaden (Begleiterinnen) gefeiert. Würde dieser Kult im heutigen Kontext interpretiert, könnte er nur missverstanden werden; denn er hat nichts mit einem ausschweifenden Leben im landläufigen Sinne zu tun. Es handelt sich um eine Metapher für die Transformation von Schöpfungs- in Erkenntniskraft. Denn freie Erkenntnis kann nur aus einer Öffnung gegenüber den natürlichen oder geistigen Kräften der Erschaffung und der Auflösung entstehen, die aus dem Verborgenen wirken und sich der bewussten Kontrolle entziehen. Doch diese Kräfte erschaffen nicht nur, sie zerstören auch; und so entsteht die Angst vor ihnen.

Wird die zweifache Schöpfungskraft aus dem Dunkeln unterdrückt, verstärkt sie sich und nimmt groteske Formen an. Auf diese Weise entstehen die Schatten und das Böse. Der Begriff »Schatten« taucht erstmals in der Psychologie C. G. Jungs auf. Der Schatten wird dort als Summe aller ungelebten Möglichkeiten bezeichnet. Der persönliche Schatten umfasst nach Jung all die mangelnden

Fähigkeiten und nicht mit dem Selbstbild einer Person kompatiblen Eigenschaften des Einzelnen, die er am liebsten nicht sieht oder zeigt (Jung 1974). Der Schatten versperrt uns den Weg zur Selbsterkenntnis. Der Weg zur Selbsterkenntnis, zur Erkenntnis des Ichs, besteht in der Konfrontation mit den Schatten. Das Symbol dieses Wegs ist der Efeu.

Heute wird viel von Schattenarbeit gesprochen und geschrieben. Diese Arbeit kann auf zwei Arten durchgeführt werden: Das, was aus dem Dunkel des Unterbewussten als Zeichen an die Oberfläche kommt, wird betrachtet und akzeptiert. Oder aber man versucht, in die Tiefe zu dringen und auch das Verborgene zu ergründen, was sich nicht als Zeichen manifestiert. Die zweite Art ist nicht ungefährlich. Wer ist stark genug, in den Abgrund zu schauen?

Zum Erreichen von Selbsterkenntnis ist es auch nicht notwendig, bewusst in die Tiefe des Verborgenen zu dringen. Alles kommt ans Licht, wenn die Zeit dafür reif ist, und kann in diesem Licht betrachtet werden. Die Schattenarbeit besteht also darin, das zu betrachten und anzunehmen, was aus dem Dunkel ans Licht steigt.

Erfahrungsbericht

Bei akuten und chronischen Bronchialerkrankungen wird der Efeu in tiefer Dosis eingesetzt. Das Wesen von Efeu wurde aufgrund seiner deutlichen Signatur als »Selbsterkenntnis, Überwindung von Angst, Anklammerung und Freiheit« bezeichnet. Im antiken Griechenland, am Apollo-Tempel in Delphi, war über dem Eingangstor wie gesagt die vielzitierte Inschrift »Erkenne dich selbst« angebracht. Die Selbsterkenntnis, die auch den eigenen »Schatten« mit einbezieht, ist ein zutiefst menschliches Thema, wovon schon Plato in der vorchristlichen Zeit sprach. Diese Lehre bildet den Ausgangspunkt für die Einsicht in die Entwicklungsmöglichkeit der Seele.

Dieses sehr persönliche, delikate Thema sollte deshalb im Zusammenhang mit dem Einsatz des Efeus unserer Meinung nach hier nicht direkt als Erfahrungsbericht angesprochen werden, da die Erkenntnis des Schattens nicht forciert werden darf.

Der Weg zum geistigen Gold – der Holunder

Signatur

Der Schwarze Holunder (Sambucus nigra) ist einer der am häufigsten vorkommenden Sträucher Mitteleuropas. Blätter und Rinde verbreiten beim Reiben einen herben, brenzligen Geruch wie der Rauch eines Feuers, dessen Luftzufuhr stark gedrosselt ist. Das Mark der Äste mittleren Alters ist weich und durch Lufteinschlüsse porös.

Die süßlich duftenden Blüten bilden konvexe, manchmal auch konkave Trugdolden. Beim Verblühen bewahren die miteinander verwachsenen Kronblätter Farbe und Form, sie lösen sich als weiße, fünfzackige Sternchen vom Rest der Blüte und verstreuen sich in die Umgebung.

Die Äste und Zweige des Holunders bilden bogenartige Strukturen, indem sich die im ersten Jahr senkrecht aufstrebenden Triebe in den Folgejahren gleichmäßig nach unten wölben. Manchmal entstehen mehrere Etagen von Bögen, indem am höchsten Punkt eines Bogens ein neuer Trieb wächst.

Die Holunderblüten sind sehr reich an goldgelbem Pollen. Die schwarzen Beeren hängen schwer an den Fruchtständen herunter.

Interpretation

FRAU HOLLE

Der deutsche Name »Holunder« ist von der germanischen Göttin Holda abgeleitet, die eine bestimmte Ansicht des schöpferischen weiblichen Prinzips symbolisiert. Das allgegenwärtige weibliche Prinzip in der Natur, die Polarität Yin, hat viele Gesichter und zahlreiche Ansichten, je nachdem, von welcher Seite, in welcher persönlichen Entwicklungsphase und in welcher Absicht man ihm begegnet. Dieses Prinzip kommt in vielen Gestalten zum Ausdruck: Als junge Frau (Jungfrau), Mutter, Ernährerin, weise Frau, Verführerin, Behüterin, als Unbewusstes, Dunkles, Hexe und als Mutter Natur wurde diese Urkraft personifiziert und trägt verschiedene Namen,

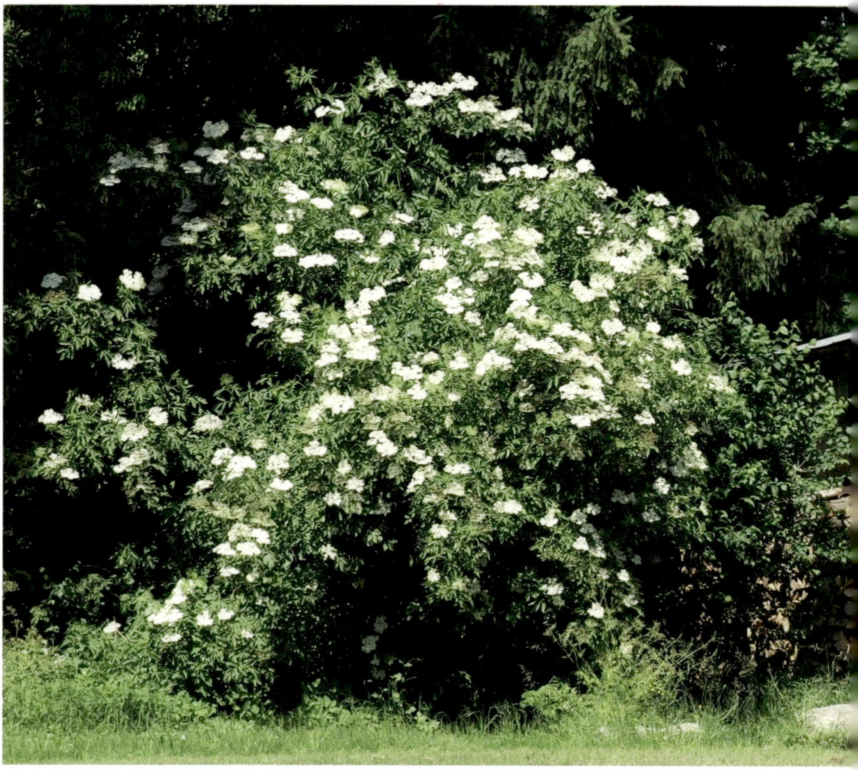

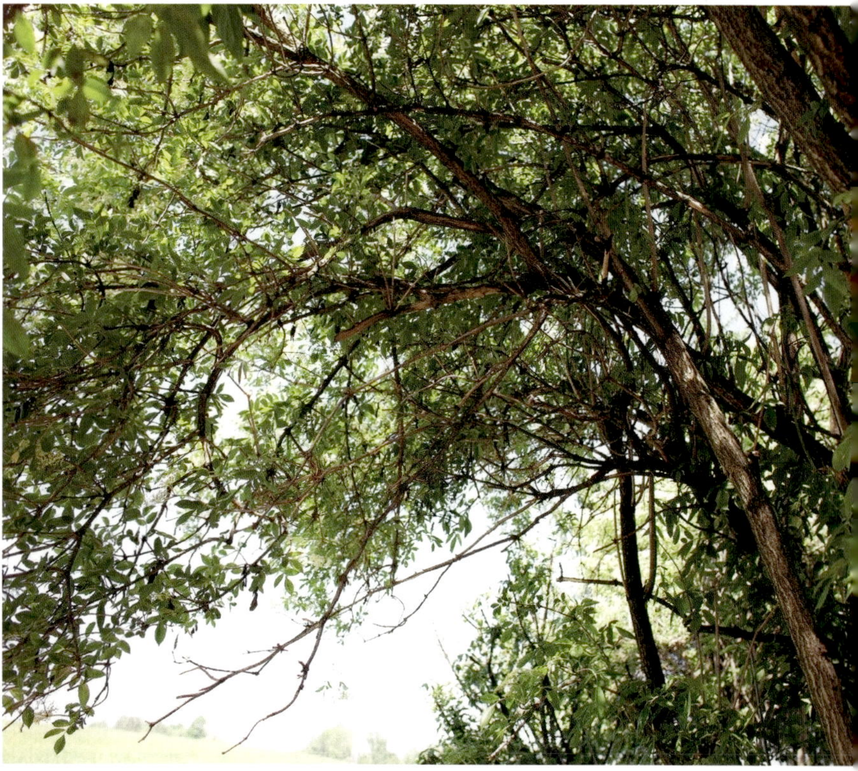

Blühender Holunder.

Die Bogenstruktur des Holunders.

die jeweils eine bestimmte Ansicht dieses umfassenden Prinzips bezeichnen: Luna (Mond), Freyja/Venus/Aphrodite, Ceres/Demeter, Diana/Artemis, Gaia (Mutter Erde), Isis (Weltseele) und so weiter.

In der germanischen Mythologie wurde der Holunderstrauch mit besagter Holda in Verbindung gebracht, ebenso wie das Märchen von der Frau Holle der Brüder Grimm. Zur Erinnerung paraphrasieren wir dieses Märchen nachfolgend in gekürzter Form aus zwei Gründen: erstens, weil es das Wesen des Holunders treffend wiedergibt, und zweitens, weil alle wichtigen Ereignisse dieses Märchens in der Signatur des Holunders zu erkennen sind. Um die Analogien besser zu finden, haben wir die oben beschriebenen Signaturmerkmale in derselben Reihenfolge aufgezählt wie die Ereignisse im Märchen, die analog zu ihnen sind. Wir können nicht unerwähnt lassen, dass wir immer wieder überwältigt sind vom hohen Grad der Übereinstimmung zwischen Signatur, Märchen und Wesen. Wir würden es als Wunschdenken oder Spekulation abtun, hätten wir nicht beeindruckende Erfahrungen gemacht, die diese Analogien bestätigen.

Das Märchen von Frau Holle (nach den Brüdern Grimm)

Eine Witwe hatte zwei Töchter. Die eine war fleißig und schön, die andere faul und hässlich. Sie hatte die faule aber viel lieber, weil sie ihre leibliche Tochter war. Die andere musste alle Arbeit im Hause verrichten. Sie musste sich täglich an den Brunnen setzen und so viel spinnen, dass sie blutete. Einmal wurde die Spule ganz blutig, und sie wollte sie im Brunnen waschen. Da glitt sie ihr aus der Hand und fiel ins Wasser. Aus Angst vor der Stiefmutter sprang sie verzweifelt in den Brunnen, um die Spule zu holen.

Sie verlor die Besinnung; und als sie wieder zu sich kam, war sie auf einer schönen Blumenwiese. Sie kam zu einem Backofen voller Brot, das rief: »Zieh mich raus, sonst verbrenn ich, ich bin schon längst gebacken.« Die junge Frau holte mit dem Brotschieber die Brote heraus. Danach kam sie zu einem Baum voll reifer Äpfel. Dieser rief ihr zu: »Schüttle mich, wir Äpfel sind alle reif.« Sie schüttelte den Baum und legte die Äpfel auf einen Haufen. Endlich kam sie zu einem kleinen Haus, aus dem eine alte Frau mit großen Zähnen blickte. Diese forderte die junge Frau auf, bei ihr zu bleiben, und versprach ihr, dass es ihr gutginge, wenn sie alle Arbeit im Hause ordentlich verrichtete. Sie solle bloß darauf achten, dass sie ihr Bett gut schüttelte, dass die Federn fliegen, sodass es auf der Welt schneie. Sie willigte ein und verrichtete den Dienst so, wie es ihr aufgetragen wurde.

Obwohl sie es sehr gut bei der Frau Holle hatte, wollte sie nach geraumer Zeit wieder zurück nach Hause. Frau Holle freute sich über diesen Wunsch und führte sie vor ein großes Tor. Als das Tor aufging und sie darunterstand, fiel ein gewaltiger Goldregen und bedeckte sie vollständig mit Gold. »Das sollst du haben, weil du so fleißig gewesen bist«, sprach Frau Holle und gab ihr auch die Spule wieder, die in den Brunnen gefallen war.

Als die Stieftochter wieder nach Hause kam und alles erzählte, wollte die Stiefmutter ihrer eigenen Tochter auch diesen Reichtum verschaffen und schickte sie auf denselben Weg. Doch diese verrichtete alle Aufgaben entweder mit Widerwillen oder gar nicht und war allein auf den Lohn bedacht. Als sie zum Torbogen kam, regnete es Pech, der an ihr haften blieb und nicht mehr abgewaschen werden konnte.

Das Wesen des Holunders besteht darin, die Stärke des Feuers und die Intensität seiner Wärme durch eine richtig dosierte Luftzufuhr zu regulieren, damit psychische und physische Reifungs- und Transformationsprozesse vollendet werden können. Diese alchemistische Formel kann ohne Erläuterung wohl kaum in ihrer Tiefe und Tragweite umfassend verstanden werden, weshalb einige generelle Erklärungen über das Wesen des Feuers folgen.

DAS WESEN DES FEUERS

Feuer ist das männliche schöpferische Prinzip, die Polarität Yang. Schöpferisch wirken heißt zerstören und neu schaffen. Warum zerstören? Um etwas zu bauen, braucht es Baustoffe, Rohstoffe. Doch im Universum gibt es keine freien Baustoffe, keine freien Elemente, mit Ausnahme von Gold und wenigen anderen Elementen. Fast alle Elemente sind schon in irgendeinen Zusammenhang, in irgendeiner Verbindung eingebunden und müssen zuerst daraus herausgelöst, abgetrennt, gereinigt, befreit werden, damit sie für die Schaffung eines neuen Werks zur Verfügung stehen. Deshalb beginnt jeder Schöpfungsakt mit der Zerstörung von etwas Altem, einem alten Zusammenhang, der seinen Zweck erfüllt hat. Der Acker muss gepflügt werden, damit die Saat aufgehen kann, das Korn muss aus der Ähre herausgedroschen werden, damit es zu Mehl vermahlen und zu Brot gebacken werden kann, das Eisen muss aus dem Erz herausgeschmolzen werden, damit es verfügbar wird und zum Pflug oder Schwert geschmiedet werden kann. Diese Tatsache kommt ebenso in der planetaren Analogie zum männlichen schöpferischen Prinzip, dem Mars, zum Ausdruck, der auch als Kriegsgott dargestellt wird. Auch die Sonne, das höchste Yang-Prinzip, trägt diese Doppelnatur von zerstören und erschaffen. Das Feuer der Sonne verbrennt und zerstört im Übermaß alles Leben, und doch ist es die Grundlage allen Lebens.

Allein die Dosierung entscheidet, ob die zerstörerischen oder lebenspendenden Wirkungen in den Vordergrund treten. Die Sonne scheint jeden Tag, doch die Wolken und der Regen »entscheiden«, wie viel ihrer Strahlen bis auf die Erde gelangen. Yin reguliert Yang!

Zurück zum Holunder. Diese Yin-Pflanze reguliert das Feuer (Yang). Der brenzlige Geruch der Rinden und Blätter deutet auf ein schwelendes Feuer an der Grenze zum Verlöschen, sei es mangels Sauerstoffs (zu wenig Yin), oder sei es, weil Feuchtigkeit den Vollbrand verhindert (zu viel Yin). Im Mark der Holunderzweige befindet sich die Luft.

Um schöpferisch zu wirken, muss das Feuer in angemessener Stärke und Dauer brennen, sodass die zugeführte Hitze genau auf den Prozess abgestimmt ist, der gefördert wird. Die Hitze des Backofens muss richtig eingestellt sein, und die Brote müssen zum rechten Zeitpunkt aus dem Ofen genommen werden, zum Ausreifen brauchen die Äpfel die Wärme der Sonne und müssen rechtzeitig geerntet werden, der winterliche Schnee gewährt der Natur in unseren Breitengraden die zur Regeneration notwendige Ruhephase.

Was hat Schnee mit Wärme zu tun? Der Schnee besteht aus losen übereinandergeschichteten Eiskristallen mit vielen lufterfüllten Zwischenräumen. Es ist die Luft im Schnee wie die Luft zwischen den Federn einer Bettdecke, die isolierend wirkt. Ebenso ist es die Luft, die das Feuer reguliert. Durch die Verstärkung der Luftzufuhr kann ein Brand beschleunigt werden. Viel Luft fördert die zerstörerische Kraft von Feuer, zu wenig Luft erstickt das Feuer, allein das richtige Maß ermöglicht schöpferische Prozesse.

Die Vollendung der Feuerprozesse im Märchen wird von den beiden Protagonistinnen mit entgegengesetzten Absichten durchgeführt, weshalb sie zu unterschiedlichen Resultaten führen. Doch bevor die beiden Töchter auf dieser Ebene arbeiten, gibt es eine Vorgeschichte. Sie spinnen am Brunnen. Die Spule, mit der die fleißige Tochter ihren Lebensfaden spinnt, wird blutig.

DEN FADEN SPINNEN

Was bedeutet in diesem Kontext »den Faden spinnen«? Der Mensch wird nackt geboren, doch er geht nicht nackt in die Welt, er webt Stoffe und kleidet sich mit ihnen. Kleider haben nicht nur eine Schutzfunktion, sondern sie sind auch Ausdruck von Identität und Individualität. Die Kleider, mit denen der Mensch seinen Körper umhüllt, stehen in Analogie zur individuellen Gestalt der Seele, zur psychischen Form.

Wie wir bereits erklärt haben, besteht die psychische Form nicht nur aus den Sinneswahrnehmungen und den davon im Gedächtnis abgespeicherten Vorstellungen, sondern aus dem, was der Mensch durch seine geistige Natur, durch das Denken daraus geschaffen hat. Zur seelischen Gestalt gehört zum Beispiel die Biografie, die Lebensgeschichte. Doch diese Geschichte ist keineswegs ein Tatsachenbericht, sondern sie ist zusammengesetzt aus einer Reihe von Erfahrungen, die durch das Denken in einen Zusammenhang, in eine Kohärenz gebracht wurde, wobei andere Erfahrungen unterschlagen wurden. Einige Elemente der Biografie entsprechen dem tatsächlich Erlebten, doch andere wurden mit den Jahren meist unbewusst mehr oder weniger stark abgewandelt, damit sie einen sinnvollen Zusammenhang ergeben. Die Elemente der Biografie sind außerdem positiv oder negativ bewertet durch Moralvorstellungen und Konzepte, durch Überzeugungen, Glaubenssätze, Wissenschaftstheorien, Religion, Lebensphilosophie, Ideologien und so weiter. Das Konglomerat aus alledem bildet unsere psychische Identität, unser Ich.

Das Ich befindet sich in einem sich selbst erhaltenden »Zirkelschluss«, wie wir ihn definiert haben, weil fast jede Erfahrung auf eine spezifische Weise bewertet und interpretiert wird, damit sie in das bestehende psychische Gebäude passt und dieses bestätigt. Das ist gemeint mit dem Spinnen.

Doch warum muss die fleißige Tochter am Brunnen spinnen und nicht zu Hause? Der Zirkelschluss, den wir soeben beschrieben haben, betrifft die zweite Phase der psychischen Form, die Phase der Bewahrung. Die Bewahrung durch den selbstbestätigenden Zirkelschluss ist während einer gewissen Zeit notwendig, da jeder neue Entwicklungsschritt im Leben zunächst befestigt, konsolidiert werden muss. Doch diese Zeit hat auch ein Ende, dann nämlich, wenn ein neuer Entwicklungsschritt im Leben ansteht. Die meisten Krankheitsursachen unserer Zeit entstehen aber dadurch, dass der rechte Zeitpunkt zum Verlassen dieses Kreislaufs verpasst und an obsoleten Vorstellungen und Dingen festgehalten wird.

Wir haben erklärt, dass durch den Zirkelschluss mit der Zeit eine immer größer werdende Diskrepanz zwischen Vorstellung und Realität entsteht, was zu einer psychischen Deformation führt.

Wenn im Märchen von der Frau Holle von einer schönen und fleißigen Tochter und einer hässlichen und faulen gesprochen wird, ist damit keineswegs das körperliche Aussehen gemeint. Mit »hässlich« ist die psychische Deformation beschrieben, die durch die »Faulheit« entsteht, sich von einem obsoleten Weltbild, einer überkommenen Wertvorstellung aktiv, das heißt mit Fleiß zugunsten von mehr Realitätssinn zu trennen. Fleiß und Schönheit beziehen sich auf die Bereitschaft, in die nächste Phase überzugehen – jene der Metamorphose –, indem das aktuelle Weltbild, die aktuellen Konzepte, die aktuelle Biografie nicht mehr an sich selbst, sondern an der Realität gespiegelt werden. Diese Abgleichung der inneren Bilder und Konzepte mit der Realität verursacht immer Leid, denn die Erkenntnis, dass das, was bisher für wahr, richtig und gut gehalten wurde, vor den Tatsachen nicht bestehen kann, lässt niemanden kalt. Das dabei entstehende Leid, der Schmerz, ist ein Feuer, das innerlich brennt. Es entsteht demnach ein Feuerprozess.

Bei einem solchen Feuer im übertragenen Sinne stellen sich immer drei Fragen: Was ist der Brennstoff, was ist der Sauerstoff, und was ist die Flamme? Wenn ein Mensch in die Phase der Metamorphose tritt, ist der Brennstoff die aktuelle psychische Form, das Ich mit seinem Weltbild, seinen Überzeugungen, Wunschvorstellungen und so weiter. Diese inneren Bilder, die vielleicht lange wichtig waren, um einen bestimmten Zustand zu bewahren und eine bestimmte Aufgabe zu bewältigen, werden zu einem gegebenen Moment obsolet, und sie werden, wenn der betreffende Mensch bereit ist, das Leid zu akzeptieren, zum Brennstoff. Die inneren Bilder werden nicht mehr in dem sich selbst bestätigenden Kreislauf verstärkt, sondern mit den zum Teil bitteren Tatsachen, mit den harten Fakten konfrontiert. Die Realität ist dabei analog dem Sauerstoff. Und die Hitze, die bei der Konfrontation entsteht, entzündet die Flamme, die die alte, verbrauchte Form verbrennt.

Dass die »fleißige Tochter« nicht mehr zu Hause, sondern draußen, am Brunnen, ihren Lebensfaden spinnt, deutet auf diesen Entwicklungsschritt hin. Sie ist aus ihrem geschützten Haus in die

Realität herausgetreten. Jetzt konfrontiert sie ihre Spule, ihren Lebensfaden, mit ihrer Realität, das heißt mit dem Blut. Das Blut ist unsere Realität. Im Blut ist unser absolut realer Zustand in physischer und psychischer Hinsicht erkennbar. Sie tritt nun in die Phase der Metamorphose, sie bewirkt jetzt das Feuerkreuz der Elemente: Der Brennstoff ist, wie bereits gesagt, ihre psychische Gestalt beziehungsweise jene mentalen Konstrukte, die der Prüfung durch die Realität nicht mehr standhalten. Der Sauerstoff ist die Realität, und das Luftelement ist das Leiden, die Angst, die Verzweiflung, mit der sie sich in den Brunnen stürzt und auf eine neue Ebene kommt, auf die Blumenwiese mit dem Ofen, dem Apfelbaum und der Frau Holle.

SELEKTIVES VERBRENNEN

Wir versuchen nun, die erwähnte psychische Form, die dem Feuer übergeben wird, differenziert zu betrachten, denn logischerweise wird dabei nicht alles zerstört, sonst wäre auch die Überlebensfähigkeit nicht gegeben.

Das Feuer muss selektiv das verbrennen, was für den folgenden Entwicklungsschritt nicht mehr taugt. Deshalb muss das Feuer in der richtigen Dosierung brennen, die Luftzufuhr muss exakt reguliert werden. Niemand kann unvorbereitet die volle Wahrheit ertragen, sie würde jeden »verbrennen«. Der Wahrheit kann man sich nur stufenweise nähern, auch dieser Weg verläuft über die schon oft erwähnte Treppe mit den vielen Stufen.

Um welche Strukturen handelt es sich, die auf dem Weg zur Metamorphose durchs Feuer verzehrt werden müssen? Es sind die über das biologische Maß hinausgehenden selbstbehauptenden *Motive,* also die den Handlungen zugrunde liegenden egozentrischen *Absichten*.

Woher stammen diese über das notwendige Maß hinausgehenden selbstbehauptenden Absichten? Um eine Antwort darauf zu finden, verweisen wir wieder auf die Doppelnatur des Menschen. Der Selbstbehauptung beim Tier sind natürliche innere und äußere

Grenzen gesetzt, sodass das dynamische ökologische Gleichgewicht erhalten bleibt. Sollte das Gleichgewicht eines Ökosystems durch die Veränderung von Umweltbedingungen kurzfristig gestört sein, pendelt sich mittelfristig ein neuer Gleichgewichtszustand ein. Der Mensch jedoch kann Grenzen überschreiten. Durch das aus seiner geistigen Natur stammende abstrakte Denken kann er Konzepte entwickeln, um die Grenzen der Selbstbehauptung so stark zu erweitern, dass das soziale, ökologische und letztlich auch das individuelle Gleichgewicht langfristig zerstört wird.

So müssen wir konstatieren, dass gerade das Höchste im Menschen, seine geistige Natur, ihn zur Überschreitung der natürlichen Grenzen und dadurch in eine fundamentale Krise stürzt. Er kann die Krise nicht überwinden, indem er zu einem ursprünglichen, natürlichen Zustand zurückkehrt; das erlaubt ihm seine geistige Natur nicht. Sie zwingt ihn, Ursprung und Bestimmung von Kosmos und Mensch zu ergründen und diesbezügliche Vorstellungen zu entwickeln, die ihn letztlich in diese Krise führen. Das ist das Dilemma der Doppelnatur des Menschen!

Die geistige Natur des Menschen ist seine wahre Individualität, seine wahres Selbst, das nicht an Raum und Zeit gebunden ist. Die biologische Natur des Menschen ist an Raum und Zeit gebunden und *muss* sich, zumindest innerhalb der biologischen Grenzen, behaupten und verteidigen. Was geschieht, wenn sich diese beiden Naturen vermischen?

Wenn sich das grenzenlose Sein mit der begrenzten, sich behaupten müssenden Erscheinungsform vermischt, dann wird die Selbstbehauptung grenzenlos und überschreitet die natürlichen Grenzen. Durch sein abstraktes Denken und die damit verknüpfte Freiheit ist der Mensch dazu imstande. Und so versucht er das Unmögliche, nämlich das Prinzip dessen, was nicht an Raum und Zeit gebunden ist, in der Raum-Zeit zu verwirklichen. Das ist so lange möglich, bis das makrosoziale System, die Natur und der Planet Einhalt gebieten, was wir im 21. Jahrhundert besonders deutlich erfahren.

Die geistige Natur zwingt den Menschen, nach abstrakter Kenntnis zu streben und schöpferisch zu wirken. Doch sie zwingt ihn nicht dazu, diese Kenntnis zur übertriebenen Selbstbehauptung zu verwenden. Letzteres ist die Folge der Vermischung von Geist und Natur.

Wenn es gelingt, die beiden Naturen durch ein von selbstbehauptenden Emotionen und Absichten befreites Denken zu unterscheiden, kann der Mensch sowohl Kenntnis erwerben und schöpferisch tätig sein als auch eine natürliche Selbstbehauptung und einen natürlichen Egoismus pflegen. Wie ist das möglich?

Das menschliche Denken hat die Fähigkeit zu erkennen, was für das Ganze nötig ist. Nicht nur zu sehen, was für die eigene Biologie erforderlich ist (diese Erkenntnis kommt aus dem biologischen Bewusstsein), sondern auch das, was für die Natur, den Planeten und die Menschheit die Voraussetzung ist. Wenn man das umsetzt, was aus dieser Erkenntnis hervorgeht, absichtslos, ohne einen eigenen Vorteil davon zu erwarten, hat man diese Trennung der beiden Naturen vollbracht, die Trennung, die die Bedingung für die Verbindung ist.

DAS GOLD DES GEISTIGEN ICHS

Dabei müssen wir die *Verbindung* von der *Vermischung* unterscheiden. Vermischung besteht, wenn wir die biologischen Motive mit den geistigen Fähigkeiten vermischen. Verbinden ist, wenn wir die biologischen Fähigkeiten in den Dienst der geistigen Wahrheit stellen. Mit anderen Worten heißt das, die Eigeninteressen müssen zugunsten der erkannten Notwendigkeit zurückgestellt werden. Erst dadurch können wir die nächste Stufe der menschlichen Evolution beschreiten, die darin besteht, sich beider Naturen bewusst zu sein, ohne sie jedoch zu vermischen. Ein solcher Zustand wird in den Mythologien aller spirituellen Traditionen mit einem »Zustand von Gold« umschrieben. Gold ist ein Symbol für die geistige Natur des Menschen.

Der Weg zu diesem geistigen Gold wird zwar in vielen Philosophien, Religionen und spirituellen Konzepten beschrieben. Doch diese führen nur bis zu jener Grenze, die allein in Freiheit überschritten werden kann. An diesem Punkt muss jede sogenannte Wahrheit, die nicht in Freiheit aus dem eigenen geistigen Kern erkannt wurde, dem Feuer übergeben werden. Zurück bleibt das, was dem Feuer standhält. Das sind die in der Asche enthaltenen Mineralsalze. Dieses Salz ist das Wesentliche, frei von allen zeitgebundenen Erscheinungsformen dessen, was wir für Wahrheit halten.

Der durchschnittliche Mineralstoffgehalt von Pflanzen liegt etwa zwischen 5 und 20 Prozent. Das ist vielleicht auch der ungefähre Wahrheitsgehalt unserer Weltbilder. Der Rest, also 80 bis 95 Prozent, ist Selbstbestätigung, meistens subtil und verborgen. Nur wenn der Mensch durch den Feuerprozess zum Wesentlichen, Einfachen gelangt, ist er wirklich frei. Solange sein Handeln noch von einer Theorie geleitet wird, sei sie politisch, ideologisch, spirituell oder sozial, ist er daran gebunden und nicht frei. Die höchste Würde des Menschen ist Freiheit, Einheit mit der Schöpfung und der Menschheit und wahre, selbstlose Liebe.

Kommen wir nun wieder zurück zum Holunder und dem Märchen von der Frau Holle. Nachdem die »fleißige Tochter« ihren Lebensfaden mit dem Blut, mit der Realität konfrontiert und das Leiden akzeptiert hat, findet ein Läuterungsprozess ihrer Motive, ihrer Absichten statt; und sie kommt dadurch auf eine andere Ebene, die durch die Blumenwiese symbolisiert wird. Das heißt, sie gelangt von der Ebene der Erscheinungen auf die Ebene der Ursachen. Hier werden ihre wahren Absichten geprüft.

Sie wird in drei Stufen mit jeweils einem schöpferischen Prozess, einem Feuerprozess konfrontiert: Brot backen, Äpfel pflücken, Decken schütteln, »damit es schneit«; das heißt der Natur dienen. Und sie besteht die Prüfung: Sie führt alle Arbeiten völlig absichtslos aus, frei von jeglichem Eigeninteresse. Sie nimmt die Brote aus dem Ofen, weil es notwendig ist, aber sie isst sie nicht. Sie schüttelt den Baum, weil es notwendig ist, aber sie isst die Äpfel nicht. Sie ist der Frau Holle dienstbar und dient damit der Natur, aber sie rechnet nicht mit Lohn. Sie erkennt also die Notwendigkeit dieser Arbeiten und führt sie als Dienst an der Natur und der Menschheit aus, ohne auf Eigennutz bedacht zu sein.

Das ist der Schlüssel, um die ungetrübte Individualität des wahren Selbst zu befreien. Das heißt, sie bekleidet sich nicht mehr mit einem aus eigenen Vorstellungen und Illusionen gewobenen Schleier, sondern mit dem Gold des geistigen Ichs.

Erfahrungsberichte

Obwohl uns die erwähnten Analogien schon seit Jahren intuitiv bewusst waren, sind sie doch so wunderbar, dass man sie nicht ungeprüft, ohne kritische Hinterfragung gelten lassen darf, denn der menschliche Geist ist sehr anfällig für Täuschungen. Jede Intuition muss durch die Erfahrung überprüft und bestätigt werden, wenn man sich auf dem festen Grund der Realität bewegen will, so wie das oben beschrieben wurde. Ich (RK) hatte zwei eindrückliche Erfahrungen mit dem Holunder, die im Folgenden wiedergegeben werden.

FALLBEISPIEL 1

Vom Holunder sagt man, dass man sich ihm nicht ungestraft nähert – in der Absicht, einige Zweige abzubrechen. Landwirte, Gartenbesitzer und Heilpflanzenspezialisten kennen den Holunderstrauch als »Persönlichkeit«, die Schutz bietet und über große Kräfte verfügt. Man müsse ihn um Erlaubnis bitten, wollte man Äste abschneiden oder die Früchte ernten, berichten sie.

Ein uns bekannter Landwirt wollte uns bei einem Treffen über seine Erfahrungen mit einem Holunderstrauch berichten. Auffallend war, dass er sich sehr unruhig auf dem Stuhl bewegte, und ich fragte ihn deshalb, ob er Schmerzen habe. Er bejahte und begann zu erzählen: »Ich habe im Garten einen Holunder, der mich schon seit längerer Zeit ärgert. Vor einigen Tagen wollte ich ihm endlich mit einer Säge zu Leibe rücken oder mindestens einige große Äste absägen. Ich bin mit einem ziemlichen Groll gegen den

Holunder ans Werk gegangen, denn er breitete sich Jahr für Jahr an einem Ort aus, den ich eigentlich für den Bau einer neuen Scheune vorgesehen hatte. Es war meine Frau, die mich immer an einem Eingriff in das Wachstum des Holunders hinderte. Doch dann hatte ich eines Tages genug und rückte mit der Säge aus.« Er hielt einen Moment inne und fügte etwas nachdenklich hinzu: »... und dann hat mich der Holunder von der Leiter heruntergeworfen.«

Ich meinte, er sei wohl einfach von der Leiter herunter*gefallen*. Er jedoch beharrte dreimal mit Bestimmtheit darauf, dass er nicht gefallen war, sondern heruntergeworfen wurde.

Ich bin nun genügend nüchtern, um zu wissen, dass ein Strauch nicht einfach seine Äste wie einen Arm bewegen kann, um jemanden von der Leiter zu stoßen. Doch entscheidend in diesem Fall war die Wahrnehmung des Betreffenden. Er hat anscheinend empfunden, dass vom Holunder eine Kraft ausging, die sich gegen seine Absicht richtete, und er schrieb dieser Kraft die Ursache für seinen Unfall zu.

Diese Erfahrung steht in Übereinstimmung mit Überlieferungen aus dem Volksmund, die dem Holunder die »Fähigkeit« zuschreiben, jene zu »bestrafen«, die sich in einer rücksichtslosen Haltung an ihm zu schaffen machen ...

FALLBEISPIEL 2

Ich war zu Besuch bei einem Freund, der durch eine seit Langem bestehende Sinusitis geschwächt war. Er konnte kaum atmen und klagte, dass diese »Verstopfung« sein ganzes Bewusstsein trübe und beeinträchtige. Aufgrund dieser Behinderung hätte er sich an diesem Tag eigentlich ins Bett zurückziehen wollen, so sagte er mir, doch als er sah, dass die neuen Triebe der Schilfpflanze im Garten gerade jetzt wieder zu stoßen begannen und die letztjährigen Pflanzen noch nicht geschnitten waren, wusste er, dass jetzt der richtige Zeitpunkt für diesen Schnitt war. Obwohl er dazu nicht die nötige physische Energie besaß, raffte er sich auf, schnitt das Schilf und stellte es in eine schöne große Vase.

Er fragte mich, ob ich kein Mittel wisse, um seine Sinusitis zu behandeln. Zufällig hatte ich ein Fläschchen mit der Holunder-Urtinktur bei mir. Unmittelbar, bei der Berührung des ersten Tropfens, verschwanden alle Symptome. Es war eine Wirkung, die ohne Zeitverzug im Bruchteil einer Sekunde *instantan* eintrat, das heißt gleichzeitig mit der Einnahme des Arzneimittels. Die Wirkung war so vollständig und gründlich, dass sie anhielt. Die seit Tagen andauernde Sinusitis war mit einem Schlag vollständig verschwunden, geheilt.

Ich habe noch nie eine solch unmittelbare, intensive Wirkung einer Substanz erlebt. Die Wirkung war deshalb so stark, weil der Kranke dem Wesen der Pflanze entsprechend gehandelt hatte: absichtslos das Notwendige zu tun, wie ich es interpretiere.

Diese Erfahrung gehört zu meinen phänomenalen Erlebnissen wie jene mit der Wilden Möhre und dem Storchschnabel (alias Ruprechtskraut). Solche außerordentlichen Wirkungen können nicht reproduziert werden. Man kann sie als Geschenk der Natur dankbar annehmen. Sie wollen etwas zeigen und lehren.

Sie zeigen, dass eine Krankheitsursache nicht durch eine Pflanze beseitigt werden kann. Ursachen können nur durch eine Veränderung der Lebenshaltung verändert werden. In diesem Fall können Symptome mit der richtigen Pflanze rasch geheilt werden!

Der Holunder: Lebendes Symbol für das höchste Erreichen des Menschen

Zum Abschluss dieser Interpretation möchten wir auf ein Werk der Weltliteratur verweisen: *Der weiße Dominikaner* von Gustav Meyrink. Es handelt sich um eine Metapher für den Weg zum wahren Selbst, der in der Form eines Romans, in Bildern, Analogien und Allegorien beschrieben wird (Meyrink 1981).

In diesem Roman spielt der Holunder eine zentrale Rolle: Die Hauptfigur lebt im obersten Stockwerk eines Hauses. In der zweitobersten Etage lebte sein Vater, in jener darunter sein Großvater und so weiter … Die Etagen des Hauses symbolisieren die sukzessiven Stufen auf dem Weg zum wahren Selbst. Die Hauptfigur bewohnt also die oberste Wohnung, doch auf der Dachterrasse befindet sich ein prächtiger Holunder. Auch seine Geliebte, sein weibliches Gegenbild, trifft er regelmäßig auf einer Bank unter einem Holunder.

Gustav Meyrink war ein äußerst intuitiver Autor, der mit der Symbolik der Dinge innig vertraut war. Die Wahl des Holunders war nicht beliebig.

Der Holunder ist ein lebendes Symbol für das höchste Erreichen des Menschen. Diesem Strauch gebührt unser höchster Respekt. Suchen wir ihn draußen! Er tritt in unseren Breitengraden so häufig auf, an jedem Waldrand, in jeder Hecke wächst er. Gehen wir vors Haus, zum »Brunnen«. Das Gute ist so nah!

Schlussbetrachtung

Im letzten Kapitel haben wir nur zwei Heilpflanzen beschrieben, den Efeu und den Holunder. Sie symbolisieren die Metamorphose des Denkens und des Willens (der Absicht). Es fehlt nun noch eine dritte Pflanze, die die Metamorphose des Gefühls (der Liebe) symbolisiert. Es handelt sich dabei nicht um eine Heilpflanze, doch ihre Symbolik ist unbestritten, und jeder kennt sie. Es ist die Rose.

Denken, Fühlen und Wollen sind die drei Aspekte des menschlichen Bewusstseins. Sie entsprechen den fundamentalen Prinzipien, die in diesem Buch aus verschiedenen Perspektiven beleuchtet wurden:

- Information, Energie und Materie,
- Geist, Seele und Körper,
- Denken, Fühlen und Wollen sowie
- Erkenntnis, Liebe und Tat.

Zuerst haben wir auf den Widerspruch innerhalb des Menschen hingewiesen, der durch seine Doppelnatur hervorgerufen wird; und wir sind der Meinung, dass alle schwerwiegenden Konflikte letztlich darauf zurückzuführen sind. Beide Naturen, die geistige wie die natürliche, haben die erwähnten Hauptwirkungen des Bewusstseins, doch sie wirken aus völlig anderen Dimensionen. Das natürliche Bewusstsein ist an Energie und Materie gebunden und deshalb durch Raum und Zeit begrenzt, das geistige Bewusstsein hingegen ist unbegrenzt, da sein Ursprung in der reinen Information liegt, die weder einen energetischen noch einen materiellen Träger hat.

Wenn das Begrenzte mit dem Unbegrenzten vermischt wird, entsteht eine Spannung, ein Konflikt. Die Ursache davon kann weder auf das natürliche noch auf das geistige Bewusstsein zurückgeführt werden, sondern allein auf die Vermischung der beiden.

Durch die Vermischung der drei geistigen mit den drei natürlichen Prinzipien entstehen die drei fundamentalen »Versuchungen« menschlichen Handelns, auf die ausnahmslos jeder Konflikt sowohl innerhalb des Menschen als auch zwischen den Menschen zurückgeführt werden kann:

- das übermäßige Streben nach Besitz,
- das übermäßige Streben nach Anerkennung und Ehre,
- das übermäßige Streben nach Macht.

Nicht das Streben nach Besitz, Anerkennung und Macht an sich ist problematisch, denn die drei sind überlebensnotwendig für den natürlichen Menschen. Allein das Übermaß schafft die bekannten Probleme, die Gewalt und das Böse, das wir kennen. Und das Übermaß entsteht dadurch, dass das natürliche Bewusstsein, das durch Raum und Zeit begrenzt ist, die Impulse aus der verborgenen Sphäre eines raumzeitlosen Bewusstseins umzusetzen versucht. Dadurch wird die an sich gesunde Egozentrik, die für das Überleben notwendig ist, hypertrophisch und führt zu einer psychologischen, sozialen und ökologischen Katastrophe.

Was ist der Ausweg aus diesem Konflikt?

Dieser kann auf tausenderlei Arten und in vielen Terminologien beschrieben werden, doch im Kern sind sich wohl die meisten darüber einig, dass der Beginn in der Mitte des Menschen liegt, nämlich im Herzen, worin das Gefühl seinen Ausdruck findet. Das Gefühl ist die zentrale Instanz im Menschen, welche die Gedanken und die Taten bestimmt.

Die wahre Alchemie besteht darin, die vermischten Elemente zu trennen und zu reinigen, um sie dann auf die richtige Weise wieder zusammenzufügen. Es geht also darum, den Ausdruck der beiden Naturen im Herzen zu unterscheiden.

Für beide finden wir die entsprechenden Symbole in der Pflanzenwelt. Wenn wir die Rose als das Symbol für die höhere Liebe definieren, die sich nur verschenkt und keine Gegenleistung erwartet, ist das natürliche Gegenbild dazu die Narzisse, die Eigenliebe, die gibt und etwas dafür zurückerwartet. Damit ist nicht gesagt, dass die «Narzisse», die Eigenliebe, unerwünscht ist. Sie ist für das natürliche Bewusstsein und das Überleben notwendig, doch es geht um das richtige Maß.

Deshalb liegt nach unserer Meinung der Anfang des Wegs zu einer friedlicheren Welt in der nüchternen und objektiven Unterscheidung der beiden Eigenschaften, die durch die Rose und die Narzisse symbolisiert werden. Das klingt einfach, doch die Vermischung hat zahlreiche äußerst subtile Aspekte, und es braucht Mut, den Tatsachen ins Antlitz zu schauen. Nur eine objektive Wahrnehmung der Realität, ohne Zuweisung von Schuld, weder anderen noch sich selbst gegenüber, kann die Realität verändern.

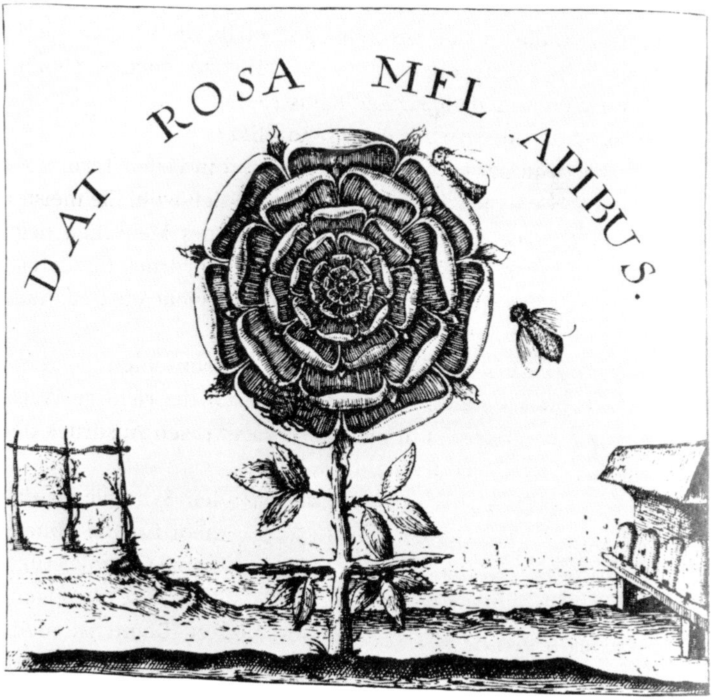

Anhang

Literatur

Aschner, Bernhard: *Paracelsus. Sämtliche Werke,* Band 1–4, G. Fischer, Jena 1926

Berg, Jeremy M.: *Biochemie*, Elsevier, Spektrum Akademischer Verlag, Heidelberg, 6. Aufl. 2007

Blavatsky, Helena P.: *Die Geheimlehre. Die Vereinigung von Wissenschaft, Religion und Philosophie,* Band 1–3, Verlag J. J. Couvreur, Den Haag o. J.

Böhme, Jacob: *Werke. Morgenröte im Aufgang; De Signatura Rerum*, Deutscher Klassiker-Verlag, Frankfurt am Main 1997

Bühring, Ursel: *Praxis-Lehrbuch Heilpflanzenkunde,* Haug Verlag, Stuttgart, 4. überarb. Aufl. 2014

Dürr, Hans-Peter: *Auch die Wissenschaft spricht nur in Gleichnissen. Die neue Beziehung zwischen Religion und Naturwissenschaften*, Herder, Freiburg im Breisgau, 4. Aufl. 2004

Flammarion, Camille: *L'atmosphère. Météorologie populaire,* Librairie Hachette et Cie., Paris 1888

Gebser, Jean: *Gesamtausgabe. Band 2. Ursprung und Gegenwart. Erster Teil. Die Fundamente der aperspektivischen Welt. Beitrag zu einer Geschichte der Bewusstwerdung*, Novalis Verlag, Quern, 5. Aufl. 2010

Gerok, Wolfgang: *Ordnung und Chaos in der unbelebten und belebten Natur,* Verhandlungen der Gesellschaft Deutscher Naturforscher und Ärzte (115. Versammlung, Freiburg i. Br. 1988), Wissenschaftliche Verlagsgesellschaft, Stuttgart, 2. Aufl. 1990

Hacheney, Wilfried: *Feuer. Geheimnis der Geburten*, Dingfelder-Verlag, Andechs 1994

Harari, Yuval Noah: *Eine kurze Geschichte der Menschheit*, Pantheon, München, 26. Aufl. 2015

–, *Homo Deus. Eine Geschichte von morgen*, Verlag C. H. Beck, München, 13. Aufl. 2018

Hesse, Hermann: *Das Glasperlenspiel,* Suhrkamp Taschenbuchverlag, Berlin, 1. Aufl. 1972

Jung, C. G.: *Psychologie und Alchemie*, Buchclub Ex Libris, Zürich 1972

–, *Welt der Psyche*, Kindler Verlag, München, 4. Aufl. 1974

Kalbermatten, Roger: *Wesen und Signatur der Heilpflanzen. Die Gestalt als Schlüssel zur Heilkraft der Pflanzen*, AT Verlag, Aarau, 10. Aufl. 2019

Kalbermatten, Roger, und Hildegard Kalbermatten: *Pflanzliche Urtinkturen. Wesen und Anwendung*, AT Verlag, Baden und München, 9. Aufl. 2018

Laotse: *Tao Te King. Das Buch vom Sinn und Leben,* übersetzt und mit einem Kommentar von Richard Wilhelm, Eugen Diederichs Verlag, München 1989

Meyrink, Gustav: *Der weiße Dominikaner. Aus dem Tagebuch eines Unsichtbaren*, Langen Müller, München und Wien 1981

Mezger, Julius: *Gesichtete Homöopathische Arzneimittellehre,* Bd. 1 und 2, Karl F. Haug Verlag, Heidelberg, 10. Aufl. 1993

Michell, John, und Allan Brown: *So ist die Welt gebaut. Die kosmologische Bedeutung der heiligen Geometrie,* AT Verlag, Baden und München 2010

Pelikan, Wilhelm: *Heilpflanzenkunde. Der Mensch und die Heilpflanzen,* Band 1–3, Philosophisch-Anthroposophischer Verlag, Dornach, 4. Aufl. 1980

Peuckert, Will-Erich: *Theophrastus Paracelsus, Werke,* Bd. 1–5, Schwabe Verlag, Basel und Stuttgart, 2. Aufl. 1976

Rassow, Joachim: *Biochemie*, Thieme Verlag, Stuttgart 2006

Reinhard, Jürg: *Heilung aus dem Kosmos. Vom Umgang mit Gestirnen, Geist und Geistern*, Hallwag Verlag, Bern 1997

Rosa, Hartmut: *Resonanz. Eine Soziologie der Weltbeziehung*, Suhrkamp Verlag, Berlin, 2. Aufl. 2018

Rothmaler, Werner: *Exkursionsflora von Deutschland, Bd. 3, Gefäßpflanzen: Atlasband*, Spektrum Akademischer Verlag, Heidelberg und Berlin, 10. Aufl. 2000

Saulat, Jacob: *Die Alchemie und ihr Stummes Buch (Mutus Liber). Vollständige Wiedergabe der Original-Ausgabe von La Rochelle 1677*, Edition Weber, Amsterdam 1991

Schlegel, Emil: *Religion der Arznei. Das ist Herr Gotts Apotheke; erfindungsreiche Heilkunst; Signaturenlehre als Wissenschaft*, Sonntag Verlag, Regensburg, 6. Aufl. 1986

Shaw, Julia: *Böse. Die Psychologie unserer Abgründe*, Carl Hanser Verlag, München, 2. Aufl. 2018

Steiner, Rudolf: *Grundlegendes für eine Erweiterung der Heilkunst nach geisteswissenschaftlichen Erkenntnissen. Erster Teil*, Philosophisch-Anthroposophischer Verlag, Dornach 1925

–, *Die Geheimwissenschaft im Umriss*, Rudolf Steiner Verlag, Dornach 1962

–, *Geisteswissenschaftliche Grundlagen zum Gedeihen der Landwirtschaft. Landwirtschaftlicher Kursus*, Verlag der Rudolf-Steiner-Nachlassverwaltung, Dornach, 4. Aufl. 1963

–, *Die Philosophie der Freiheit. Grundzüge einer modernen Weltanschauung,* Verlag Freies Geistesleben, Stuttgart, 2. Aufl. 1973
–, *Wie erlangt man Erkenntnisse der höheren Welten?*, Rudolf Steiner Verlag, Dornach, 24. Aufl. 1992
–, *Geisteswissenschaft und Medizin,* 5. und 6. Vortrag, 25. und 26. März 1920, GA Band 312, Rudolf Steiner Verlag, Dornach 1999
Van Rijckenborgh, Jan: *Die ägyptische Ur-Gnosis und ihr Ruf im Ewigen Jetzt. Erster Teil,* Rozekruis-Pers, Haarlem/NL 1961
–, *Die alchimische Hochzeit des Christian Rosenkreuz. Zweiter Teil,* Rozekruis Pers, Haarlem/NL 1976
–, *Die alchimische Hochzeit des Christian Rosenkreuz. Erster Teil,* Rozekruis Pers, Haarlem/NL, 2. überarb. Aufl. 1983

Verzeichnis der Heilpflanzen

Bildnachweis

Seite 32 oben (Pfau): © Antonio Natale, stock.adobe.com
Seite 32 unten (Nazca): © Jgz, stock.adobe.com
Seite 56 unten (Kerze): Alfred Bast
Seite 272 links (Lavendelfeld): © Naty Strawberry, stock.adobe.com
Seite 307: akg-images

Autoren

Roger Kalbermatten
Studium der Biochemie und Promotion in Organischer Chemie. Gründer der Ceres Heilmittel AG. Sein Forschungsschwerpunkt ist die Suche nach der gemeinsamen Essenz von Naturwissenschaft, Psychologie und Spiritualität.

Hildegard Kalbermatten
Erforschung von Wesen und Signatur der Heilpflanzen. Dreißig Jahre Erfahrung in der wesensgemäßen Therapie mit Arzneipflanzen. Mitgründerin der Ceres Heilmittel AG.

Von Roger und Hildegard Kalbermatten im AT Verlag erschienen:

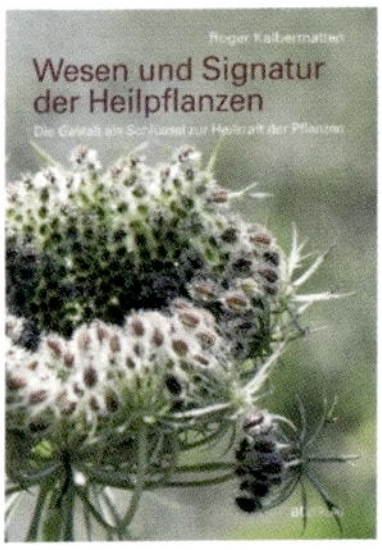

Roger Kalbermatten
Wesen und Signatur der Heilpflanzen
Die Gestalt als Schlüssel zur Heilkraft der Pflanzen

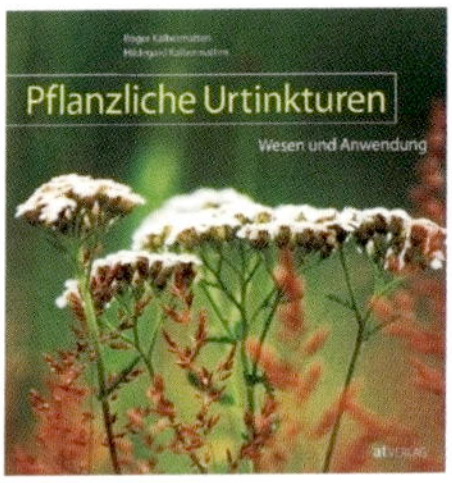

Roger Kalbermatten
Hildegard Kalbermatten
Pflanzliche Urtinkturen
Wesen und Anwendung